한약 사용 설명서

한약 처방
A to Z

한약 처방 A to Z
한약 사용 설명서

초판 1쇄 발행 2025년 5월 30일

지은이 이창민, 하동훈, 김명수, 송은미, 강보혜, 신진욱, 이정후, 김건호, 김성현, 최혜빈
펴낸이 장길수
펴낸곳 지식과감성#
출판등록 제2012-000081호

교정 정은솔
디자인 강샛별
편집 강샛별
검수 이주희, 이현
마케팅 김윤길

주소 서울시 금천구 벚꽃로298 대륭포스트타워6차 1212호
전화 070-4651-3730~4
팩스 070-4325-7006
이메일 ksbookup@naver.com
홈페이지 www.knsbookup.com

ISBN 979-11-392-2619-5(03510)
값 8,300원

- 이 책의 판권은 지은이에게 있습니다.
- 이 책 내용의 전부 또는 일부를 재사용하려면 반드시 지은이의 서면 동의를 받아야 합니다.
- 잘못된 책은 구입하신 곳에서 바꾸어 드립니다.

지식과감성#
홈페이지 바로가기

— 한약 사용 설명서 —

한약 처방 A to Z

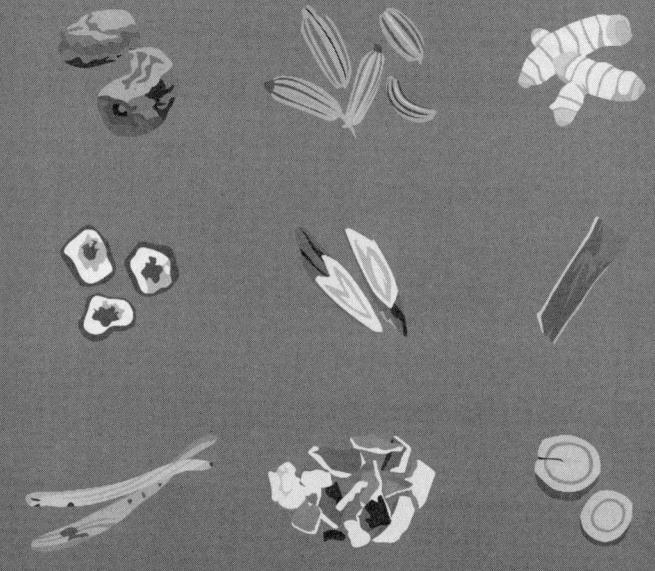

이창민, 하동훈, 김명수, 송은미, 강보혜
신진욱, 이정후, 김건호, 김성현, 최혜빈

머리말

1. 계량 단위는 1근은 16량, 1량은 10전, 1전은 10분, 1분은 10리로 한 것이며, 단위의 환산은 약사법령 및 이 한약조제지침서 등에 특별한 규정이 있는 경우를 제외하고는 1전을 3g으로 한다. 소아와 노인의 경우 처방의 조성비율대로 처방 중량을 가감할 수 있다.

2. 산제라 함은 약사법령 및 이 한약조제지침서 등에 특별한 규정이 있는 경우를 제외하고는 출전 또는 대한민국약전의 산제를 말한다. 환제라 함은 출전의 명칭을 따르는 것으로 약사법령 및 이 한약조제지침서 등에 특별한 규정이 있는 경우를 제외하고는 산제로 조제하여야 한다. 탕제라 함은 조제된 약을 골고루 섞어 적당량의 물을 가하여 일정 시간 달인 후 여과하여 얻은 액을 말한다. 음제는 따로 규정이 없는 한 탕제의 예에 의한다.

3. 약을 달이는 방법은 일반적으로 다음과 같이 하여야 한다.
    가. 약을 달이는 그릇: 달이는 동안 열이 지나치는 것을 방지하기 위하여 일반적으로 도제 등으로 된 약탕관을 쓴다.
    나. 약을 달이는 물: 일반적으로 정제수를 사용하며, 그 양은 약탕에 따라 결정하는 데 일반적으로 약 위에 3~4cm 올라오는 것이 좋다.

다. 약을 달이는 불: 일반적으로 처음에는 강한 불로 달이고 다음에는 약한 불로 달인다.
라. 달이는 조작: 적량의 물을 가하고 반 시간 정도 지나 물이 침투된 후에 달이는데 일반적으로 두 번 달이고 이를 합하여 1일 복용량으로 한다.
마. 달이는 시간: 달이는 시간은 처방의 종류에 따라 다르다. 일반적으로 보약이나 또는 오래 달여도 유효성분이 파괴되지 않는 것은 오래 달이는 것이 좋고, 휘발성 성분을 함유하고 있거나 유효성분이 파괴될 수 있는 것은 오래 달이면 안 된다.

4. 복용방법은 1일 복용량을 2~3차례에 나누어 복용하는 것을 원칙으로 하되, 병의 증세가 급하고 위중할 때에는 한 번에 복용할 수도 있고, 때로는 여러 차례에 걸쳐 복용할 수도 있다.

5. 개별 한약의 보관은 약사법령 및 이 한약조제지침서 등에 특별한 규정이 있는 경우를 제외하고는 밀폐 용기에 저장한다.

목차

연번	처방명	쪽수	연번	처방명	쪽수
1	가미온담탕	10	24	독활기생탕	38
2	가미패독산	11	25	마행의감탕	40
3	갈근탕	12	26	마황부자세신탕	41
4	강활유풍탕	14	27	반하백출천마탕	42
5	계지가용골모려탕	16	28	반하사심탕	43
6	계지작약지모탕	17	29	반하후박탕	44
7	곽향정기산	18	30	방기황기탕	46
8	구미강활탕	20	31	방풍통성산	48
9	궁귀교애탕	21	32	배농산급탕	50
10	귀비탕	22	33	백출산	51
11	귀출파징탕	23	34	보생탕	52
12	금수육군전	24	35	보중익기탕	53
13	녹용대보탕	25	36	복령음	55
14	당귀사역가오수유생강탕	26	37	분심기음	56
15	당귀수산	27	38	사군자탕	58
16	당귀육황탕	28	39	사물탕	59
17	당귀작약산	29	40	삼령백출산	60
18	대강활탕	30	41	삼소음	61
19	대건중탕	31	42	삼출건비탕	63
20	대금음자	33	43	삼황사심탕	64
21	대방풍탕	34	44	생혈윤부탕	66
22	대청룡탕	36	45	세간명목탕	67
23	대황목단피탕	37	46	소건중탕	68

47	소시호탕	70	74	육군자탕	105
48	소요산	71	75	육미지황환	106
49	소자강기탕	72	76	육울탕	108
50	소적정원산	73	77	이기거풍산	109
51	소청룡탕	74	78	이중환	110
52	소풍산	76	79	이진탕	111
53	소풍활혈탕	77	80	인삼양영탕	112
54	속명탕	78	81	인삼양위탕	114
55	승마갈근탕	79	82	인삼패독산	115
56	시함탕	80	83	인진오령산	116
57	시호계지건강탕	81	84	자감초탕	117
58	시호억간탕	82	85	자음강화탕	119
59	시호청간탕	83	86	자음건비탕	121
60	십전대보탕	84	87	저령탕	122
61	쌍화탕	86	88	조경종옥탕	123
62	안중산	87	89	지황음자	124
63	양격산	89	90	진무탕	125
64	연령고본단	90	91	청간해울탕	126
65	영감강미신하인탕	92	92	청금강화탕	127
66	영계출감탕	93	93	청상방풍탕	128
67	오약순기산	94	94	청서익기탕	129
68	오적산	95	95	청심연자음	131
69	온경탕	97	96	평위산	133
70	온백원	98	97	형개연교탕	134
71	용담사간탕	100	98	형방패독산	136
72	월비탕	102	99	황련아교탕	137
73	위령탕	103	100	황련해독탕	138

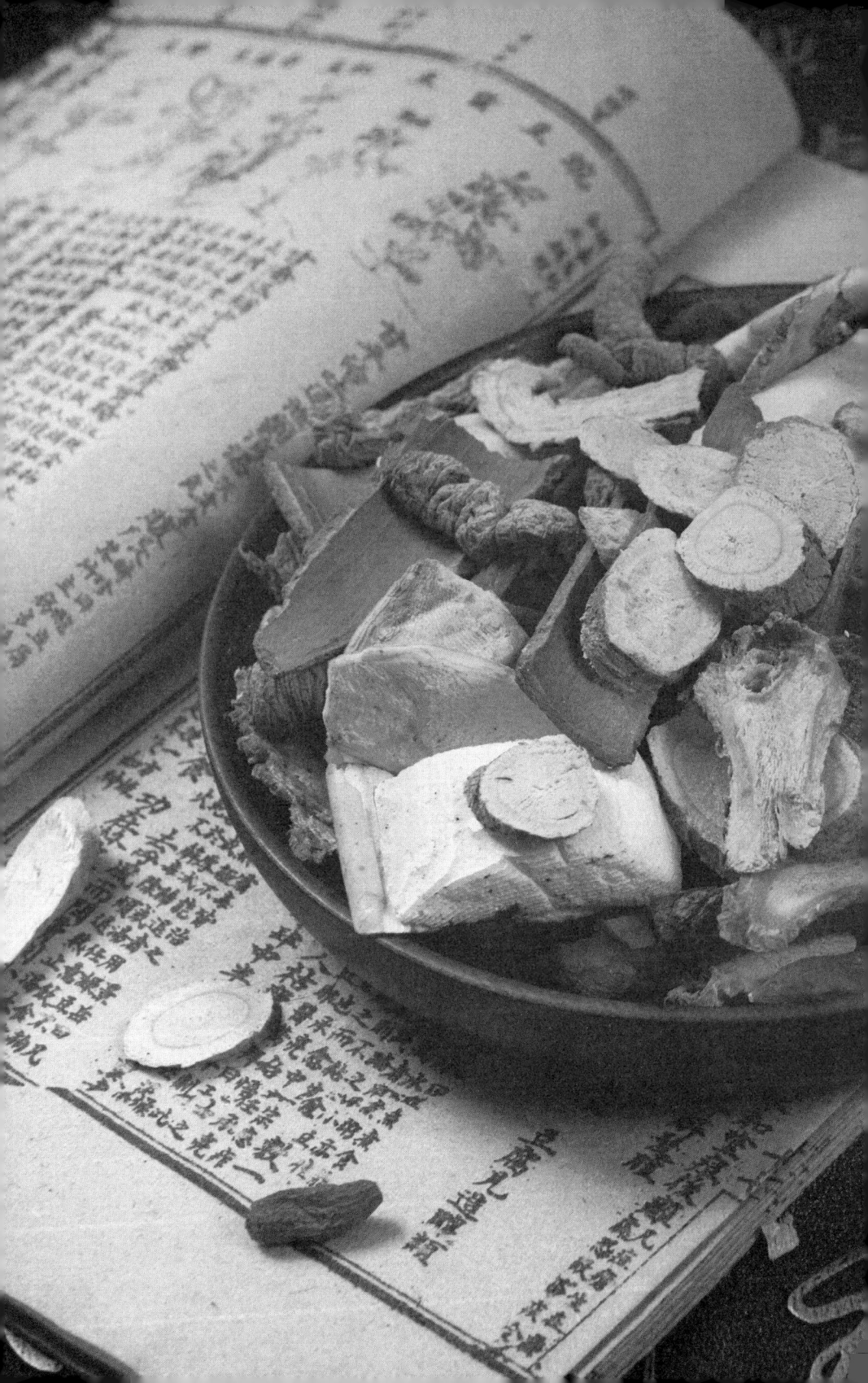

한약 사용 설명서

한약 처방 A to Z

1. 가미온담탕

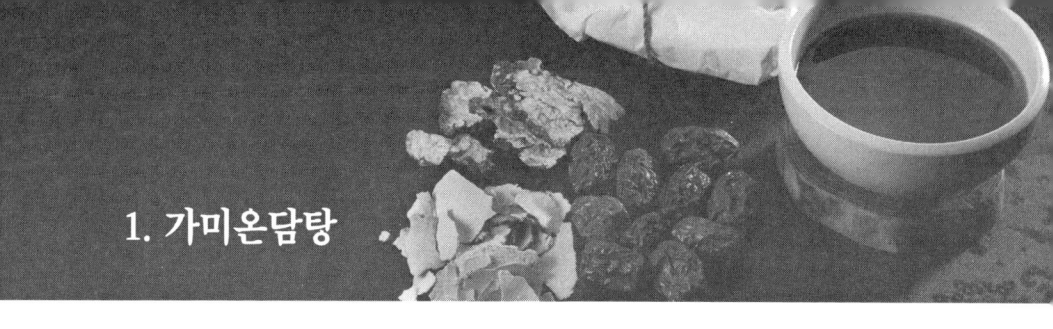

【 출 전 】 의종금감

【 조 성 】

진피	3g	반하	3g
복령	3g	감초	1.5g
지각	3g	죽여	3g
황금	3g	황련	2.4g
맥문동	6g	노근	3g

【 용 법 】 생강 3개, 대추 2개를 넣어 물로 달여서 복용한다.

【 효 능 】 청화열담, 화위강역

【 적응증 】 위열로 구토가 있고 냉음(冷飮)을 즐기며 심번궤민함을 치료한다.

【 응 용 】

신경성 소화불량, 구토, 가슴 두근거림, 불안, 불면, 신경성 기침, 만성 기관지 염증성 기침, 당뇨, 신경성 고혈압, 갱년기 여성 질환을 치료한다. 한방적으로 심화를 낮추는 역할을 하는 처방으로 기외수축, 부정맥, 번열, 불면증, 각종 정신과 질환에 적용 가능하다.

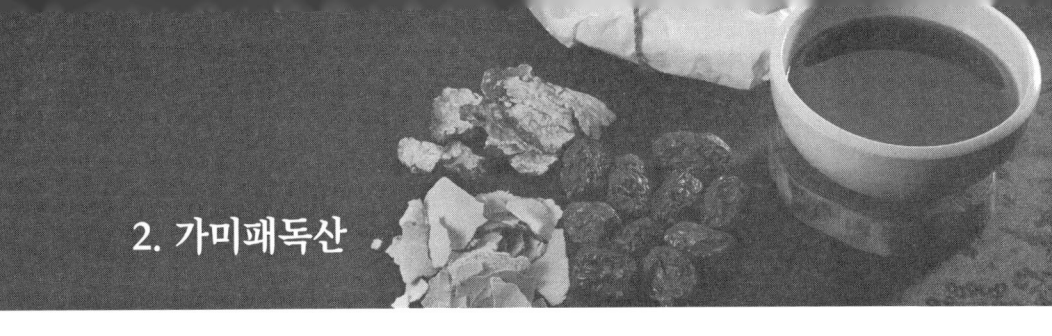

2. 가미패독산

【 출 전 】 경악전서

【 조 성 】

강활	3g	독활	3g
전호	3g	시호	3g
길경	3g	인삼	3g
복령	3g	지각	3g
감초	3g	천궁	3g
대황	3g	창출	3g

【 용 법 】 생강 3개를 가하고 달여서 복용한다.

【 효 능 】 익기해표, 산풍거습

【적응증】 열독(熱毒)으로 뼈마디가 불타는 듯이 붉고 부어서 아프며, 한열(寒熱)이 왕래(往來)하고 자한(自汗)이 나며 호흡이 가쁘고 대소변이 불리하거나 또는 땀이 나지 않고 오한이 나며 표리(表裏)의 사(邪)가 모두 실함을 치료한다.

【 응 용 】

감기, 축농증, 습진, 두드러기, 피부발진, 화농성 피부염, 인삼패독산에 창출과 대황을 첨가한 처방으로 피부 소양감과 열감이 매우 심할 때, 인삼패독산을 대신하여 사용할 수 있다.

3. 갈근탕

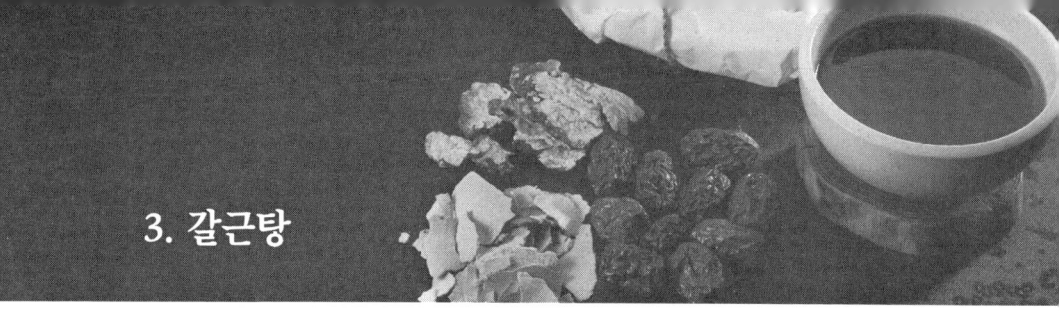

【 출 전 】 상한론

【 조 성 】

갈 근	9g	감 초	6g
계 지	6g	생 강	6g
마 황	6g	대 조	5g
백 작 약	6g		

【 용 법 】 물에 먼저 마황, 갈근을 넣어 달이고 물이 줄면 흰 거품을 버리고 남은 약을 넣어 달인다. 찌꺼기를 버리고 온복한다. 약을 복용한 후에는 이불을 덮고 땀이 약간 나게 한다.

【 효 능 】 신온해표, 생진서근

【적응증】 감기의 초기 발현 당시 땀이 없는데 소변이 오히려 적고, 기(氣)가 흉(胸)에 상충(上衝)하고 구금(口噤)으로 말을 할 수 없으며 팔다리가 뻣뻣함이 되려 함을 치료한다.

【 응 용 】

감기에 사용되는 제1 처방이며, 아직 전신으로 만성화되지 않은 감기 증상을 치료하는 데 사용 가능하다. 또한 두통, 편두통, 치통, 안면통, 등과 어깨가 긴장하거나 아픈 증상, 결막염, 두드러기, 뇌염, 편도선염, 망막염, 부비강염, 임파선염 등의 모든 염증성 질환에 사용한다. 오십견, 고혈압 등에서 몸이 뻣뻣함의 증상을 나타낼 때, 자고 나서 목이 잘 돌아가지 않을 때, 중풍, 와사풍의 초기에 사용될 수 있는 처방이다. 피부염, 습진, 두드러기, 여드름 등의 모든 피부 증상에 분비물이 없는 것을 목표로 사용한다.

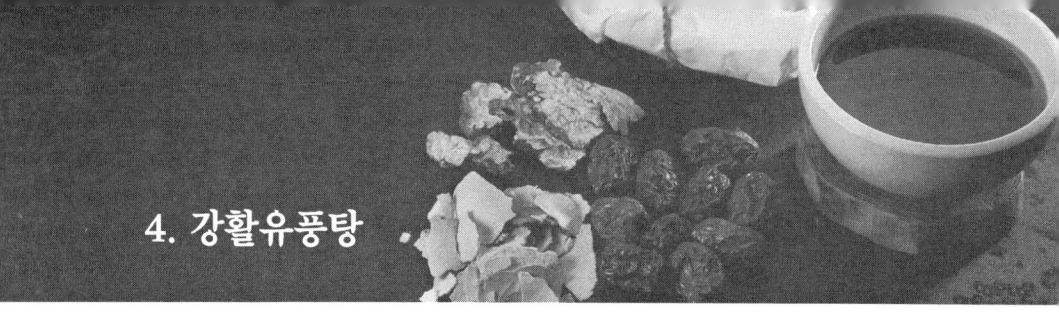

4. 강활유풍탕

【 출 전 】 의학발명

【 조 성 】

창출	1.8g	석고	1.8g
생지황	1.8g	방풍	1.2g
강활	1.2g	당귀	1.2g
만형자	1.2g	천궁	1.2g
세신	1.2g	황기	1.2g
지각	1.2g	인삼	1.2g
마황	1.2g	백지	1.2g
감국	1.2g	박하	1.2g
구기자	1.2g	소엽	1.2g
지모	1.2g	지골피	1.2g
독활	1.2g	두충	1.2g
진교	1.2g	황금	1.2g
백작약	1.2g	감초	1.2g
육계	0.6g		

【 용 법 】 생강 3개를 가하여 물로 달인 액을 공복에 복용한다.

【 효 능 】 거풍통락, 양간익신

【적응증】 간신(肝腎)이 허(虛)하고 근골(筋骨)이 약(弱)하며 말을 잘 못하고 정신이 혼미하거나, 혹은 야윈 사람으로 한쪽 팔이 편고(偏枯)하거나 비만(肥滿)한 사람으로 반신불수(半身不遂)가 있는 등의 일체 풍병(風病)을 치료한다.

【응용】

중풍마비로 인한 반신불수와 소화불량, 중증근무력증, 근육 마비통. 피부 궤양과 염증. 감기 증상.

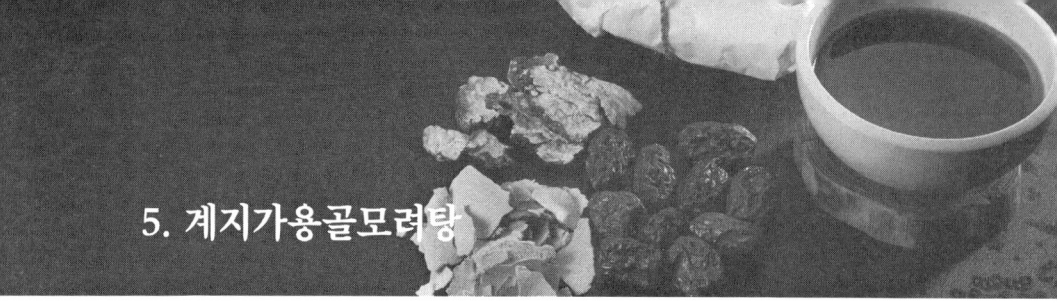

5. 계지가용골모려탕

【 출 전 】 금궤요략

【 조 성 】

계지	3~4g	감초	2g
백작약	3~4g	용골	2g
대조	3~4g	진주	3g
생강	3~4g		

【 용 법 】 물을 가하고 달여 하루에 세 번 나누어 복용한다.

【 효 능 】 조화음양, 진정고삽

【적응증】 몽정이나 유정을 하고 복부가 긴장된 상태이며, 음두(陰頭)가 냉(冷)하고 눈이 어지럽고 머리카락이 빠지는 것을 치료한다.

【 응 용 】

성적 신경쇠약, 몽정, 음식이 소화되지 않고 그냥 나올 때, 머리카락이 잘 빠지거나 비듬이 많은 사람으로 피로감이 심하고 탈모가 있을 때, 신경쇠약, 불면증, 노이로제 등의 증상을 나타낼 때, 또 건망증이 심할 때, 야뇨증(夜尿症), 전립선비대증에 사용한다. 또한 소아야제, 마음이 불안정하고 잘 놀라는 증상, 부인들의 월경불순, 다몽, 건망증, 갑상선 기능항진 환자에 사용한다.

6. 계지작약지모탕

【 출 전 】 금궤요략

【 조 성 】

계지	10g	백출	10g
작약	10g	방풍	10g
지모	10g	부자	6g
마황	5g	감초	3g
생강	10g		

【 용 법 】 물에 달여 3차례에 나누어 따뜻하게 복용한다.

【 효 능 】 산한거습, 지경지통, 청열

【적응증】 팔다리 및 입 주위가 저리고 아프며, 냉(冷)하고 관절의 부종 등 한습비(寒濕痺)의 증후를 기본으로 하면서도 관절이 빨갛게 붓고 열감이 있으며 동통이 나타날 때.

【 응 용 】

퇴행성 관절염, 류머티즘 등에 사용한다. 요통(腰痛)과 학슬풍이 있으면서 뼈마디가 빠져나갈 것 같이 아플 때, 학슬풍이 아니더라도 관절이 붓고 아프거나 물이 찼을 때 사용한다.

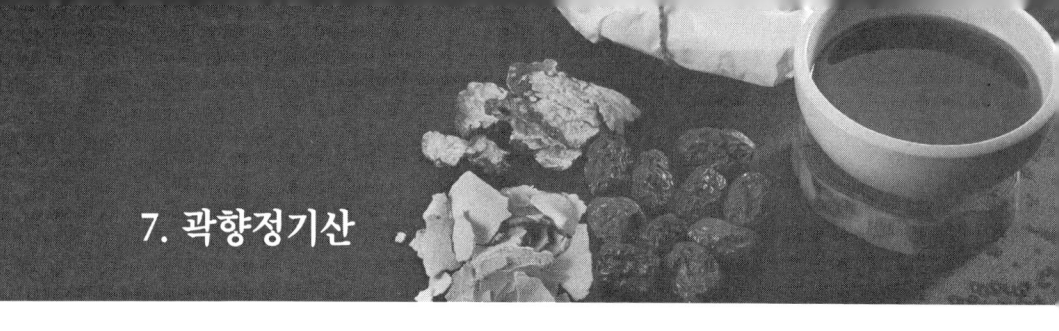

7. 곽향정기산

【 출 전 】 화제국방

【 조 성 】

대복피	1.5g	백지	1.5g
소엽	3g	복령	1.5g
반하	1.5g	백출	1.5g
진피	1.5g	후박	1.5g
길경	1.5g	곽향	4.5g
감초	1.5g		

【 용 법 】 약재를 고운 가루로 하고 물에 생강, 대추를 가하여 달이고 뜨거울 때 복용한다. 땀을 내기 위해 옷을 두껍게 껴입는다.

【 효 능 】 방향화습, 해표화중

【적응증】 속이 메스껍다, 구역질이 난다, 배가 아프다, 설사가 난다, 복부 팽만감이 있다, 가슴이 쓰리다, 몸이 무겁다, 식욕이 없다, 입맛이 없다, 입이 마른다 등의 습곤비위(濕困脾胃) 증상. 오한이 난다, 열이 난다, 머리가 아프다 등의 표한증(表寒證)이 나타날 때.

【 응 용 】

감기, 소화불량, 여름철 감기, 소아 감기, 소화불량을 동반한 감기 증상, 체질상 마황을 쓸 수 없는 사람의 감기 증상을 치료할 때 사용된다.

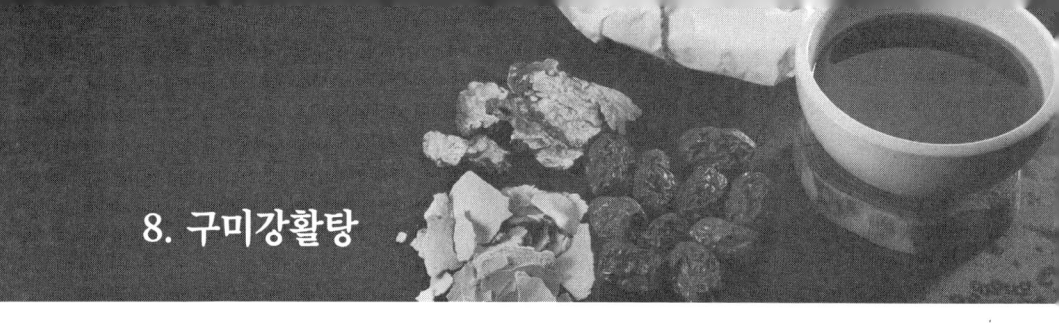

8. 구미강활탕

【 출 전 】 차사난지

【 조 성 】

강활	4.5g	황금	3.6g
방풍	4.5g	생지황	3.6g
천궁	3.6g	세신	1.5g
백지	3.6g	감초	1.5g
창출	3.6g		

【 용 법 】 물로 달여 복용한다.

【 효 능 】 해표제습, 겸청이열

【적응증】 감기로 두통 증상이 있고 골절(骨節)이 아프며 발열오한(發熱惡寒)하고 땀이 없음을 치료한다.

【 응 용 】

감기가 어느 정도 진행되어 염증화가 심한 상태의 환자에게 사용한다. 발열, 골절 동통, 몸살 기운이 심할 때 사용 가능하다.

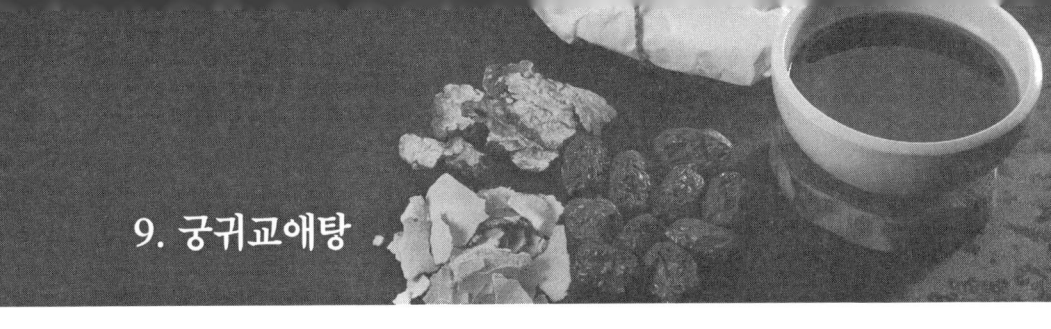

9. 궁귀교애탕

【 출 전 】 금궤요략

【 조 성 】

천궁	3g	당귀	4~4.5g
아교	3g	작약	4~4.5g
감초	3g	건지황	5~6g
애엽	3g		

【 용 법 】 물로 달여서 찌꺼기를 버리고 아교를 넣어 따뜻하게 복용한다.

【 효 능 】 보혈조경, 안태지붕

【 적응증 】 월경 중 피가 멎지 않는 증상과 월경과다(月經過多), 혹은 임신 중의 하혈(下血), 복중통(腹中痛), 태동불안(胎動不安) 및 산후(産後)의 하혈(下血)을 치료한다.

【 응 용 】

임신하혈, 빈혈성 코피, 자궁하혈, 갱년기 장애성 하혈. 사물탕과 견주어 보혈과 지혈을 더한 처방이다.

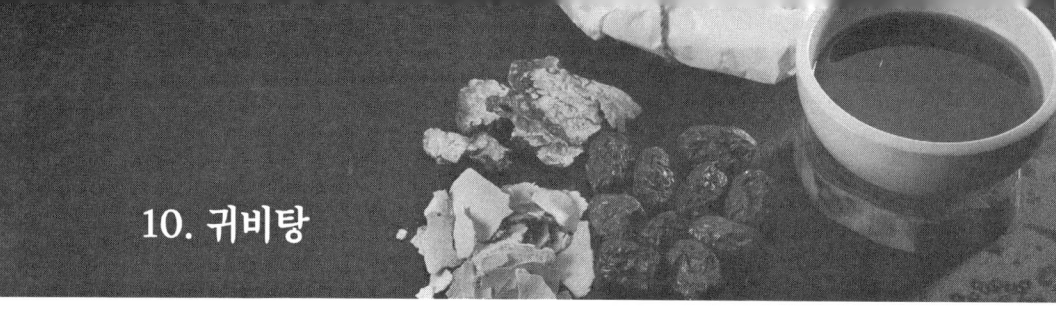

10. 귀비탕

【 출 전 】 제생방

【 조 성 】

당귀	3g	용안육	3g
산조인	3g	원지	3g
인삼	3g	황기	3g
백출	3g	백복신	3g
목향	1.5g	감초	0.9g

【 용 법 】 물에 생강 5개, 대추 1개를 넣어 달이고 찌꺼기를 제거하여 아무 때나 따뜻할 때 복용한다.

【 효 능 】 보양심비

【적응증】 사려과도(思慮過度)와 노상심비(勞傷心脾) 및 건망정충(健忘怔忡)을 치료한다.

【 응 용 】

소화불량을 비롯한 소화기 질환 증상을 호소하는 사람의 악성빈혈, 백혈병에 많이 사용되는 처방이다. 또한 빈혈이 심한 사람의 불면증, 건망증, 신경쇠약증에 사용된다. 부정맥이나 가슴 두근거림, 잘 놀라는 증상이 있을 때, 월경불순, 하혈, 토혈 등에 사용하며 여성 갱년기 질환에 자주 사용되는 처방이다. 열성 작용이 강할 경우, 시호와 치자를 첨가하여 가미귀비탕을 사용할 수 있다.

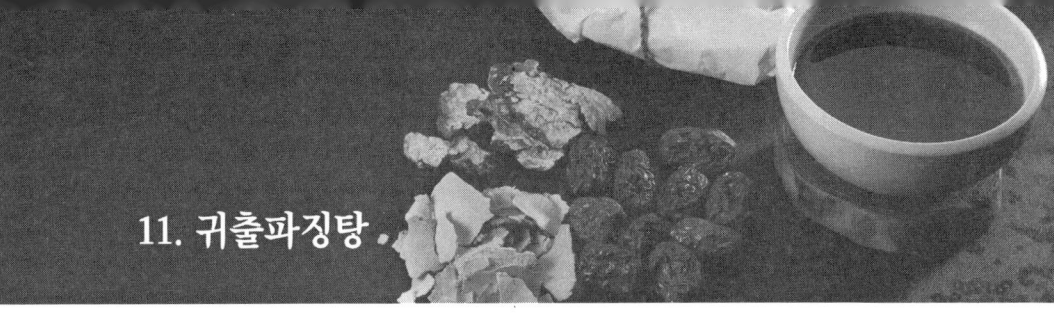

11. 귀출파징탕

【 출 전 】 동의보감

【 조 성 】

향부자	4.5g	삼릉	3g
봉출	3g	적석지	3g
백작약	3g	당귀미	3g
청피	3g	오약	2.1g
홍화	1.5g	소목	1.5g
육계	1.5g		

【 용 법 】 물로 달여서 복용한다. 물로 달일 때 술을 소량 넣어도 좋다.

【 효 능 】 이기축어

【적응증】 기체혈어(氣滯血瘀)에 의한 월경의 불통(不痛)과 복중(腹中)에 적괴(績塊)가 있어 동통(疼痛)할 때.

【 응 용 】

자궁내막염, 월경불순, 월경통, 불임, 자궁근종, 자궁혈종, 자궁내막증식증, 자궁암, 위암, 위종양, 뇌혈전, 뇌종양. 자궁에 적체가 있어 이를 밖으로 빼내는 데 사용되는 처방이다.

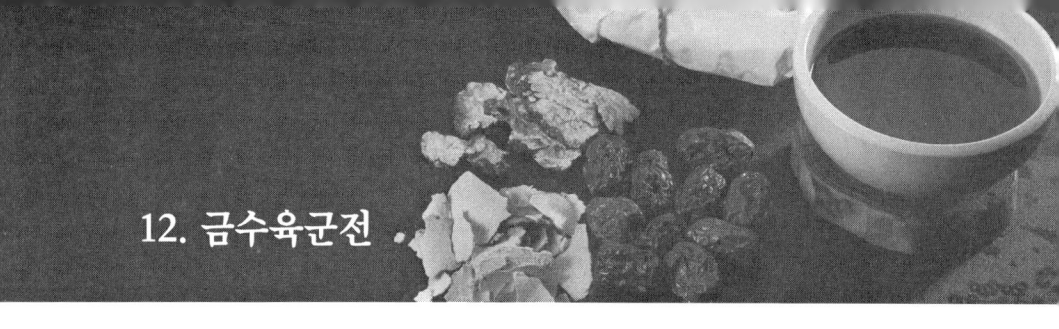

12. 금수육군전

【 출 전 】 경악전서

【 조 성 】

생지황	9~15g	백복령	6g
당귀	6g	진피	4.5g
반하	6g	감초	3g

【 용 법 】 생강 3~7개를 넣어 달여서 공복에 따뜻하게 복용한다.

【 효 능 】 자음화담, 폐신음허

【적응증】 폐신(肺腎)이 음(陰)이 허(虛)하여 습담(濕痰)이 내성(內盛)하기 때문에 생기는 기침, 가래, 구역질, 숨이 찬 증상을 치료한다.

【 응 용 】

허약한 체질자의 만성기관지염, 기관지확장증, 천식에 사용한다. 평소 폐나 기관지, 신장 기능이 약한 사람의 체질을 개선하는 데 사용할 수 있다.

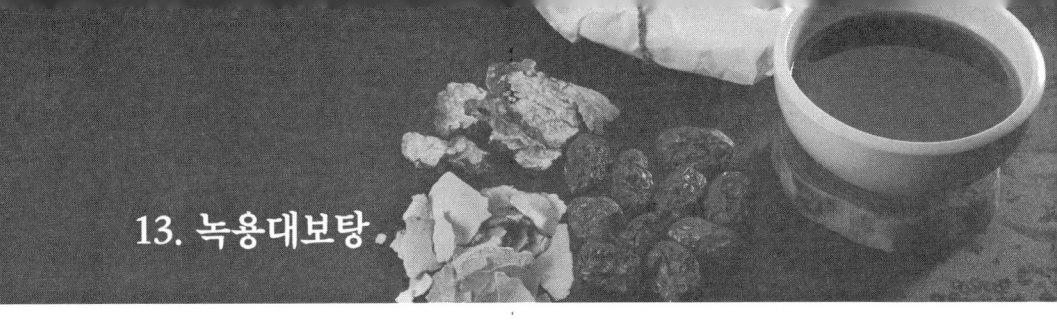

13. 녹용대보탕

【 출 전 】 잡병원류서촉

【 조 성 】

육종용	3g	두충	3g
백작약	2.1g	백출	2.1g
부자	2.1g	인삼	2.1g
육계	2.1g	반하	2.1g
석곡	2.1g	오미자	2.1g
녹용	2.1g	황기	2.1g
당귀	2.1g	백복령	2.1g
숙지황	1.5g	감초	0.75g

【 용 법 】 생강 3개, 대추 2개를 가하고 물로 달여 복용한다.

【 효 능 】 보신양, 보기혈

【적응증】 양허(陽虛)로 인한 유정(遺精)을 치료한다.

【 응 용 】

요통, 음위, 유정, 불임, 빈혈, 이명, 몸이 냉하거나 허약한 체질을 개선하는 데 사용한다. 소음인에게 특히 유효한 처방으로, 기력을 매우 보강한다. 평소 열이나 땀이 많은 자 혹은 녹용이나 인삼이 맞지 않는 자에게는 사용을 금하는 것이 좋다.

14. 당귀사역가오수유생강탕

【 출 전 】 상한론

【 조 성 】

당귀	3g	계지	3g
작약	3g	목통	3g
세신	2g	감초	2g
대조	5g	오수유	1~2g
생강	4g		

【 용 법 】 물과 청주(淸酒)를 각각 반절씩 가하여 달이고 찌꺼기를 버린 후 따뜻할 때 다섯 번에 나누어 복용한다.

【 효 능 】 온경산한, 조영통체

【적응증】 한냉(寒冷)에 의해 팔다리 및 하복부가 차고 아프거나 월경통(月經痛)이 심한 것을 치료한다.

【 응 용 】

한냉성 소화불량, 설사, 십이지장 궤양, 좌골신경통, 관절 류머티즘, 만성관절염, 신경통, 요통, 만성복막염, 자궁탈출, 자궁내막증, 월경곤란, 생리불순에 사용한다. 순환이 좋지 않아 생기는 수족냉증을 비롯한 각종 여성 질환을 치료한다.

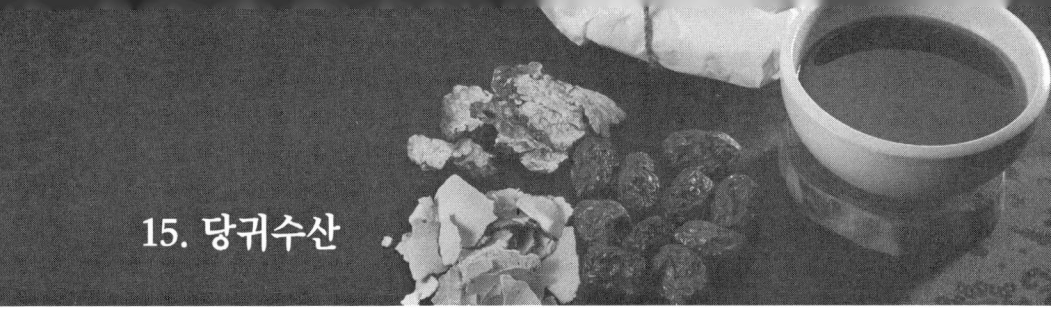

15. 당귀수산

【 출 전 】 의학입문

【 조 성 】

당귀미	4.5g	적작약	3g
오약	3g	향부자	3g
소목	3g	홍화	2.4g
도인	2.1g	육계	1.8g
감초	1.5g		

【 용 법 】 물과 술을 반씩 넣어 달여서 복용한다.

【 효 능 】 이기활혈

【 적응증 】 타박상(打撲傷)으로 인하여 기혈(氣血)이 응결(凝結)하고 가슴이나 복부가 아프거나 혹은 한열(寒熱)이 있음을 치료한다.

【 응 용 】

타박상, 낙상, 수술 후 혈전, 멍든 데 사용한다. 여성의 불임이나 생리불순 등 어혈이나 순환 부족으로 생기는 각종 여성 질환에도 사용 가능하다.

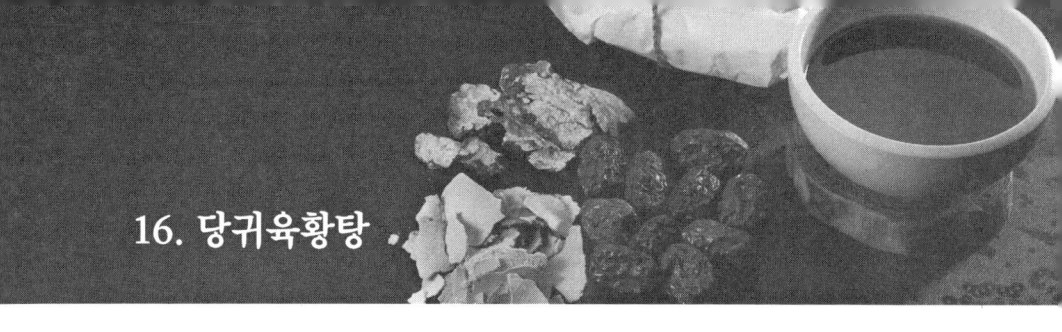

16. 당귀육황탕

【 출 전 】 난실비장

【 조 성 】

황기	6g	황금	2.1g
생지황	3g	황련	2.1g
숙지황	3g	황백	2.1g
당귀	3g		

【 용 법 】 물에 달여 식전에 복용한다. 소아는 반으로 줄여서 복용한다.

【 효 능 】 자음청열, 고표지한

【 적응증 】 음허화왕(陰虛火旺), 도한(盜汗)이 나고 열이 나며 얼굴이 붉고, 가슴이 답답하여 괴로울 때, 입이 건조하고 입술이 마르며, 변을 보기가 어렵고 소변 색이 적색일 때.

【 응 용 】

기운이 허하거나 허한 상태에서 땀을 많이 흘릴 때, 기운이 없는데 몸에 열이 많이 생길 때, 근골이 두껍고 실열인 사람의 허증 증상보다는 체질이 약한 사람의 열을 동반한 허증에 사용한다.

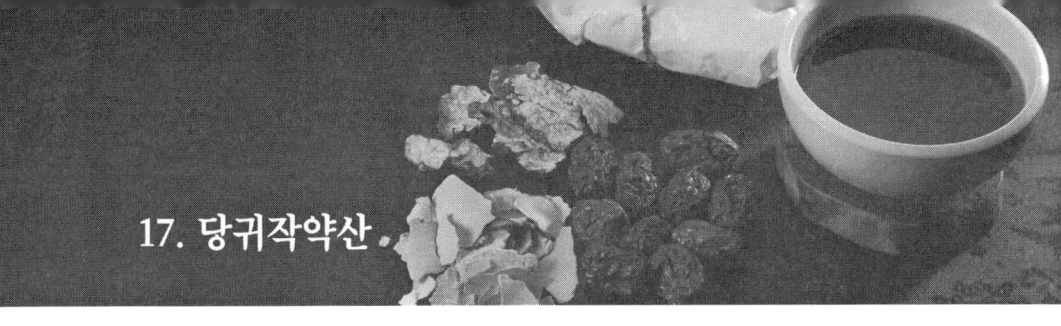

17. 당귀작약산

【 출 전 】 금궤요락

【 조 성 】

당귀	3g	작약	4~6g
천궁	3g	백출	4g
택사	4~5g	복령	4g

【 용 법 】 산제로 만들어 3g씩 술에 섞어 복용한다. 하루에 2번 복용한다.

【 효 능 】 보혈조간, 건비이습

【적응증】 임신 중 복중교통(腹中絞痛)을 치료한다.

【 응 용 】

월경불순, 월경곤란, 불임증, 습관성 유산, 자궁내막증 등 일체의 자궁 관련 질환에 사용 가능하다. 신경쇠약, 노이로제, 신경질, 히스테리 등을 동반한 갱년기 장애 증상에 가장 먼저 사용할 만하다.

18. 대강활탕

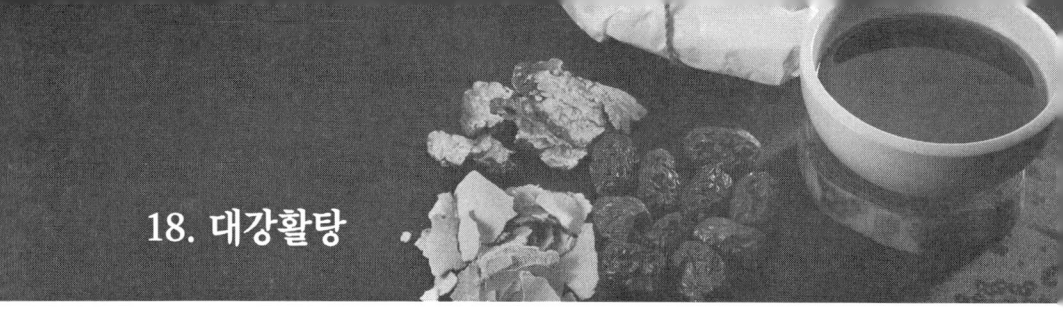

【 출 전 】 위생보감

【 조 성 】

강활	3g	승마	3g
독활	2.1g	창출	1.5g
방기	1.5g	위령선	1.5g
백출	1.5g	당귀	1.5g
적복령	1.5g	택사	1.5g
감초	1.5g		

【 용 법 】 물로 달여 복용한다.

【 효 능 】 거풍제습

【적응증】 풍습증(風濕證), 손과 다리의 관절이 아프다, 굽히고 펴는 것이 잘 안된다, 심하가 비만하다, 몸이 무겁다, 음식 생각이 없다, 먹는 즉시 토한다, 얼굴색이 누렇게 되는 증상 등이 나타날 때.

【 응 용 】

관절염, 류머티즘으로 관절 부위가 붓고 아플 때, 감기로 인한 부종, 통증을 치료하는 데 사용한다.

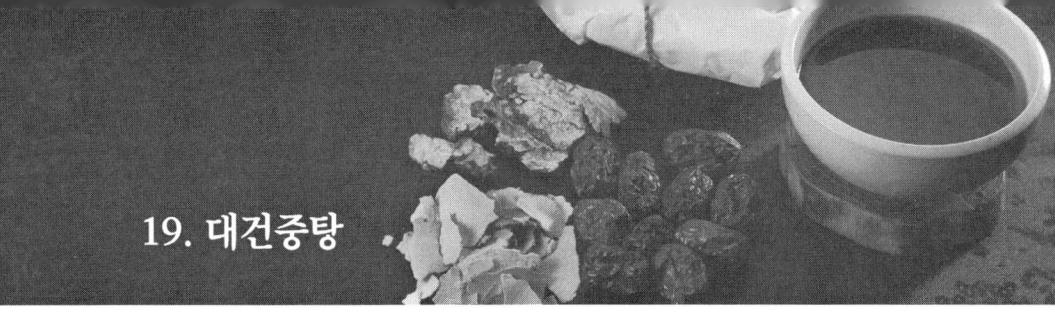

19. 대건중탕

【 출 전 】 금궤요락

【 조 성 】

| 천초 | 1~2g | 인삼 | 2~3g |
| 건강 | 3~5g | 교이 | 20g |

【 용 법 】 먼저 천초, 건강, 인삼에 물을 가하여 달여 찌꺼기를 제거하고 여기에 교이를 가하여 약한 불로 달인다. 이것을 두 번에 나누어 따뜻할 때 복용한다. 복약(服藥) 후에 통(痛)이 멈추면 죽을 먹어 위기(胃氣)를 양(養)하고 의복을 따뜻하게 입어 한사(寒邪)의 침입을 막아야 한다.

【 효 능 】 온중산한, 완급지통

【적응증】 장염, 충수염, 위무력증, 내장하수증(內臟下垂) 등으로 복벽이 연약하고, 손발이 차며, 장의 움직임이 불안할 때, 신장결석, 담석증, 췌장염 등으로 복통이 있으면서 장의 유동(蠕動) 불안 등 각종 소화기 질환에 사용된다. 이뿐만 아니라, 자궁이나 신장, 방광 등의 하수(下垂)로 나타나는 여러 질환(자궁후굴, 습관성 유산, 신장결석, 방광결석, 전립선비대 등)에도 사용할 수 있다.

【 응 용 】

평소에 원기가 없다, 식욕이 없다, 배가 부르다, 손발과 배가 냉하다 등의 증상에, 차가운 것이 몸에 닿거나 찬 음식을 먹는 등의 자극에 의해 복부 통증이 있을 때 사용한다. 속이 메스껍거나 구역감이 있을 때 사용 가능하다. 암환자의 수술 전, 후 식욕 감퇴를 치료하는 데 사용 가능하다.

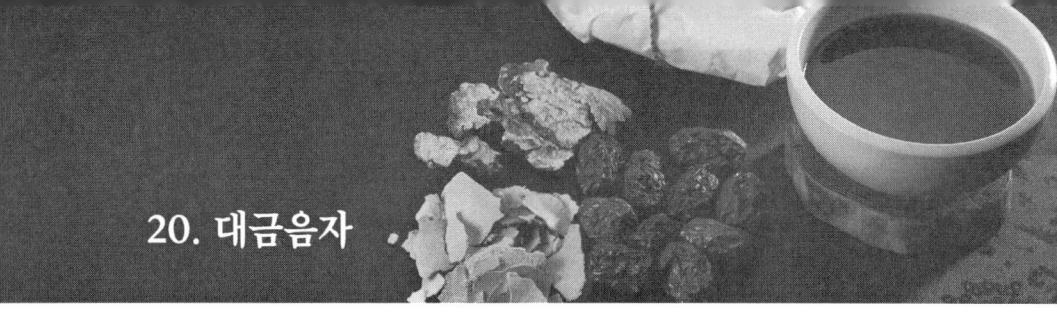

20. 대금음자

【 출 전 】 화제국방

【 조 성 】

| 진피 | 9g | 창출 | 2.1g |
| 후박 | 2.1g | 감초 | 2.1g |

【 용 법 】 생강 3개를 가하고 물에 달여 공복에 복용하거나 수시로 복용한다.

【 효 능 】 화위소담, 건비제습, 이기화체

【적응증】 만성 소화불량, 급성위염, 식욕부진, 소화불량성 구취(口臭), 위무력증(胃無力症), 만성설사, 만성기침.

【 응 용 】

상복부에 팽만감이 있다, 가슴이 답답하다, 배가 아프다, 입이 끈적거린다, 속이 메스껍다, 구토를 한다, 설사를 한다, 팔다리가 무겁다 등의 증상이 나타날 때. 또한 과음으로 인한 술병, 숙취 해소에 사용 가능하다.

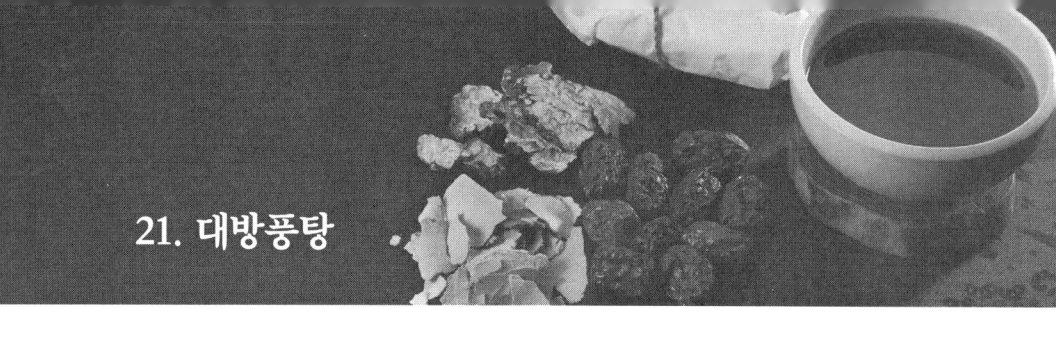

21. 대방풍탕

【 출 전 】 화제국방

【 조 성 】

숙지황	4.5g	백출	3g
방풍	3g	당귀	3g
백작약	3g	두충	3g
황기	3g	부자	1.5g
천궁	1.5g	우슬	1.5g
강활	1.5g	인삼	1.5g
감초	1.5g		

【 용 법 】 생강, 대추를 넣어 달인 후 찌꺼기를 버리고 식전 공복에 따뜻하게 복용한다.

【 효 능 】 거풍습, 강근골, 보익기

【 적응증 】 거풍순기(祛風順氣)하고 혈맥을 잘 통하게 하며 근골(筋骨)을 건장하게 하고 한습(寒濕)과 냉기(冷氣)를 없앤다. 또한 설사를 한 후에 다리가 아프고 마비감이 있으며, 약해져서 걸을 수 없는 소위 풍증을 치료한다. 혹은 무릎이 붓고 아프며 다리 정강이가 여위어 가죽과 뼈만 남아 있고 근골이 당기고 경련이 일어나 일어나지 못하며, 굴신할 수 없는 소위 학슬풍(鶴膝風)에 복용하면

기혈(氣血)이 잘 흐르고 통하며 기육(肌肉)이 점점 생겨나 옛날처럼 다시 걸을 수 있게 된다.

【 응 용 】

만성 퇴행성 관절염으로 무릎이 여위거나 류머티즘의 증세가 있으면서 관절이 뻣뻣하게 되는 증상에 사용한다. 빈혈과 무기력, 하지무력(下肢無力)을 호소할 때, 근육마비, 척수 질환, 척수염, 뇌출혈 등으로 하반신이 마비되거나 반신불수가 되었을 때, 산후에 쇠약으로 마비 증상이 왔을 때.

22. 대청룡탕(마황석고탕)

【 출 전 】 상한론

【 조 성 】

마황	6g	행인	5g
계지	3g	석고	10g
감초	2g		

【 용 법 】 물에 먼저 마황을 가하여 달이고 거품을 제거한 다음 나머지 약과 생강 2개, 대추 3개를 가하여 달이고 찌꺼기를 제거하여 따뜻하게 복용한 후 약간 땀이 나게 한다.

【 효 능 】 발한해표, 청열제번

【적응증】 표한표실(表寒表實)에 이열(裏熱)을 겸하여 발열(發熱)과 오한(惡寒)이 있고 몸이 무거우며, 혹은 동통(疼痛)이 있고 땀이 없거나 번조(煩躁)함을 치료한다.

【 응 용 】

감기 증상이나 각종 바이러스로 인하여 땀이 나지 않으며, 발열이나 오한, 부종이 아주 심한 상태의 사람에게 투여한다. 급만성 신염으로 발열, 오한, 두통, 부종이 심할 때, 피부병으로 눈이 충혈되어 가려움증이 더 심하고 부종이 있을 때, 천식, 단독 등의 수독성 피부병에 사용한다. 소청룡탕의 증상보다 무한발열의 정도가 더 심각할 때 사용된다.

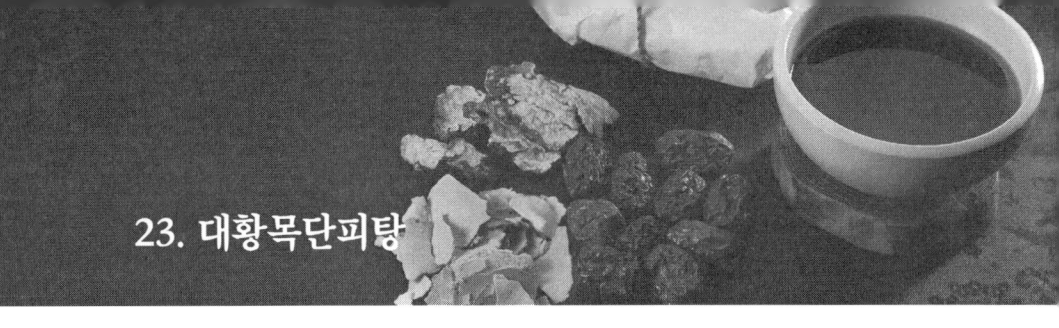

23. 대황목단피탕

【 출 전 】 금궤요락

【 조 성 】

대황	1~2g	망초	4g
목단피	4g	동과자	4~6g
도인	4g		

【 용 법 】 물로 달여 복용한다.

【 효 능 】 청열사하, 활혈소옹

【 적응증 】 충수염(맹장염)이나 복통(특히 우하복부)이 있다, 압통 또는 저항이 있다, 변비가 있다, 심하면 몸을 굽혀 바로 펴지 못하고 다리를 구부린다 등의 증상을 나타낼 때 사용 가능하다.

【 응 용 】

급만성 충수염에 가장 많이 사용된다. 오래된 변비, 항문주위염, 치루, 요도염, 고환염, 전립선염, 자궁내막염, 대하, 복막염, 피하농양, 신우염, 임질, 유선염(乳腺炎) 등의 염증에 사용되며, 그중에서도 주로 하복 이하의 염증에 많이 사용되는 처방이다.

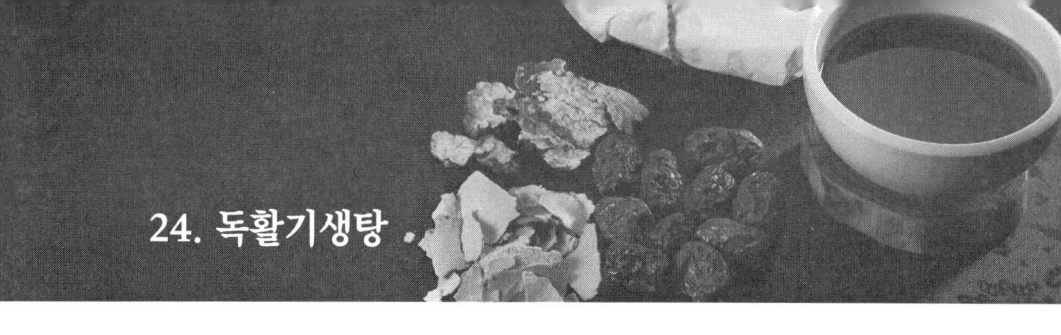

24. 독활기생탕

【출 전】 천금방

【조 성】

독활	2.1g	당귀	2.1g
백작약	2.1g	상기생	2.1g
숙지황	1.5g	천궁	1.5g
인삼	1.5g	백복령	1.5g
우슬	1.5g	두충	1.5g
진교	1.5g	세신	1.5g
방풍	1.5g	육계	1.5g
감초	0.9g		

【용 법】 생강 3~5개를 가하여 물에 달이고 찌꺼기를 없앤 다음 식전에 따뜻하게 복용한다.

【효 능】 거풍습, 지통, 익간신, 보기혈

【적응증】 간신양허(肝腎陽虛) 증상과 더불어 풍한습사(風寒濕邪)가 침습하여 허리와 무릎이 무겁고 아프다, 넓적다리와 발에 힘이 없다, 추위를 싫어하고 따뜻한 것을 좋아한다 등의 증상이 나타날 때.

【 응 용 】

퇴행성 관절염, 류머티즘 등 각종 관절 질환에 사용하는 1 처방이다.
좌골 신경통, 요통, 척추 디스크, 고혈압으로 인한 마비를 치료한다.

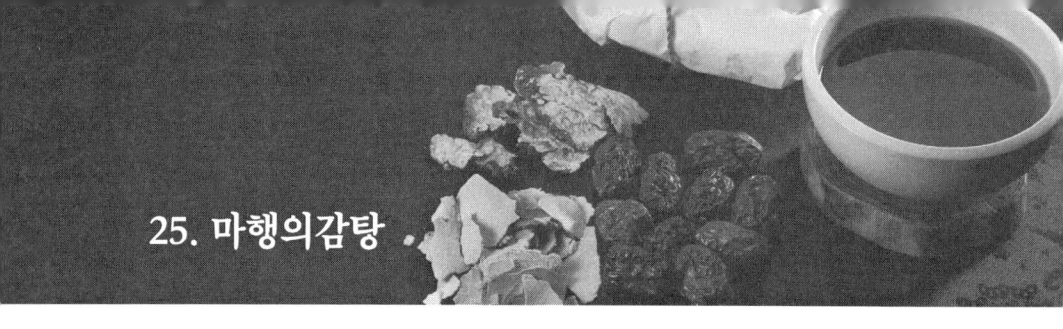

25. 마행의감탕

【 출 전 】 금궤요략

【 조 성 】

| 마황 | 4g | 의이인 | 10g |
| 행인 | 3g | 감초 | 2g |

【 용 법 】 물에 달여 따뜻하게 복용하고 약간의 땀이 나게 하되 바람을 쐬지 않도록 한다.

【 효 능 】 발한해표, 거풍화습, 지해평천

【적응증】 갑자기 차가운 바람을 쏘이거나 오랫동안 냉(冷)에 상(傷)하여 풍습의 사기(邪氣)가 체표에 머무른 결과, 전신의 관절이 몹시 아프고 열이 나는 증상을 치료한다.

【 응 용 】

관절염, 관절통, 근육통, 신경통에 사용한다. 사마귀, 종기, 손바닥 각화증 등 각종 화농성 질환에 사용 가능하다.

26. 마황부자세신탕

【 출 전 】 상한론

【 조 성 】

| 마황 | 4g | 부자 | 1g |
| 세신 | 3g | | |

【 용 법 】 물에 마황을 넣어 달이고 거품을 제거하고 여기에 다른 약을 넣어 찌꺼기를 제거하고 1일 3회, 따뜻하게 복용한다.

【 효 능 】 조양해표

【적응증】 몸에 열이 나면서 오한이 심하여 옷을 두텁게 껴입었고 다시 이불을 덮어도 풀리지 않는다, 정신이 피로하고 권태롭다 등 양허(陽虛)에 의한 감기 증상이 나타날 때.

【 응 용 】

기운이 없고 추위를 타는 사람의 감기, 기관지염, 폐렴, 노인들의 기침 감기, 코감기, 콧물감기(코에서 묽은 콧물이 많이 나올 때), 갑자기 목소리가 쉬어서 나오지 않을 때, 알레르기 비염과 더불어 추위를 매우 많이 타는 사람의 감기 증상에 유효하다.

27. 반하백출천마탕

【 출 전 】 의학심오

【 조 성 】

반하	4.5g	백출	1.5g
진피	3g	천마	3g
복령	3g	감초	3g

【 용 법 】 생강 1개, 대추 2개를 넣고 물로 달여 복용한다.

【 효 능 】 보비조습, 화담식풍

【적응증】 풍담(風痰)으로 인한 현운(眩暈)과 두통, 속이 메스껍고 구토할 때.

【 응 용 】

고혈압이나 기립성 저혈압이 동반된 상습성 두통, 혈관성 두통, 위무력증이나 소화불량증과 같이 발생하는 원인 미상의 두통 증상이 있을 때 등 각종 두통 증상에 1 처방으로 쓸 만한 처방이다.

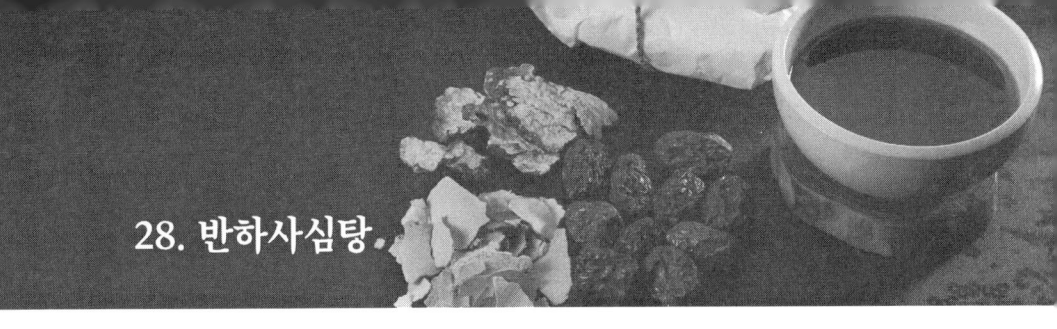

28. 반하사심탕

【 출 전 】 상한론

【 조 성 】

반하	4~5g	감초	2.5~3g
황금	2.5~3g	대조	2.5~3g
건강	2~2.5g	황련	1g
인삼	2.5~3g		

【 용 법 】 물에 달여 복용한다.

【 효 능 】 화중제습, 조리비위

【 적응증 】 오심(惡心), 구토, 트림, 상복부(上腹部)의 비만감(痞滿感) 등의 위기상역(胃氣上逆)의 증후에 복명(腹鳴)과 설사를 수반할 때.

【 응 용 】

위염, 위산과다, 역류성 식도염, 장상피화생, 위하수, 위 무력, 위궤양, 십이지 궤양, 소화불량, 숙취 등의 모든 소화기 질환에 사용 가능하다. 트림과 가슴이 답답하고 단단한 것이 있을 때, 소화가 원활하지 않을 때 등 모든 소화기 병을 치료하는 목표로 사용한다.

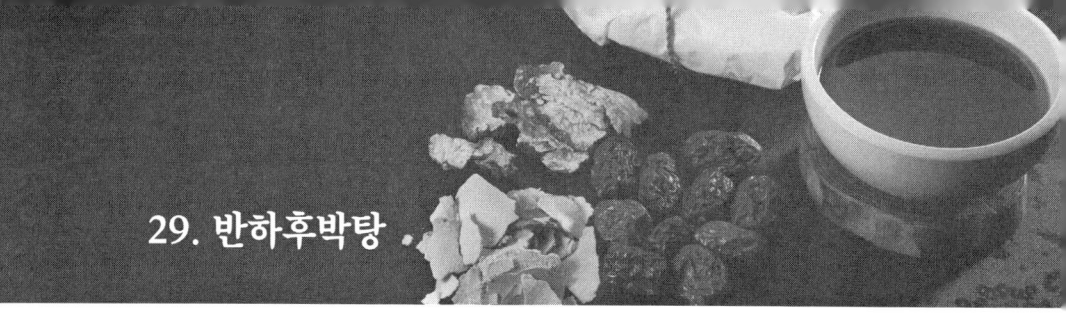

29. 반하후박탕

【 출 전 】 금궤요략

【 조 성 】

반하	5~6g	생강	3~4g
후박	3g	소엽	2g
복령	5g		

【 용 법 】 이상에 물을 가하고 달여 4회에 나누어 따뜻할 때 복용한다.

【 효 능 】 조기강역, 조습거담

【적응증】 속이 메스껍다, 구토를 한다, 딸꾹질을 한다, 트림이 난다, 상복부 팽만감이 있고 답답하다 등의 기체 증상이 수반될 때. 기침이 난다, 희고 묽은 가래가 나온다, 인후부에 자극감이 있다, 목이 쉰다, 가슴이 창만하여 괴롭다, 심하면 호흡이 곤란해지거나 천식성 발작을 수반한다, 가벼운 부종을 일으키는 일도 있다 등의 증상이 나타날 때. 매핵기 증상이 심각할 때.

【 응 용 】

목구멍이 간질간질한 감이 있거나 목에 무엇인가 걸린 것 같은 느낌이 들 때, 기침할 때 조그만 가래 뭉치가 튀어나올 때, 피부 면이 돌출하면서 생기는 하얀 두드러기, 목구멍에 무엇인가 걸려 있는 것 같은 증상과 더불어 인후염, 편도염 등이 있으면서 신경 증상을 나타낼 때, 감기로 인한 기침, 기관지염, 폐결핵, 기관지천식 등과 더불어 목이 간질간질하면서 기침할 때, 편도선염이나 인후염, 위무력증, 소화불량, 복부 팽만감이 심하면서 신경 증상을 동반할 때. 노이로제.

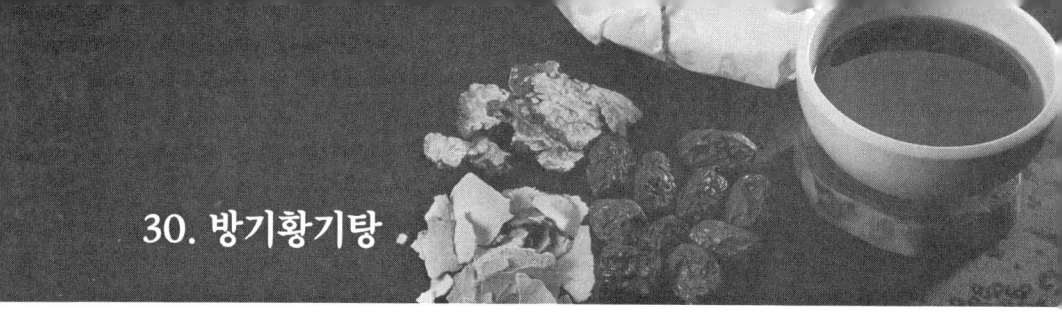

30. 방기황기탕

【 출 전 】 금궤요략

【 조 성 】

| 방기 | 4~5g | 백출 | 3g |
| 황기 | 5g | 감초 | 1.5g |

【 용 법 】 생강 3개, 대추 2개를 가하여 달인다. 찌꺼기를 제거하고 따뜻하게 복용한다.

【 효 능 】 고표실비, 이수제습, 보기건비

【적응증】 갑자기 부종(특히 얼굴이나 신체 상부)이 생긴다, 열이 난다, 바람을 싫어한다, 오한이 난다, 몸이 무겁다, 요량이 감소한다 등의 증상을 치료한다. 땀이 난다, 호흡이 가쁘다, 기운이 없다 등의 기허(氣虛) 증상을 수반할 때. 급성으로 관절통이나 종창이 생긴다, 온몸이 무겁거나 열이 난다, 바람을 싫어한다 등의 풍습으로 인한 증상. 땀이 난다, 호흡이 가쁘다, 피로하기 쉽다, 기허(氣虛)에 의한 부종과 자한(自汗) 등.

【 응 용 】

평소에 땀을 많이 흘리는 체질을 가진 자가 관절염으로 관절이 많이 부었을 때, 상처 난 곳에 진물이 물처럼 자꾸 나오면서 육아 형성이 잘 되지 않을 때. 신염, 당뇨, 단백뇨 등으로 하지(下肢)는 붓고 온몸에 땀이 많을 때. 습진, 피부병, 액취(腋臭) 등을 치료한다. 부종 제거 및 다이어트에 도움이 되는 처방으로 마황 부작용이 있는 자의 체중 감량에 도움이 될 만하다.

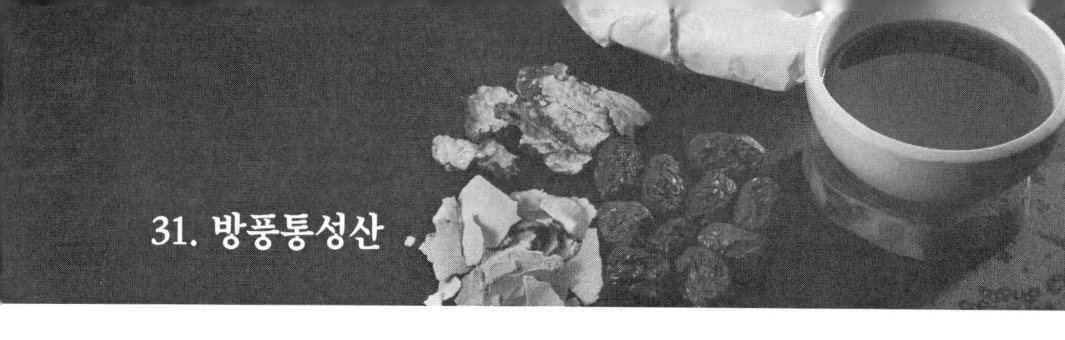

31. 방풍통성산

【 출 전 】 선명방론

【 조 성 】

활석	5.1g	감초	3.6g
석고	2.1g	황금	2.1g
길경	2.1g	방풍	1.35g
천궁	1.35g	당귀	1.35g
적작약	1.35g	대황	1.35g
마황	1.35g	박하	1.35g
연교	1.35g	망초	1.35g
형개	1.05g	백출	1.05g
치자	1.05g		

【 용 법 】 생강과 함께 달여 졸아들면 한 번에 따뜻하게 복용한다.

【 효 능 】 소풍해표, 사열통변

【적응증】 오한, 두통, 무한, 해수, 호흡곤란 등의 표한증이 심각할 때 사용한다. 입이 쓰다, 목이 마르다, 눈이 충혈된다, 목이 아프다, 초조하다, 복부 팽만감, 변비, 소변이 농후하다 등의 증후를 수반하고 고열이 있을 때.

【 응 용 】

비만성 체질자의 변비, 얼굴은 붉고 얼굴, 피부에 여드름 같은 것이 잘 생길 때, 비염, 부비동염, 만성신염, 당뇨병, 피부병, 눈병, 축농증, 이명, 발광 등의 정신 신경질환. 변비 및 부종 개선, 다이어트. 태음인의 부종 및 다이어트에 효과가 탁월하며 태음인 체질을 가진 자의 각종 염증성 질환에 사용될 수 있다.

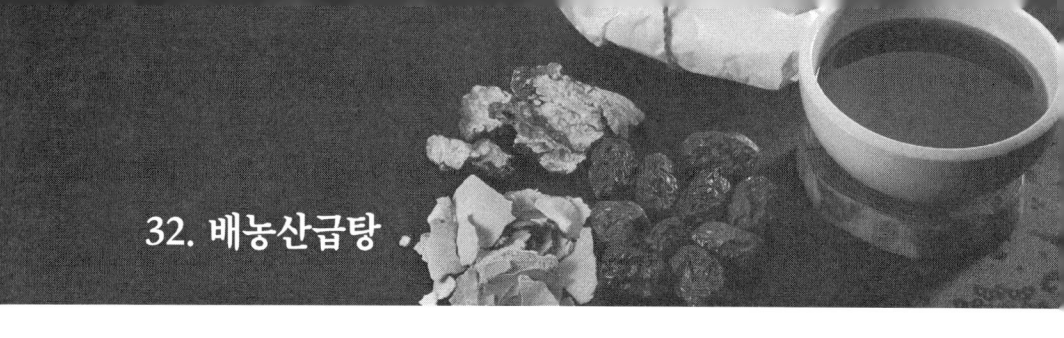

32. 배농산급탕

【 출 전 】 춘림헌방함

【 조 성 】

길경	3.0g	작약	3.0g
감초	3.0g	생강	3.0g
대조	3.0g	지실	3.0g

【 용 법 】 이를 산제로 하거나 탕제로 하여 1회 2~3g, 1일 1~2회 복용한다.

【 효 능 】 청열해독, 배농소종

【적응증】 화농하여 빨갛게 붓고 작열감(灼熱感)이 있는 동통이 수반될 때. 각종 화농성 질환.

【 응 용 】

여드름, 피하 농양, 화농성 임파선염, 편도선염, 축농증, 치은염, 항문주위염, 유선염 등으로 농이 아직 생기지 않은 부종 상태이거나 농(膿)의 배출이 어렵게 된 상태에 사용하여 배농시킨다. 옹저, 궤양, 중이염, 축농증, 치루, 치조농루, 편도선염, 폐농양, 폐괴저, 발치 등으로 농(膿)이 고여 있거나 혹은 잘 나오려고 하지 않을 때, 배농(排膿)을 목적으로 사용한다. 한방적으로 항생제와 소염진통제의 효과를 같이 하는 역할을 하는 처방이다.

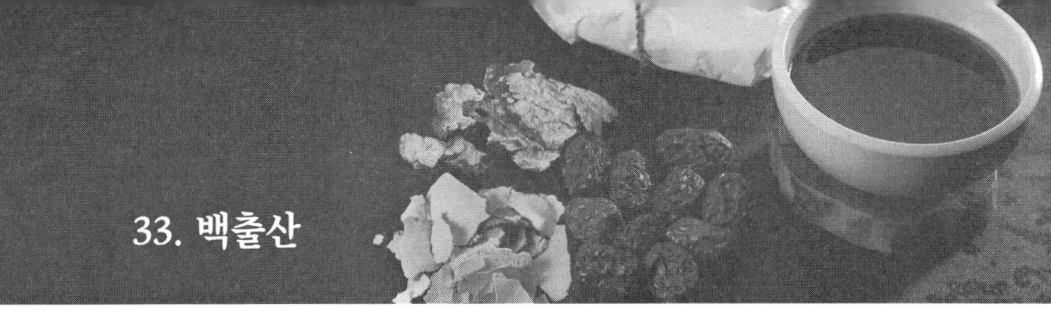

33. 백출산

【 출 전 】 외대비요

【 조 성 】

백출	2.4g	후박	2.4g
복령	2.4g	빈랑	3g
오수유	1.2g	인삼	1.8g
진피	1.8g	대황	3g
필발	1.2g		

【 용 법 】 이상을 가루로 하고 공복에 끓인 생강대추탕과 함께 1일 2회 복용하고 점차 증량한다.

【 효 능 】 제토

【적응증】 신물을 토하고 심중에 결기가 되어 있을 때.

【 응 용 】

변비, 소화불량, 하복팽만감, 구토, 입덧.

34. 보생탕

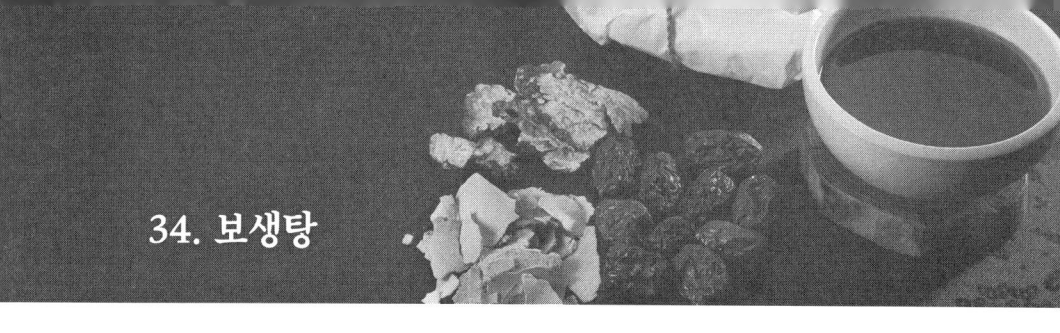

【 출 전 】 부인양방

【 조 성 】

인삼	3g	향부자	6g
감초	3g	오약	6g
백출	6g	귤홍	6g

【 용 법 】 생강을 넣어 달이고 수시로 따뜻하게 복용한다.

【 효 능 】 순기익기

【적응증】 임신오조(姙娠惡阻)로 정신은 정상인데 음식 냄새를 맡기 싫어하거나 편식을 하거나 또는 심하게 토하거나 맑은 물을 토할 때.

【 응 용 】

임신구토, 오조(惡阻), 구토, 구역, 신경성 구토, 식중독 구토. 임신 전, 후 보약으로 사용 가능하며, 평소 기력이 없고 몸이 쇠약한 여성의 기력 유지를 위해 사용 가능하다.

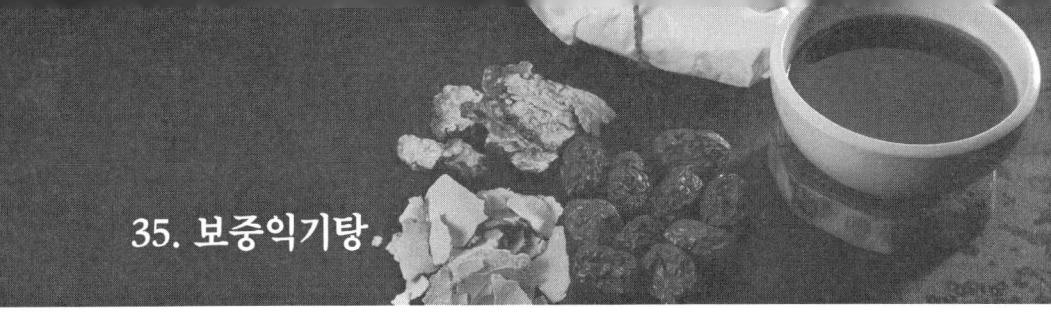

35. 보중익기탕

【 출 전 】 비위론

【 조 성 】

황기	4.5g	진피	1.5g
감초	3g	승마	0.9g
인삼	3g	시호	0.9g
당귀신	1.5g	백출	3g

【 용 법 】 이상을 1회 양으로 하여 물 2잔을 가하고 1잔이 될 때까지 달여 찌꺼기를 버리고 아침 식사 후에 따뜻하게 하여 복용한다.

【 효 능 】 보기건비, 승양거함, 감온제열

【적응증】 중기하함(中氣下陷), 청양불승(淸陽不升), 비불통혈(脾不統血), 기허(氣虛)에 의한 발열(發熱) 등.

【 응 용 】

소음인 체질(마르고 여위거나 힘이 없는 자)의 보약으로 자주 사용되며, 근육과 살을 붙이고 면역력을 증강시키는 데 사용될 수 있다. 감기에 걸렸을 때 또는 각종 염증 질환을 가졌을 때 면역 증강의 목적으로 사용된다. 각종 결핵, 늑막염, 복막염 등에 감염된 허증 체질자에 많이 사용된다. 급성질병을 앓은 후 면역기능이 저하되고 원기가 쇠퇴되어 있을 때의 회복약으로 사용한다. 각종 만성질환과 더불어 식욕부진과 도한(盜汗), 소화불량이 함께 있을 때, 이를 개선하는 목표로 사용된다.

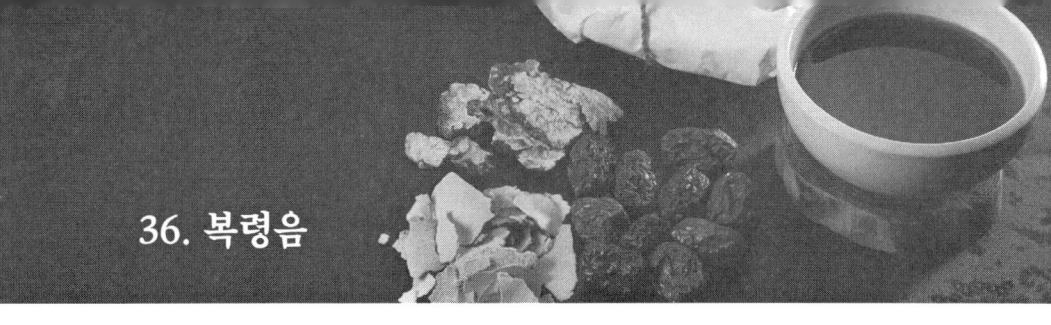

36. 복령음

【 출 전 】 외대비요

【 조 성 】

복령	5g	지실	1.5g
인삼	3g	진피	3g
백출	4g	생강	1g

【 용 법 】 물에 달여 따뜻하게 복용한다.

【 효 능 】 이기화담, 화위강역, 건비익기

【적응증】 상복부가 비(痞)하여 괴롭다, 팽만감이 있다, 위부에 진수음이 있다, 특히 물 같은 것을 토출한다 등의 증상이 나타날 때. 식욕이 없다, 피로하기 쉽다, 원기가 없다, 식사를 하면 배가 당긴다 등의 비기허의 증후에, 상복부 팽만감, 요량 감소, 탄산, 구토 등 담음의 증후를 수반할 때.

【 응 용 】

저산증, 위아토니, 위하수, 위확장, 소화불량, 급성위염, 만성위염 등으로 상복부가 팽만하고 트림이 나오고 가슴이 답답할 때, 딸꾹질, 소화불량, 백일해 등으로 상복부가 팽만하고 설사 혹은 기침할 때.

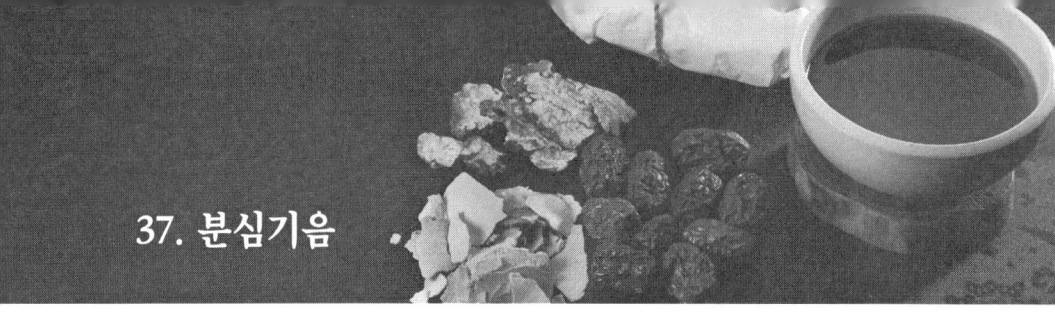

37. 분심기음

【 출 전 】 직지방

【 조 성 】

소엽	3.6g	감초	2.1g
반하	1.8g	지각	1.8g
청피	1.5g	진피	1.5g
목통	1.5g	대복피	1.5g
상백피	1.5g	목향	1.5g
적복령	1.5g	빈랑	1.5g
봉출	1.5g	맥문동	1.5g
길경	1.5g	계지	1.5g
향부자	1.5g	곽향	1.5g

【 용 법 】 생강 3개, 대추 2개를 가하여 달이고 수시로 복용한다.

【 효 능 】 조화비위

【적응증】 일체의 기불화(氣不和): 걱정 근심이 많다, 화를 잘 낸다, 걱정을 하면서 식사를 한다, 일이 여의치 않다, 걱정을 떨쳐 버리지 못한다 등으로 가슴이 답답하다, 옆구리가 당긴다, 속이 편안치 않다, 신트림을 한다, 구역질을 하고 속이 메스껍다, 머리와 눈이 어지럽다, 팔다리가 피곤하다, 얼굴이 누렇다, 입맛이 없고 혀가 마른다, 나날이 여윈다, 대장이 허하여 변비가 있다 등의 증상이

나타나거나 병후에 가슴 속이 괜히 답답하고 식욕이 부진할 때.

【 응 용 】

소화불량을 동반한 정신 질환, 기침, 가래, 늑막염, 기관지염, 신경쇠약, 불면증, 노이로제 증상에 사용 가능하다.

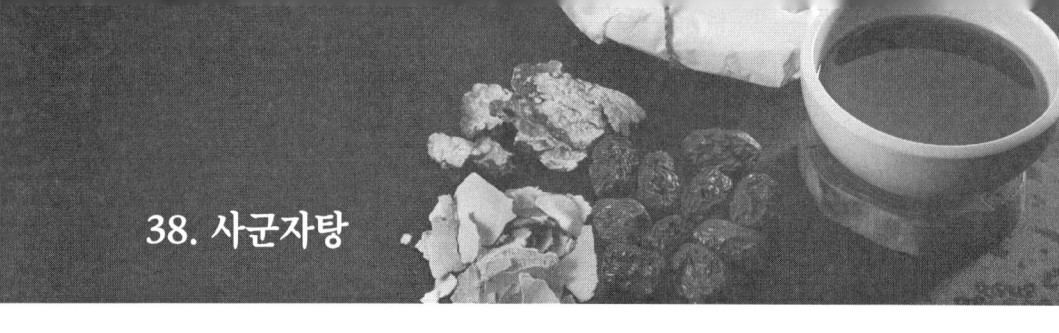

38. 사군자탕

【 출 전 】 화제국방

【 조 성 】

| 인삼 | 3.75g | 복령 | 3.75g |
| 감초 | 3.75g | 백출 | 3.75g |

【 용 법 】 물에 달여 수시로 복용한다. 소금을 조금 넣어 복용할 수도 있다.

【 효 능 】 보기건비, 이수소종

【적응증】 기허 증상, 장부(臟腑)가 겁약(怯弱)하며 심복(心腹)이 창만(脹滿)하고 식욕이 없으며 장명설사(腸鳴泄瀉)하고 구토(嘔吐)가 있을 때 이를 치료한다.

【 응 용 】

소화불량, 위염, 위산과다, 위궤양, 십이지장 궤양 등에 사용된다. 위산 저하로 인한 식욕부진, 가슴 답답, 식곤증(위평활근의 무력으로 식후에는 대부분의 혈류가 소화를 목적으로 위장 쪽으로 몰리므로 뇌(腦)는 빈혈 상태가 되어 기운이 없고 졸음이 온다)에 아주 많이 사용된다. 소화기의 기능을 보강함과 동시에 각종 기허 증상을 치료하는 데 사용 가능하다.

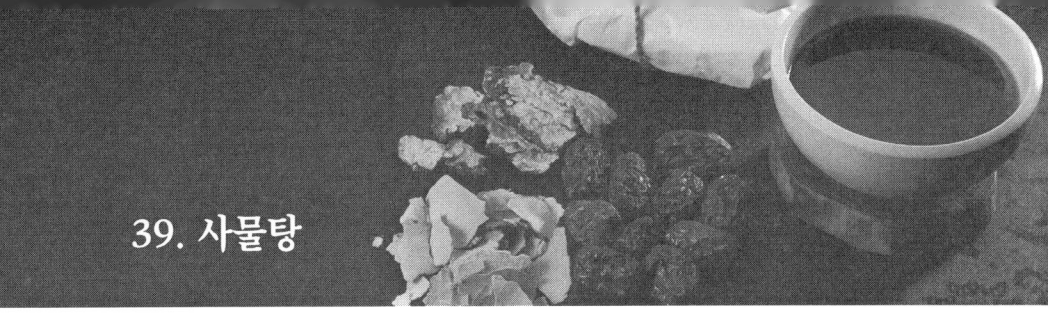

39. 사물탕

【 출 전 】 화제국방

【 조 성 】

당귀	3.75g	백작약	3.75g
천궁	3.75g	숙지황	3.75g

【 용 법 】 물에 달여 뜨거울 때 공복, 식전에 복용한다.

【 효 능 】 보혈활혈, 조경

【적응증】 혈허(血虛)로 안색이 나쁘고 광택이 없다, 피부가 거칠고 윤기가 없다, 눈이 침침하다, 눈이 피로하다, 눈이 건조하게 느껴진다, 휘청거린다, 가슴 두근거림, 사지 마비감, 근긴장 및 근경련 등이 있다. 여성인 경우는 월경 기간이 연장되고 월경량이 적으며 무월경 등이 나타날 때.

【 응 용 】

신경질환, 불임(不姙), 빈혈, 월경이상, 마비, 손발 저림의 증상이 있고 뼈마디가 쑤시는 증상이 나타날 때 사용한다. 악성빈혈, 재생불량성빈혈 등에 조혈기관을 자극하여 증상을 개선하는 혈액 관련 질환에 가장 기본적이고 대표적으로 사용되는 처방이다. 혈허(血虛)로 인한 월경불순이나 복통, 생리통, 자궁출혈이나 습관성 유산 등에 사용된다.

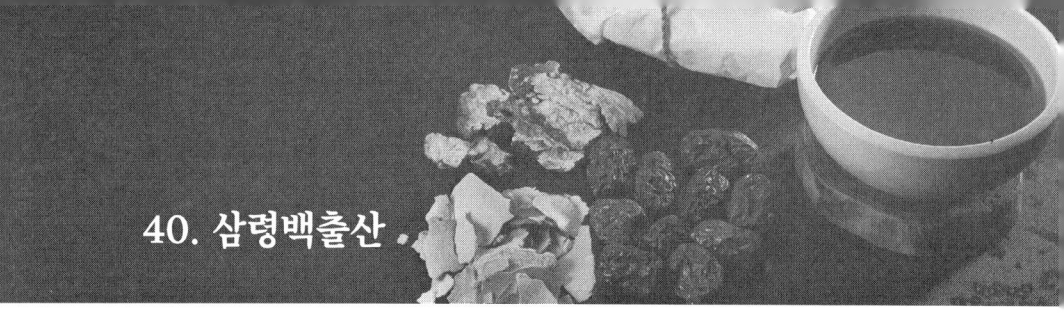

40. 삼령백출산

【 출 전 】 화제국방

【 조 성 】

인삼	9g	백출	9g
백복령	9g	산약	9g
감초	9g	의이인	4.5g
연자육	4.5g	길경	4.5g
사인	4.5g	백편두	4.5g

【 용 법 】 고운 가루로 하여 대추를 달인 물로 복용한다. 어린이는 나이에 따라 가감한다.

【 효 능 】 보기건비, 삼습지사

【적응증】 식욕이 부진하다, 매우 피곤하고 힘이 없다, 숨이 가쁘고 가슴이 잘 놀란다, 변이 당(溏)하다, 설사를 하거나 구토를 한다, 팔다리에 힘이 없다, 몸이 수척해진다, 가슴과 배가 답답하다, 얼굴색이 누렇다 등의 비위(脾胃)가 허약한 증상이 있을 때.

【 응 용 】

저산증으로 인한 소화불량, 식후 즉시 설사증, 급만성 장염, 만성하리. 큰 병을 앓고 난 후의 식욕부진과 허로, 권태, 영양손실증 등이 있을 때 사용 가능하다. 또한 어린 아이의 기허를 동반한 식욕부진에 사용될 수 있다.

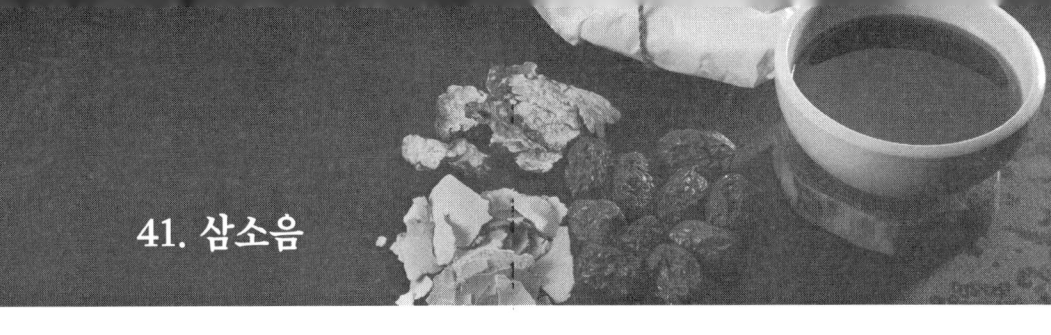

41. 삼소음

【 출 전 】 화제국방

【 조 성 】

목향	15g	소엽	0.9g
갈근	0.9g	반하	0.9g
전호	0.9g	인삼	0.9g
복령	0.9g	지각	15g
길경	15g	감초	15g
진피	15g		

【 용 법 】 생강 3개, 대추 2개를 가하여 물에 달이고 찌꺼기를 제거한 후 약간 따뜻하게 수시로 복용한다.

【 효 능 】 익기해표, 이기화담

【 적응증 】 감기로 인하여 기침을 한다, 가래가 많다, 콧물이 나온다, 코가 막힌다, 열이 난다, 약간 오한이 난다, 머리가 아프다, 온몸이 쑤신다, 목이 아프다 등의 증상에 사용 가능하다. 감기 기운과 더불어 밥맛이 없다, 기운이 없다, 피로하기 쉽다 등 기허의 증후가 보일 때. 오심, 구토, 복부팽만감, 복통 등의 증상이 나타날 때. 식욕이 없다, 기운이 없다, 피로하기 쉽다, 입맛이 없다 등의 비기허(脾氣虛)의 증후에, 오심, 구토, 상복부가 막힘감, 복부팽만감, 복통, 설사 등의 습(濕)의 성한 증후를 수반할 때.

【 응 용 】

위장이 약한 사람의 감기로 인한 기침, 소아, 노인, 임신부 등의 감기 증상, 허약 체질이면서 위장기능이 약한 사람의 감기, 기침에 사용 가능하다. 어린 아이의 감기 증상, 오랜 기간 지속된 감기.

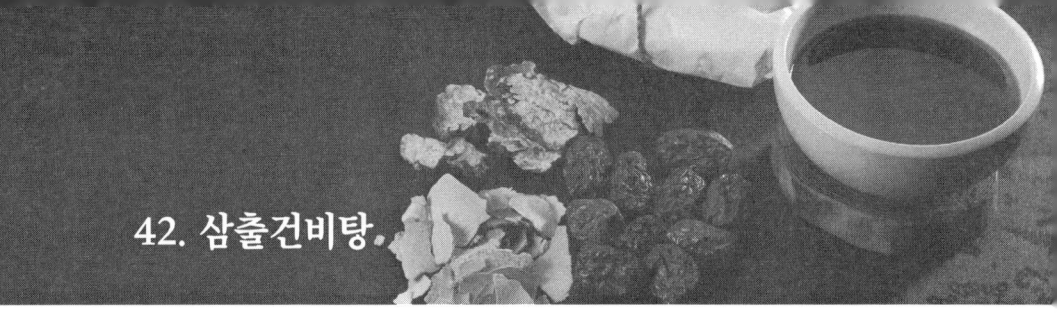

42. 삼출건비탕

【 출 전 】 동의보감

【 조 성 】

인삼	3g	백출	3g
백복령	3g	후박	3g
진피	3g	산사	3g
지실	2.4g	백작약	2.4g
사인	1.5g	신곡	1.5g
맥아	1.5g	감초	1.5g

【 용 법 】 생강 3개, 대추 2개를 넣고 물로 달여 복용한다.

【 효 능 】 건비양위, 운화음식

【적응증】 위허(胃虛), 만성위축성위염(慢性萎縮性胃炎), 만성식체(慢性食滯), 음황증(陰黃證).

【 응 용 】

위 무력증 환자의 만성 소화불량과 소화불량성 설사와 구토, 만성 식체, 위무력증, 만성 설사에 사용된다. 평소 기운이 없고 마른 체질, 소음인 체질 혹은 평소 소화기가 약한 사람의 소화불량이나 식곤증 증상을 치료하는 데 사용할 수 있다.

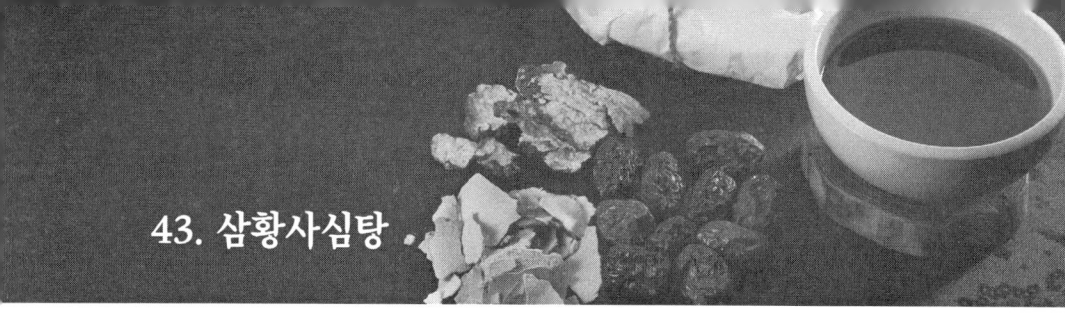

43. 삼황사심탕

【 출 전 】 금궤요락

【 조 성 】

| 대황 | 1~2g | 황금 | 1~1.5g |
| 황련 | 1~1.5g | | |

【 용 법 】 물로 달여서 복용한다.

【 효 능 】 사화해독, 조습설열, 사하, 지혈

【적응증】 심(心)·위화(胃火)가 왕성하여 생기는 각종 증상. 토혈(吐血), 육혈(衄血) 또는 열독(熱毒)이 왕성한 옹창(癰瘡) 등을 치료한다.

【 응 용 】

몸이 뜨겁거나 열이 많은 사람의 각종 실증 질환을 치료한다. 고혈압, 동맥경화, 뇌출혈 등. 신경쇠약, 노이로제, 정신분열, 전간, 망상, 헛소리, 건망증 등이 있거나 가슴이 답답하고 변비가 있을 때, 이명, 난청, 심계항진, 두통 등에 사용 가능하다. 변비, 토혈, 각혈, 코피, 자궁출혈, 치출혈, 장출혈 등이 있고, 이와 더불어 흥분, 번조 등을 수반할 때 사용할 수 있다. 타박, 화상, 결막염, 설염, 피부병, 두드러기가 붉고 가려움이 심하고 그 가려움 때문에 잠을 못 자고, 번조할 때 사용된다. 위 열로 인한 상습 변비, 구취, 복통, 황달 등에 흥분성이 있을 때 사용 가능하다. 황련해독탕보다 더 한랭한 성질의 처방으로 실열이 강한 사람에게만 사용하는 것이 좋다.

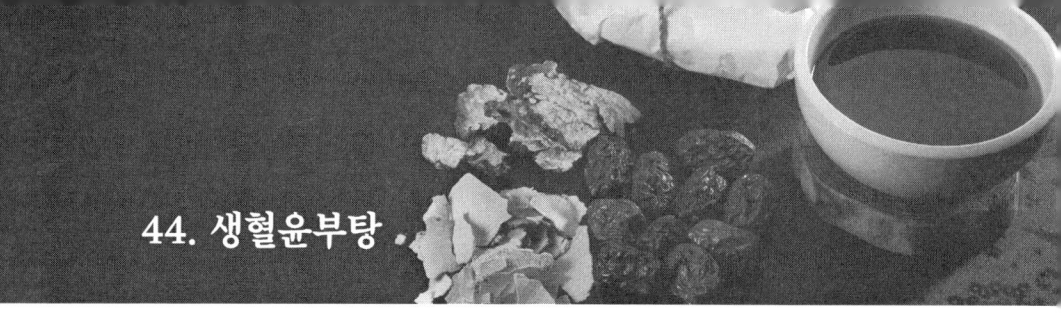

44. 생혈윤부탕

【 출 전 】 의학정전

【 조 성 】

천문동	4.5g	생지황	3g
숙지황	3g	맥문동	3g
당귀	3g	황기	3g
황금	1.5g	과루인	1.5g
도인	1.5g	승마	0.6g
홍화	0.3g		

【 용 법 】 물로 달여 복용한다.

【 효 능 】 윤부

【적응증】 조증(燥證)으로 피부가 벌어지고, 손톱과 발톱이 고조(枯燥)하며, 긁으면 비듬이 일어나고, 피가 나며 아플 때.

【 응 용 】

피부 건조, 건선, 아토피 등의 증상에 사용 가능하다. 피부 건조와 더불어 염증 반응이 심각한 것을 치료하며, 어린아이의 아토피, 건선에 적용 가능한 처방이다. 폐, 기관지가 약하여 생기는 잦은 기침, 야간 기침 등 증상과 더불어 인후부의 건조감이 매우 심할 때 이를 치료할 수 있다.

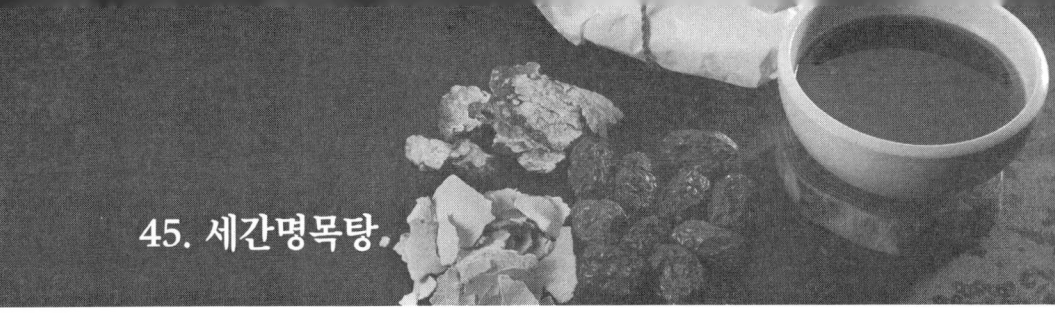

45. 세간명목탕

【 출 전 】 증보만병회춘

【 조 성 】

당귀미	1.5g	천궁	1.5g
적작약	1.5g	생지황	1.5g
석고	1.5g	방풍	1.5g
강활	1.5g	박하	1.5g
형개	1.5g	황기	1.5g
황련	1.5g	치자	1.5g
초결명	1.5g	국화	1.5g
만형자	1.5g	연교	1.5g
백질려	1.5g	길경	1.5g
감초	1.5g		

【 용 법 】 물로 달여 식후에 복용한다.

【 효 능 】 세간명목, 청열사화

【적응증】 풍열(風熱)에 의한 안구(眼球)의 적종동통(赤腫疼痛).

【 응 용 】

여러 가지 눈병, 오래 낫지 않는 각막과 결막질환, 만성두통.

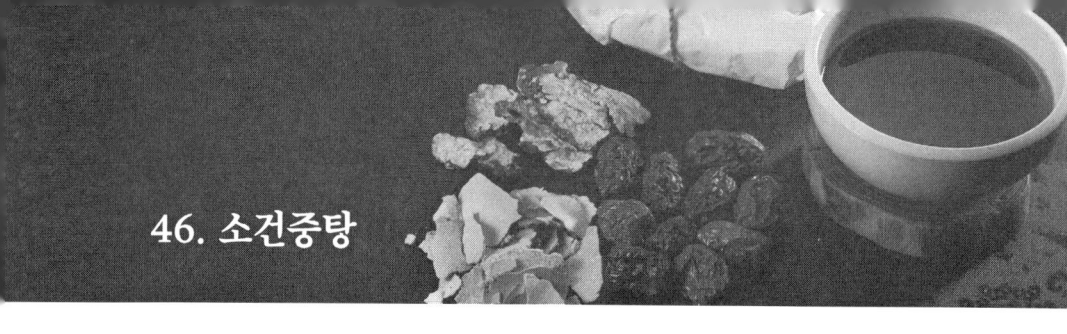

46. 소건중탕

【 출 전 】 상한론

【 조 성 】

계지	4g	감초	2g
작약	6g	대조	4g
생강	1g	교이	20g

【 용 법 】 교이를 제외한 나머지를 달이고 찌꺼기를 제거한 후에 교이를 가하여 약한 불로 녹이고 따뜻하게 1일 3회 복용한다.

【 효 능 】 온중보허, 유간완급

【적응증】 비허(脾虛) 또는 기혈(氣血)이 허한 사람의 복통: 안색이 좋지 않다, 활발하지 못하다, 약간 피로해한다, 입이 짧다 등의 증상에, 가끔 배가 아프고 따뜻하게 하거나 눌러 주면 좀 낫는다 등의 증상이 나타날 때. 또 소변을 자주 보고, 소변량은 적다, 땀을 잘 흘린다, 가슴이 두근거린다 등의 증상이 나타날 때.

【 응 용 】

대장 경련으로 인한 복통, 야뇨증(夜尿症), 빈뇨증(頻尿症), 야제증, 신장염, 전립선비대, 만성복막염, 고혈압, 저혈압, 동맥경화증 등의 증세를 가진 사람이 혈관 운동 기능 저하가 원인일 때, 위하수, 위아토니(위장평활근이 무력하여 많은 혈류가 위장쪽으로 몰려서 식후(食後)에 졸리거나 하품이 나올 때), 만성 장염, 만성하리, 점액변, 직장암(장 내용물이 장의 연동운동 부족으로 흡수도 잘 되지 않고 배설도 잘 되지 않으므로), 치핵, 탈항, 탈장, 설사, 식욕부진.

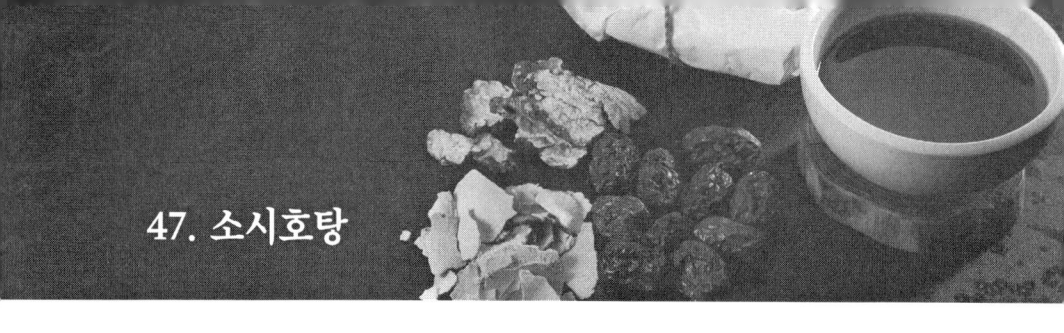

47. 소시호탕

【 출 전 】 상한론

【 조 성 】

시호	4~7g	황금	3g
반하	4~5g	인삼	2~3g
생강	4g	감초	2g

【 용 법 】 대추 2개를 가하여 물에 달여 하루 세 번 따뜻하게 복용한다.

【 효 능 】 화해소양

【적응증】 소양병(少陽病)으로 한열(寒熱)이 왕래(往來)하고 흉협(胸脇)이 고만(苦滿)하며, 식욕이 없고 심번희구(心煩喜嘔)하며, 구고(口苦), 인건(咽乾), 목현(目眩)할 때.

【 응 용 】

감기, 장티푸스, 원인불명의 고열, 말라리아 등으로 인하여 각종 염증이 심한 상태일 때 사용될 수 있다. 간염, 담낭염, 담석증, 황달, 간기능 장애, 지방간 등을 치료하는 데 사용된다. 위염, 위산과다증, 위궤양, 변비, 식욕부진 등의 위장질환에도 적용 가능하다. 임파선염을 비롯한 각종 화농성염증과 더불어 식욕부진 혹은 가슴이 답답한 증상을 치료하는 데 사용될 수 있으며, 인체의 면역력을 증강시킬 수 있는 처방이다. 각종 알레르기 질환의 체질 개선제로 많이 쓰인다.

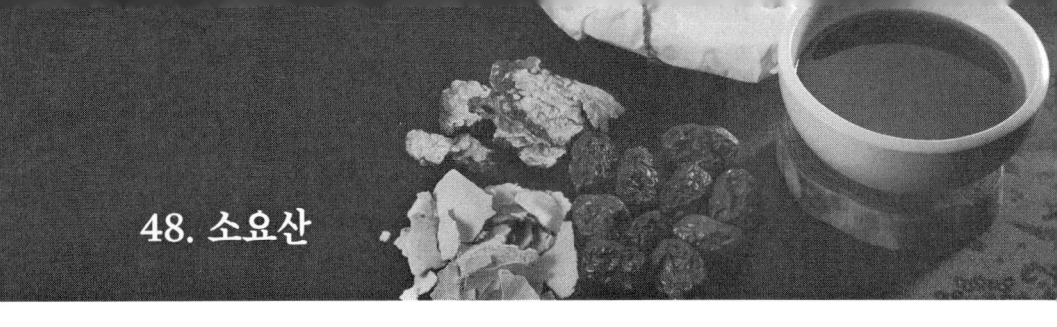

48. 소요산

【 출 전 】 화제국방

【 조 성 】

감초	15g	백출	30g
당귀	30g	시호	30g
복령	30g		

【 용 법 】 이상을 가루로 하고 매 6g에 생강(燒)과 박하 소량을 가하여 달인 후 찌꺼기를 제거하고 수시로 뜨거울 때 복용한다.

【 효 능 】 소간해울, 소간이비

【적응증】 간울혈허(肝鬱血虛)로 인해 겨드랑이와 가슴이 답답하거나 두통(頭痛), 어지럼증, 입안이 건조한 증상. 식사량이 적게 되거나 혹은 감기로 인하여 한열(寒熱)이 왕래(往來)하고 월경(月經)이 부조(不調)한 증상을 치료한다.

【 응 용 】

노이로제, 우울증, 신경질 등의 모든 신경성 질환, 갱년기에 주로 나타나는 월경불순, 하혈, 대하 등의 자궁질환. 간경화, 지방간, 만성간염으로 인한 가슴 통증과 더불어 식욕부진과 피로, 잘 눕고 싶은 증상이 있고 몸에 기미가 심하게 나타나는 증상. 식욕부진이나 소화불량을 동반한 스트레스 증상.

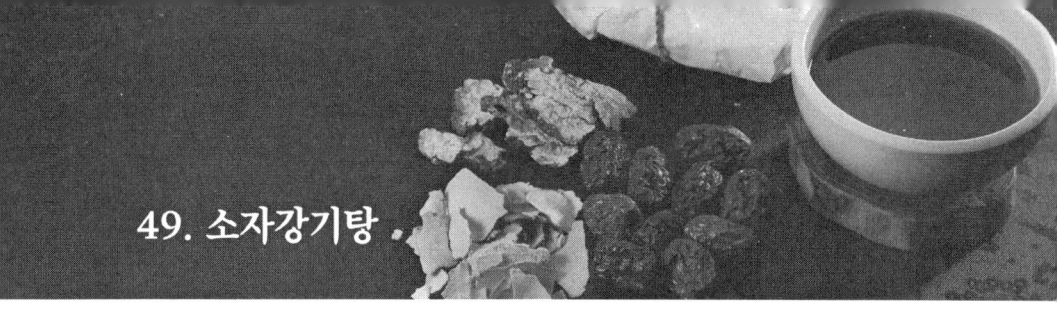

49. 소자강기탕

【 출 전 】 화제국방

【 조 성 】

반하	3g	소자	3g
육계	2.25g	진피	2.25g
당귀	1.5g	전호	1.5g
후박	1.5g	감초	1.5g

【 용 법 】 생강 2개, 대추 1개, 자소엽 5장을 같이 넣어 달이고 찌꺼기를 버린 후, 수시로 뜨겁게 복용한다.

【 효 능 】 강기평천, 온화한담

【적응증】 가래, 기침이 심각하고 기력이 쇠약하며 가슴이 답답하거나 통증이 있는 사람의 인후불리(咽喉不利)함을 치료한다.

【 응 용 】

숨이 차고, 몸이 차면서 기침, 가래 증상이 심각할 때 사용 가능하다. 이명이나 각혈, 토혈, 코피 등의 증상을 치료하며 기관지와 관련된 알레르기 질환에 가장 먼저 사용할 만하다.

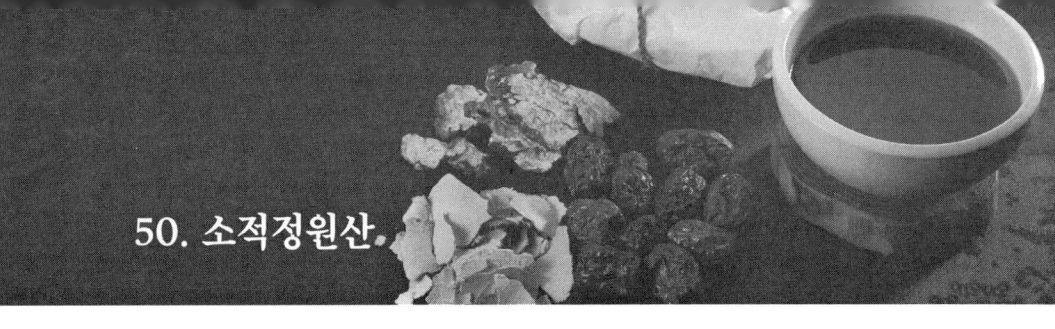

50. 소적정원산

【 출 전 】 의학입문

【 조 성 】

백출	3g	신곡	1.5g
향부자	1.5g	지실	1.5g
현호색	1.5g	해분	1.5g
복령	0.9g	진피	0.9g
청피	0.9g	사인	0.9g
맥아	0.9g	산사	0.9g
감초	0.9g		

【 용 법 】 생강을 가하고 물에 달여 따듯하게 복용한다.

【 효 능 】 소적개울

【적응증】 적취(積聚)를 치료한다.

【 응 용 】

막혀 있는 것을 뚫어 주는 처방으로 기체와 관련된 증상을 해결할 수 있다. 변비, 가슴 통증, 두통, 사지 무력감을 완화시킬 수 있다. 위 무력증, 소화불량 등 각종 위장 질환을 가진 사람의 적체 증상을 개선하는 목적으로 사용된다.

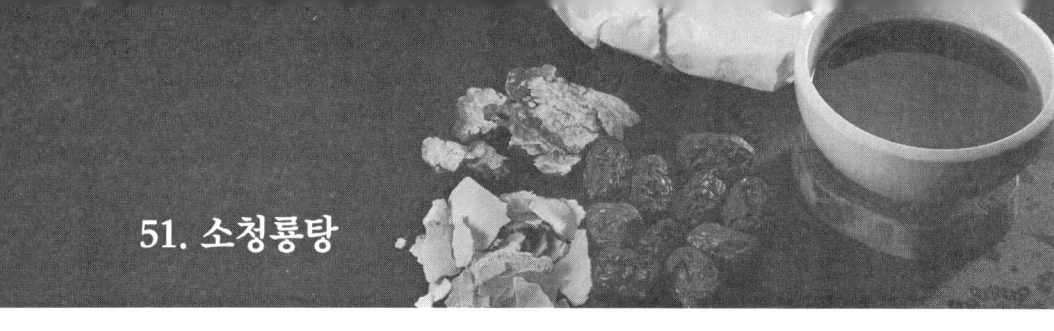

51. 소청룡탕

【 출 전 】 상한론

【 조 성 】

마황	2~3g	반하	3~6g
작약	2~3g	세신	2~3g
건강	2~3g	계지	2~3g
감초	2~3g	오미자	1.5~3g

【 용 법 】 물에 먼저 마황을 달여 거품을 제거하고 다른 약을 넣어 달여 찌꺼기를 버리고 따뜻하게 복용한다.

【 효 능 】 화음해표, 온폐강역

【적응증】 감기로 표(表)가 풀리지 않고 심하(心下)에 수기(水氣)가 있어서 기침을 한다, 호흡이 곤란하다, 천명이 있다, 희고 묽은 가래가 많이 나온다, 재채기를 한다, 콧물이 난다, 코가 막힌다 등의 증후가 있거나 여기에 오한이 있다, 머리가 아프다, 온몸이 쑤신다, 열이 난다 등의 증상에 사용된다. 갑자기 전신이 붓는다, 소변량이 줄어든다 등의 증후에, 표증(表證)을 수반할 때.

【 응 용 】

알레르기 비염, 천식, 부비동염, 축농증에 최우선적으로 사용되는 처방. 콧물(맑은 콧물), 기침(맑은 가래), 재채기를 수반하는 감기. 급만성 신염, 임신 신염, 당뇨, 단백뇨 등으로 부종이 있고 혹은 발열하고 두통이 심하거나 기침하는 증상. 결막염, 누낭염 등의 눈병과 더불어 충혈과 눈물이 심한 증상을 치료할 때 사용된다. 습진, 수포 등의 피부병으로 생기는 부종 증상이나 분비물이 나올 듯한데 안 나오고 긁으면 수분이 나올 때 사용된다. 기침을 하면서 목이 갑갑하고 거슬릴 때, 늑막염에 흉통이 심할 때. 잘 때 코를 심하게 골거나 침을 흘릴 때.

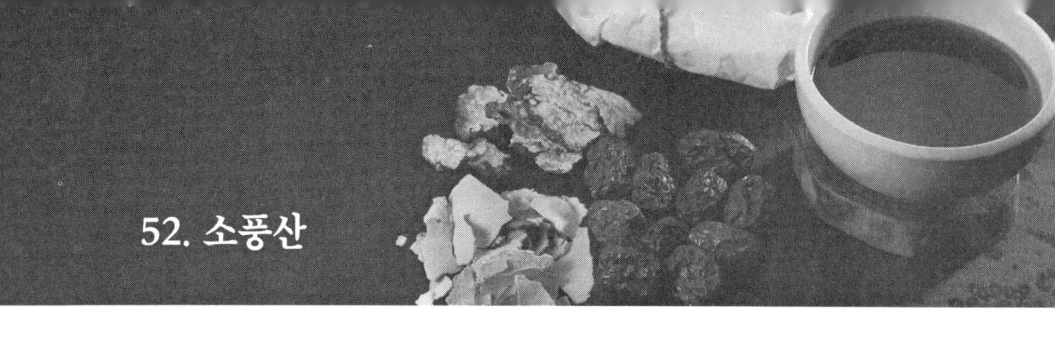

52. 소풍산

【 출 전 】 외과정종

【 조 성 】

형개	3g	방풍	3g
당귀	3g	생지황	3g
고삼	3g	창출	3g
선퇴	3g	호마인	3g
우방자	3g	지모	3g
석고	3g	감초	1.5g
목통	1.5g		

【 용 법 】 물에 달여 공복에 복용한다.

【 효 능 】 소풍양혈, 청열제습

【적응증】 창양소양(瘡瘍瘙痒)이나 풍열은진(風熱隱疹)으로 편신(遍身)에 반점(斑點)이나 수종이 생기는 것을 치료한다.

【 응 용 】

피부와 관련된 각종 알레르기 질환을 치료하는 데 사용된다. 두드러기, 가려움, 수포, 아토피, 건선 등에 적용 가능하며, 각종 이유가 불분명한 알레르기 질환으로 인해 열감이나 소양감이 심할 때 사용된다.

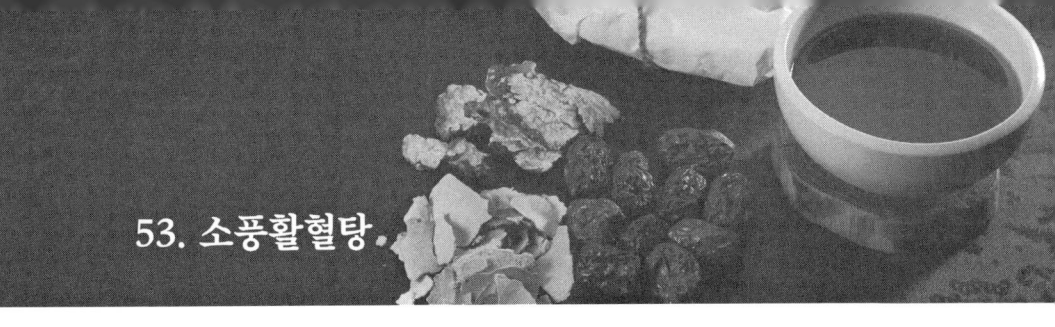

53. 소풍활혈탕

【 출 전 】 심씨존생서

【 조 성 】

당귀	3g	천궁	3g
위령선	3g	백지	3g
방기	3g	황백	3g
천남성	3g	창출	3g
강활	3g	계지	3g
홍화	0.9g		

【 용 법 】 물로 달여서 복용한다.

【 효 능 】 소풍활혈

【적응증】 풍습(風濕), 담(痰) 및 사혈(死血)로 인해 통처(痛處)가 종(腫)하고 혹은 홍(紅)하는 온몸의 통증을 치료한다.

【 응 용 】

관절염, 류머티즘, 좌골신경통, 안면신경마비, 반신불수, 중풍 등을 치료하는 데 탁월하다.

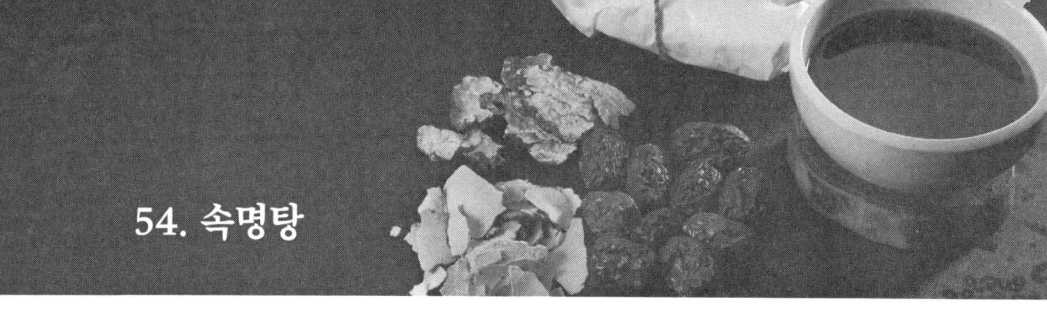

54. 속명탕

【 출 전 】 금궤요락

【 조 성 】

마황	6g	계지	6g
당귀	6g	인삼	6g
석고	30g	건강	2g
감초	3g	천궁	3g
행인	6g		

【 용 법 】 물로 달여 따뜻하게 복용한다.

【 효 능 】 거풍부정

【적응증】 중풍비(中風痱), 몸을 혼자 가눌 수가 없다, 말을 못한다, 정신이 맑지 못하여 어디가 아픈지를 모른다, 구급(拘急)으로 돌아눕지를 못한다. 해역, 상기, 면목부종 등.

【 응 용 】

뇌출혈, 뇌연화증, 중추성 마비로 마비가 와서 어느 신체 부위나 한쪽을 잘 움직이지 못하거나 언어가 불분명할 때, 사지가 당기고 혹은 어깨통증이 심하고 어딘가에 마비가 있을 때, 편두통으로 마치 중풍에 걸린 사람같이 보행하고 말을 못 하며 침을 흘리는 자에게 쓸 수 있다.

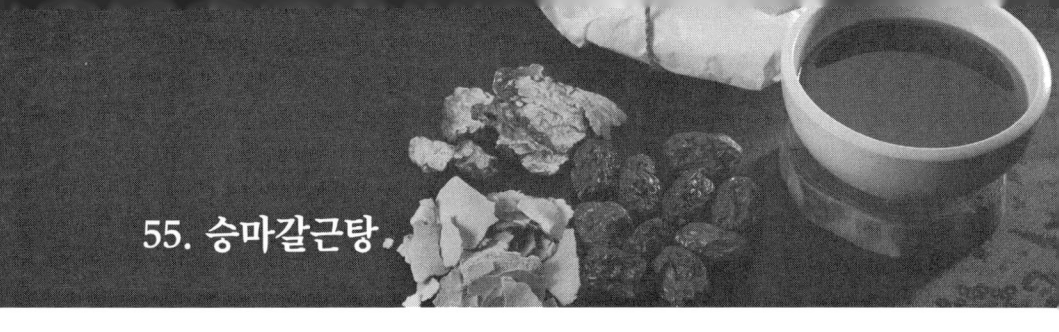

55. 승마갈근탕

【 출 전 】 염씨소아방론

【 조 성 】

| 갈근 | 6g | 승마 | 3g |
| 백작약 | 3g | 감초 | 3g |

【 용 법 】 생강 3개, 총백 2개를 가하고 물에 달여 수시로 복용한다.

【 효 능 】 해기투진

【적응증】 마진(홍역)의 초기나 발진이 충분히 나타나지 않을 때. 눈이 충혈된다, 눈물을 흘린다, 재채기를 한다, 콧물이 난다, 기침을 한다, 약간의 오한이 있거나 열감이 있다, 열이 난다, 설사를 한다 등의 증상이 나타날 때.

【 응 용 】

수두, 홍역, 원인 미상의 발진, 가려움 등을 비롯한 각종 염증 질환에 사용할 수 있다.

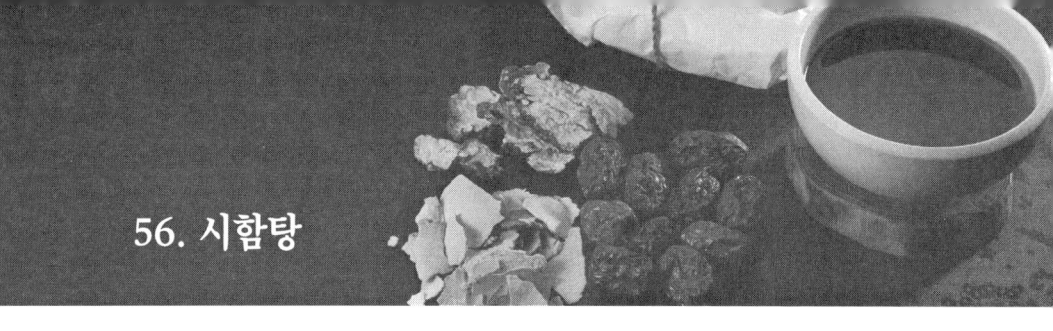

56. 시함탕

【 출 전 】 중정통속상한론

【 조 성 】

시호	3g	길경	3g
반하	9g	황련	2.4g
황금	4.5g	지실	4.5g
과루인	15g	생강즙	4滴

【 용 법 】 물로 달여 복용한다.

【 효 능 】 청열, 화담, 화해

【 적응증 】 반표반리증(半表半裏證)에 해수, 흉통, 흉협고만이 있고 황색의 끈적끈적한 가래가 있으며, 심하비, 구건 등의 열담증후가 있을 때.

【 응 용 】

소시호탕과 소함흉탕을 합방한 처방으로 감기나 바이러스로 인한 한열왕래를 치료하고 기침, 기관지염, 늑간신경통, 담석증, 늑막염, 가슴통증, 울화증, 상복부 열감 등을 치료한다. 만성 위염이나 역류성 식도염 등 소화기 질환에도 효과적이다.

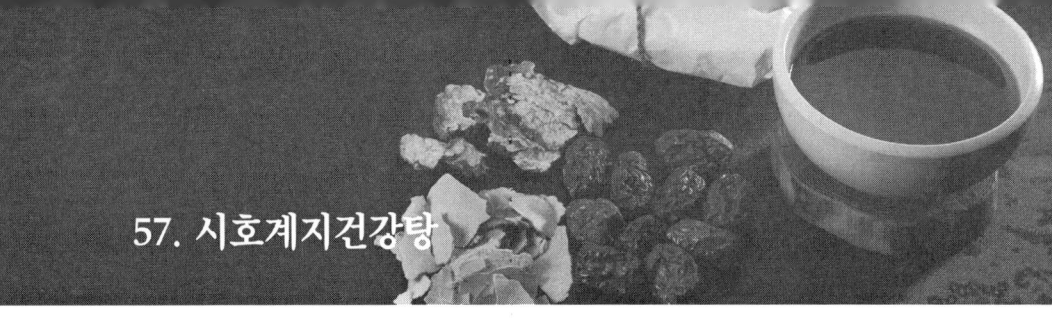

57. 시호계지건강탕

【 출 전 】 상한론

【 조 성 】

시호	6g	황금	3g
계지	3g	모려	3g
건강	2g	감초	2g
천화분	4g		

【 용 법 】 이상 7가지를 달여 찌꺼기를 제거한 후, 다시 달여 하루 세 번 복용한다.

【 효 능 】 화해반표반리, 온리거한, 생진지한, 소간해울, 안신, 윤조

【 적응증 】 반표반리증(半表半裏證)에서 발한과다로 목이 마른다, 가슴이 두근거린다, 요량이 감소한다 등의 진액 부족 증상과 설사 때문에 배가 아프다, 냉하다, 상복부에 팽만감이 있다 등의 이한증(裏寒證)을 수반할 때.

【 응 용 】

머리의 피부병, 기관지천식, 알레르기 비염, 아토피 피부염, 두드러기 등의 알레르기 질환에 사용된다. 기침감기, 콧물감기, 설사증을 치료한다. 중이염을 비롯한 각종 염증 질환에 사용 가능하다. 갈근탕과 더불어 감기 증상에 가장 먼저 사용할 만하다.

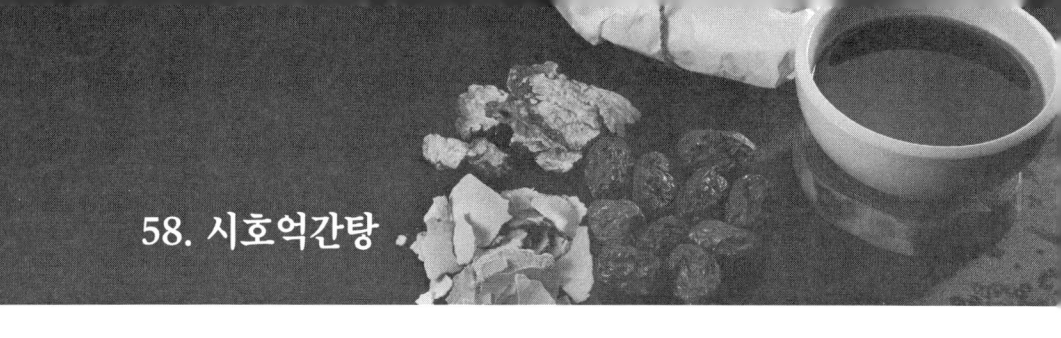

58. 시호억간탕

【 출 전 】 의학입문

【 조 성 】

시호	7.5g	청피	6g
적작약	4.5g	목단피	4.5g
지골피	3g	향부자	3g
치자	3g	창출	3g
천궁	2.1g	신곡	2.4g
생지황	1.5g	연교	1.5g
감초	0.9g		

【 용 법 】 물로 달여 공복이나 잠자리에 들 때 복용한다.

【 효 능 】 소간해울, 이기화습

【 적응증 】 울민(鬱悶)이 풀리지 않는다, 심화(心火)가 자주 치밀어 오른다, 바람이 싫고 몸이 권태롭다, 학질처럼 추웠다 더웠다 한다, 얼굴이 붉어지고 마음이 답답하다, 자한(自汗)이 난다 등의 증상이 있을 때.

【 응 용 】

신경성 고혈압, 갱년기 장애성 공황장애, 상역감, 불안 신경증, 불면증. 고지혈증성 두통 또는 상역감, 갱년기 이후 생기게 되는 각종 신경질환 및 소화불량.

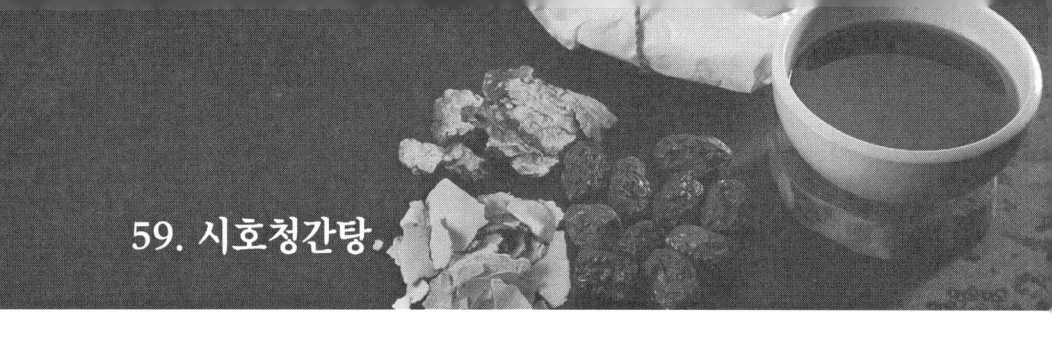

59. 시호청간탕.

【 출 전 】 구치류오

【 조 성 】

시호	3g	황금	3g
황련	2.1g	치자	2.1g
당귀	3g	천궁	1.8g
생지황	3g	승마	2.4g
목단피	3g	감초	1.5g

【 용 법 】 물에 달여 복용한다.

【 효 능 】 청사간담실화

【적응증】 간담(肝膽)의 실화(實火)가 상염(上炎)하여 이명(耳鳴)이 있다, 귀가 들리지 않는다, 귀에 부스럼이 생긴다, 귀에서 고름이 나온다, 어지럽다, 열이 나고 머리가 아프다, 성격이 급해지고 화를 잘 낸다, 옆구리가 아프고 입맛이 없다 등의 증상이 나타날 때.

【 응 용 】

지방간을 비롯한 각종 간 질환에 대한 1차 선택약이다. 이외에 비후성비염, 임파선염, 편도염, 부비동염, 축농증 등에 사용될 수 있고 신경질, 히스테리, 짜증 노이로제, 울화증 등에 사용되는 한방 신경정신과 처방이다.

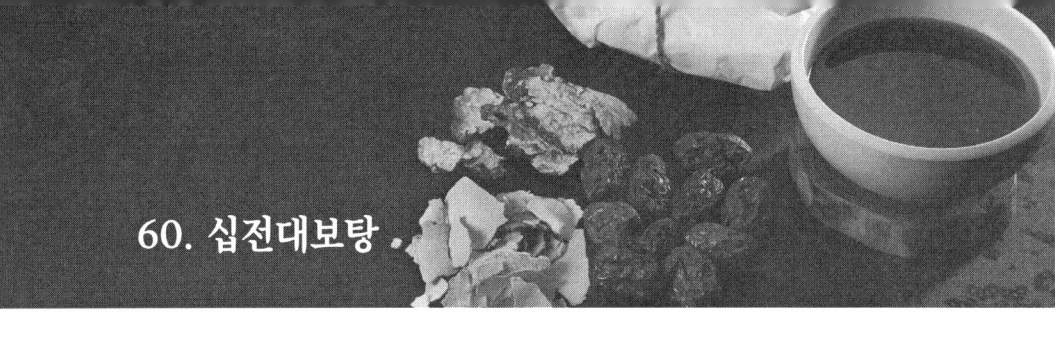

60. 십전대보탕

【 출 전 】 화제국방

【 조 성 】

인삼	等分	육계	等分
천궁	〃	지황	〃
복령	〃	감초	〃
황기	〃	당귀	〃
백작약	〃	백출	〃

【 용 법 】 생강 3개, 대추 2개를 가하여 물에 달여 수시로 복용한다.

【 효 능 】 기혈쌍보, 온양거한

【적응증】 남자와 부인의 여러 가지 허증에 의한 부족, 오로칠상(五勞七傷), 음식부진, 오랜 병으로 허약해 있을 때, 가끔 조열이 날 때, 기허가 골척(骨脊)을 공략하여 당기고 아플 때, 몽정이나 유정이 있을 때, 얼굴색이 황색이고 다리와 무릎에 힘이 없을 때, 모든 병후에 기력이 예전과 같지 않을 때, 걱정과 근심 그리고 사려의 과도로 혈기를 상할 때, 해수로 충만할 때, 비신의 기가 약하고 오심(五心)이 번민할 때.

【 응 용 】

산후의 빈혈과 쇠약 또는 모든 허약 체질자의 제1 보약이다. 옹저가 심하여 농(膿)이 그치지 않고 나오거나 새살이 잘 돋지 않는 모든 궤양증, 피부궤양증을 가진 허약 체질자에 가장 많이 사용된다. 백혈병, 빈혈, 탈항(脫肛), 자궁암, 유방암 등의 각종 질환을 앓고 난 후에 체력 보강을 위하여 많이 처방된다. 체질이나 남녀노소에 관계없이 무난히 사용될 수 있는 처방이다.

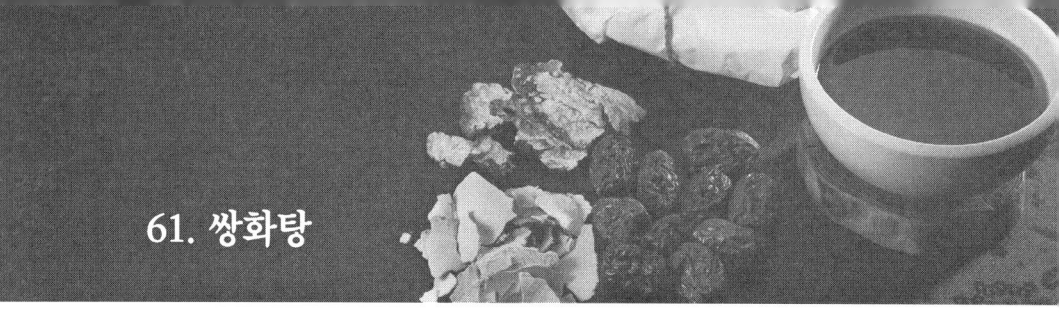

61. 쌍화탕

【 출 전 】 화제국방

【 조 성 】

백작약	7.5g	천궁	3g
숙지황	3g	계지	2.25g
황기	3g	감초	2.25g
당귀	3g		

【 용 법 】 생강 3개, 대추 1개를 가하고 물에 달여 공복, 식전에 복용한다.

【 효 능 】 조중익기, 양혈보허

【 적응증 】 허로(虛勞)하여 힘이 없다, 팔다리가 권태롭다, 한열(寒熱)이 왕래한다, 움직이면 숨이 가쁘다, 얼굴이 누렇다, 헛배가 부르고 식욕이 없다, 허한(虛寒)이나 도한(盜汗)이 있다 등의 증상이 나타날 때.

【 응 용 】

사물탕과 황기건중탕을 합친 처방으로 기와 혈을 같이 보강하는 처방이다. 면역력이 저하되고 빈혈이 있는 사람이 감기에 자주 걸릴 때. 얼굴이 창백하고 손발이 냉하거나 몸이 무겁고 식은땀을 자주 흘릴 때. 각종 부인병이나 생리 전 증후군, 기력이 없고 허약한 이의 체력을 개선하는 용도로 사용된다.

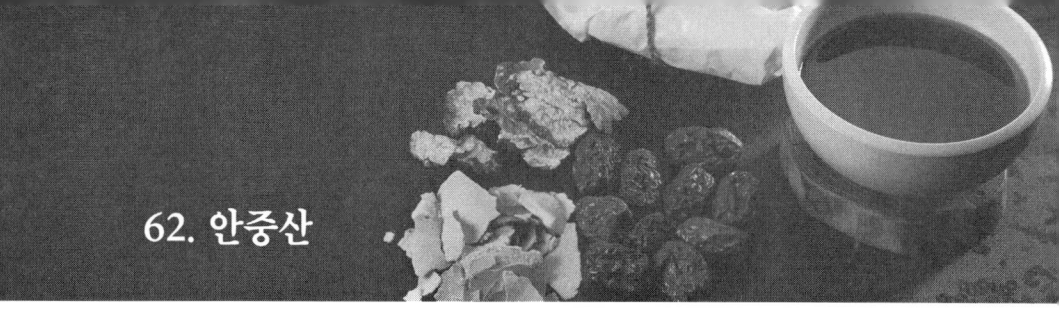

62. 안중산

【 출 전 】 화제국방

【 조 성 】

현호색	150g	육계	150g
고량강	150g	모려	120g
건강	150g	감초	300g
회향	150g		

【 용 법 】 이상을 고운 가루로 하여 매회 6g을 뜨거운 술로 복용하거나 식초나 소금을 약간 탄 물로 복용한다.

【 효 능 】 온중산한, 지통, 지구, 제산

【 적응증 】 오래전부터 완복(脘腹)이 아프고 반위(反胃)가 있다, 신물이 올라온다, 한사(寒邪)가 속에 유체(留滯)하여 음식물이 내려가지 않고 소화가 안 된다, 흉협(胸脇)이 창만(脹滿)하다, 복협(腹脇)을 찌른다, 메스껍고 구역질이 난다, 얼굴색이 누렇고 몸이 마른다, 사지가 권태롭다 등의 비위허한(脾胃虛寒) 증상이 있을 때, 부인의 혈기(血氣)가 찌르듯이 아프다, 아랫배에서 허리까지 은근하게 아프다 등의 증상이 있을 때.

【 응 용 】

약간 허증을 띄고 만성으로 경과한 위산과다, 위궤양 등으로 인한 위장 부위의 경련성 동통, 주로 신경성 위통, 위궤양, 십이지장궤양, 위산과다, 위하수, 만성위염, 역류성 식도염 등으로 속이 쓰릴 때.

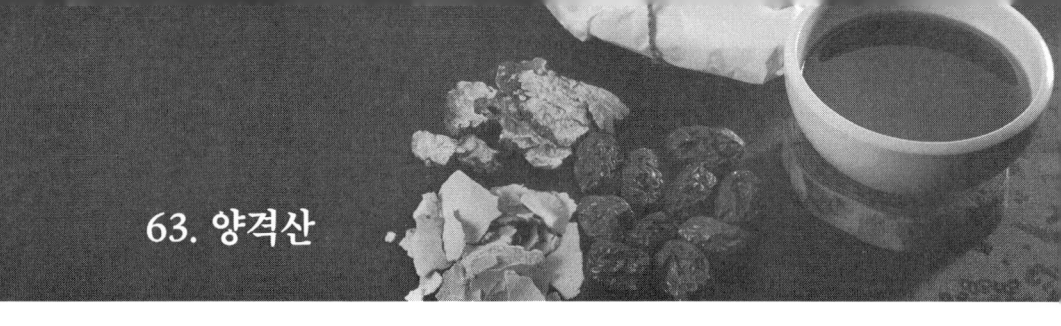

63. 양격산

【 출 전 】 화제국방

【 조 성 】

연교	6g	박하	1.5g
대황	3g	황금	1.5g
망초	3g	치자	1.5g
감초	3g		

【 용 법 】 죽엽 7개와 꿀 소량을 가하고 물에 달여 식후에 따뜻하게 복용한다.

【 효 능 】 청열해독, 상청하설, 통변사화

【 적응증 】 열이 심하다, 얼굴이 붉어진다, 머리가 아프다, 인후통이 있다, 입안에 염증이 생긴다, 이가 아프다, 코에서 피가 난다, 열감이 있다, 목이 마른다, 복부 팽만감이 있다, 배가 아프다, 변비가 있다, 오줌이 진하다 등의 장부적열(臟腑積熱)에 의한 증상이 나타날 때.

【 응 용 】

실열(實熱)의 구내염, 감기, 피부병, 구창(口瘡), 코피, 헤르페스 등 염증 질환과 더해 열감이 강할 때 사용할 수 있으며, 살집이 있는 태음인 계통의 환자가 열감을 동반한 알레르기, 발진, 가려움, 과민성대장증후군이 있을 때 사용하면 좋다.

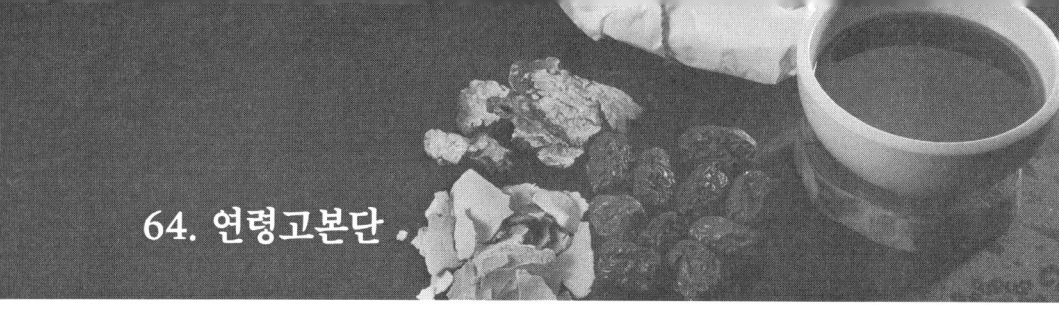

64. 연령고본단

【 출 전 】 만병회춘

【 조 성 】

천문동	60g	맥문동	60g
생지황	60g	숙지황	60g
산약	60g	우슬	60g
두충	60g	파극	60g
오미자	60g	구기자	60g
산수유	60g	백복령	60g
인삼	60g	목향	60g
백자인	60g	촉초	30g
석창포	30g	원지	120g
택사	30g	육종용	120g
복분자	45g	차전자	45g
토사자	45g	지골피	45g

【 용 법 】 이상을 고운 가루로 하고 술을 섞은 풀로 오동자 크기의 환을 만들어 매 80환을 공복에 따뜻한 술로 복용한다.

【 효 능 】 보간신, 보음양기혈

【적응증】 오로칠상(五勞七傷), 모든 허손증(虛損證)으로 얼굴빛이 초췌해지고 몸이 여위며 중년에 양위증(陽證)이 오고 정신적인 피로감이 있으며, 수염과 머리칼이 일찍 희어질 때, 눈이 잘 보이지 않고 허리에 힘이 없으며 정신이 늘 맑지 않고 손발을 쓰지 못하며 다리와 무릎이 시큰거리고 아플 때, 소장산기(小腸疝氣)가 있고 부인들이 임신을 못 하며 하초(下焦)의 원기(元氣)가 허냉할 때.

【응용】

요통, 무릎관절통, 기관지확장증성 기침, 치매, 건망증, 불면, 신경쇠약, 불임, 노화, 모든 만성 퇴행성 질환, 노인성 고혈압, 당뇨, 지방간, 간기능 저하. 나이가 많은 사람의 허증을 치료하는 보약으로 무난하다.

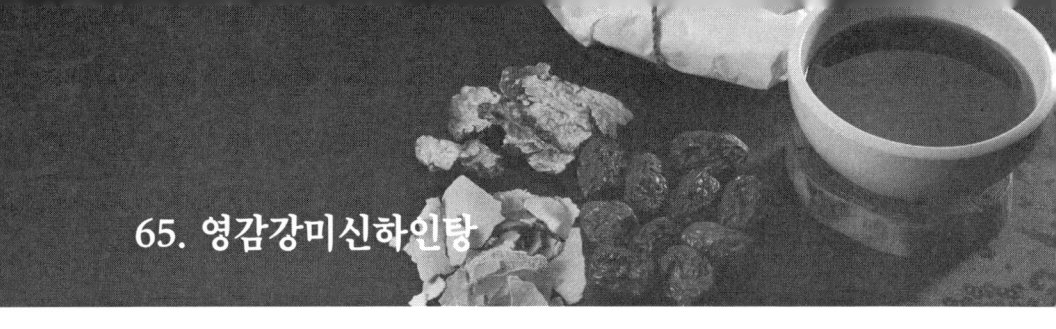

65. 영감강미신하인탕

【 출 전 】 금궤요략

【 조 성 】

복령	4g	세신	2g
반하	4g	건강	2g
행인	4g	감초	2g
오미자	3g		

【 용 법 】 위의 약재들을 물에 달여, 찌꺼기를 제거한 후 따뜻하게 하여 1일 3회 복용한다.

【 효 능 】 온폐화담, 지해평천, 이수

【적응증】 한담(寒痰)에 의한 해수(咳嗽)로 기침이 난다, 호흡이 곤란하다, 희고 묽으며 양이 많은 가래가 난다, 천명이 있다, 재채기를 한다, 콧물이 난다, 냉하다 등의 증후를 나타낼 때.

【 응 용 】

폐렴, 감기, 기관지염 등으로 기침이 극심하고 묽은 가래가 나오면서 부종이 있거나 혹은 소변 불리가 있을 때. 신염, 당뇨, 단백뇨, 천식, 영양실조 등으로 부종 또는 수족(手足)이 냉(冷)하고 기침을 하거나 또는 소변불리(小便不利)의 증상이 있을 때. 소청룡탕을 쓰고 싶은데 허증이라서 쓰지 못할 경우이거나 또는 소청룡탕을 오래 사용하여 피부가 고조되어 거칠어지거나 기운이 빠진다고 할 때.

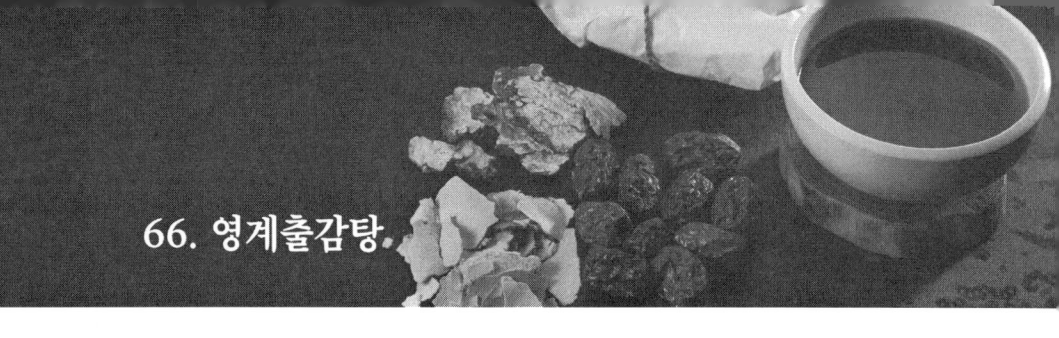

66. 영계출감탕

【 출 전 】 상한론

【 조 성 】

| 복령 | 4g | 백출 | 2g |
| 계지 | 3g | 감초 | 2g |

【 용 법 】 물에 달여 따뜻하게 복용한다.

【 효 능 】 온양화기, 건비이습

【적응증】 비허(脾虛)의 한음(寒飮)으로 피로하기 쉽다, 식욕이 없다, 눈이 어지럽다, 기립성 현운(起立性 眩暈)이 있다 등의 비허(脾虛)의 증상에, 구역질이 난다, 상복부에 팽만감이 있다, 배에서 소리가 난다, 진수음(振水音) 또는 묽은 가래가 많이 나온다, 기침을 한다, 가벼운 부종 등의 담음(痰飮), 수습(水濕)의 증상이 있으며, 팔다리가 차다, 가슴이 두근거린다, 귀에서 소리가 난다, 어깨가 결린다 등의 증상을 동반할 때.

【 응 용 】

고혈압, 메니에르 증후군, 운동실조증, 어지러움, 빈혈, 노이로제, 심계항진과 소변불리증이 있을 때. 심장판막증, 심장성 천식.

67. 오약순기산

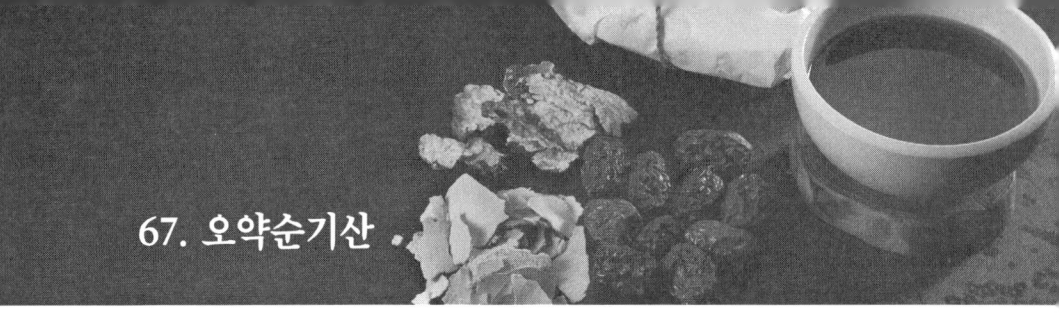

【 출 전 】 화제국방

【 조 성 】

마황	4.5g	진피	4.5g
오약	4.5g	천궁	3g
백지	3g	백강잠	3g
지각	3g	길경	3g
건강	1.5g	감초	0.9g

【 용 법 】 생강 3개, 대추 1개를 가하여 물에 달여 따뜻할 때 복용한다.

【 효 능 】 소풍순기

【적응증】 남자, 부인의 모든 풍기(風氣), 팔다리의 불편, 골절동통(骨節疼痛), 지체완마(肢體頑麻), 수족탄탄(手足癱瘓), 어언건색(語言蹇濇), 근맥구련(筋脈拘攣), 기체기울(氣滯氣鬱), 견박마통(肩膊麻痛) 등.

【 응 용 】

류머티즘 관절염, 퇴행성 관절염, 근육통, 중풍, 마비, 반신불수 등에 사용하는 처방이다.

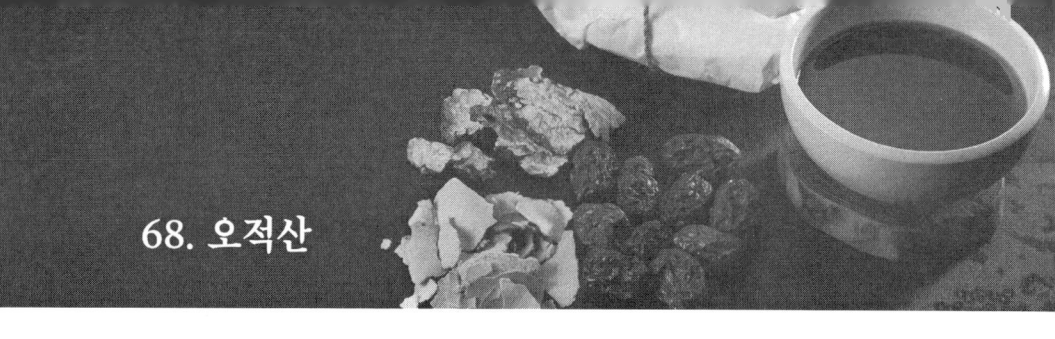

68. 오적산

【 출 전 】 화제국방

【 조 성 】

창출	6g	마황	3g
진피	3g	후박	2.4g
길경	2.4g	지각	2.4g
당귀	2.4g	건강	2.4g
백작약	2.4g	백복령	2.4g
백지	2.1g	천궁	2.1g
반하	2.1g	계피	2.1g
감초	1.8g		

【 용 법 】 이 중 계피, 지각만을 따로 가루로 하고, 나머지는 같이 가루로 하여 세지 않은 불에 색이 바뀔 때까지 초(炒)하여 식힌다. 여기에 계피, 지각의 가루를 가하여 잘 섞은 후 물을 가하고, 다시 생강을 넣어 달여 찌꺼기를 제거하고 뜨겁게 복용한다.

【 효 능 】 온중산한, 이기화습, 보혈양혈, 신온해표, 통락조경

【적응증】 익히지 않거나 찬 음식물을 먹었을 때, 또는 추운 환경에 오래 있을 때, 오한, 발열, 관절통, 두통, 콧물 등의 표한증(表寒證)이 나타나고, 여기에 오심, 구토, 하리, 복부팽만, 복통, 팔다리나 배가 냉해지는 등 비위(脾胃)의 허한습증이 나타날 때, 한냉한 환경 때문에 몸이 냉하다, 오한이 난다, 열이 난다, 관절이 아프다, 머리가 아프다, 팔다리가 저린다, 근육통이 있다 등의 증상이 나타날 때.

【응용】

감기에 걸려서 두통과 신통(腎痛), 요통(腰痛)이 있으면서 손발은 찰 때. 주로 찬 음식을 먹고 발병한 급성위염의 증상에 손발이 찰 때. 만성위염, 위산과다, 십이지궤양 등에 위내정수(胃內停水)가 있고 트림, 신물(酸水), 하리 등의 증세가 있으면서 가슴이 답답하고 손발이 찰 때. 요통, 신경통이 있으면서 발이 차고 상역감이 심할 때. 신장결석, 담석증 등에 허리가 아프고 손발이 차면서 상역감이 있을 때. 심장 질환으로 조금만 과식을 해도 숨이 차고, 가슴이 두근거리고 가슴이 답답한 순환장애를 호소할 때. 감기나 기관지염으로 기침이 나고 숨이 차며 가래가 있을 때.

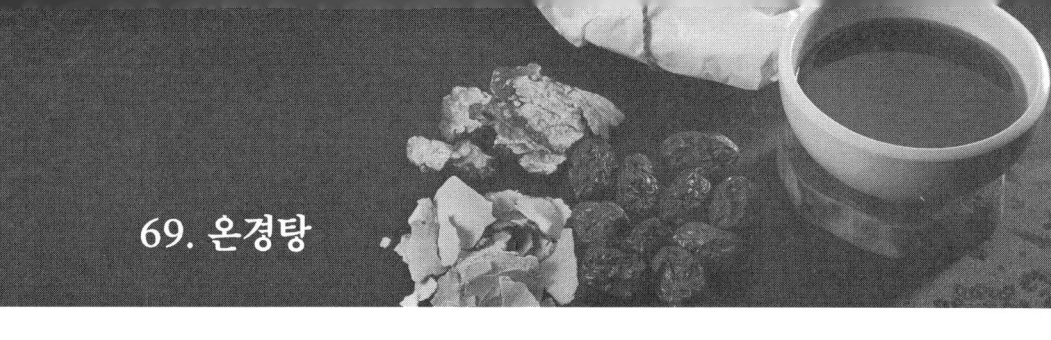

69. 온경탕

【 출 전 】 금궤요락

【 조 성 】

오수유	3g	아교	2g
당귀	2g	목단피	2g
천궁	2g	감초	2g
작약	2g	반하	5g
인삼	2g	맥문동	10g
계지	2g	생강	0.3g

【 용 법 】 물을 가하여 달이고 따뜻하게 복용한다.

【 효 능 】 온경산한, 보혈조경, 양혈거어

【적응증】 충임허한(沖任虛寒)과 어혈조체(瘀血阻滯)로 인하여 기운이 없고 냉증이 있으며 빈혈성인 부인이 입술이 마르고 손바닥이 뜨겁고 아랫배가 차며 팽만감이 있을 때. 냉기가 위쪽으로 올라오고 월경불순, 대하, 자궁출혈, 불임증.

【 응 용 】

월경불순, 습관성 유산, 자궁출혈, 불임증에 가장 많이 사용된다. 임신 준비 기간 동안 태아의 안전한 착상을 위해 사용될 수 있다.

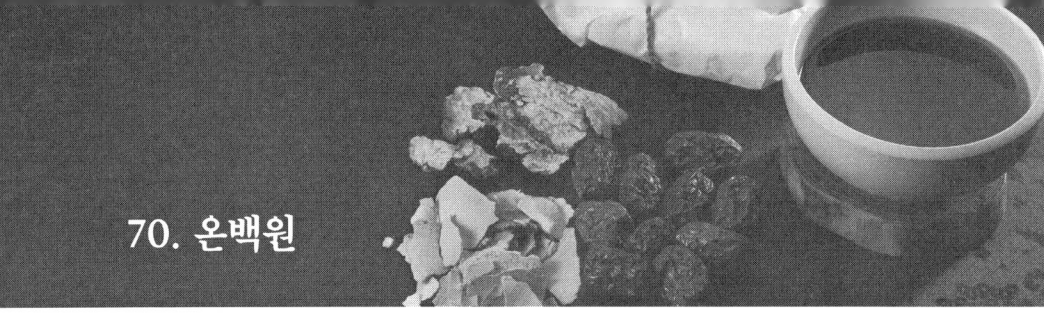

70. 온백원

【 출 전 】 화제국방

【 조 성 】

오약	75g	오수유	15g
길경	15g	시호	15g
석창포	15g	자완	15g
황련	15g	건강	15g
육계	15g	촉초	15g
파두	15g	적복령	15g
조협	15g	후박	15g
인삼	15g		

【 용 법 】 이상을 고운 가루로 하고 꿀을 가하여 오자대로 환을 만든다. 매 3환을 생강탕과 함께 식후 복용하고, 점차 5~7환까지 증량한다.

【 효 능 】 사한미척축수

【적응증】 흉수(胸水), 복수(腹水)가 오래 묵은 적취(積聚)가 되어 있어서 가슴이 막힌다, 늑간이 치밀어 온다, 구역하고 비색감(痞塞感)이 있다, 소화가 안 된다, 호흡이 촉박하다, 변비가 있다, 염증도 있다(淋症).

【 응 용 】

폐결핵, 기관지염, 폐염, 늑막염, 소화불량, 변비, 부종.

【주의사항】 이 방제는 열성준하제(熱性峻下劑)로서 흉복(胸腹)에 오래 묵은 한성의 수음(水飮)을 준하(峻下)시키는 방제이지만, 그 성질이 강하여 오래 복용할 수는 없다.

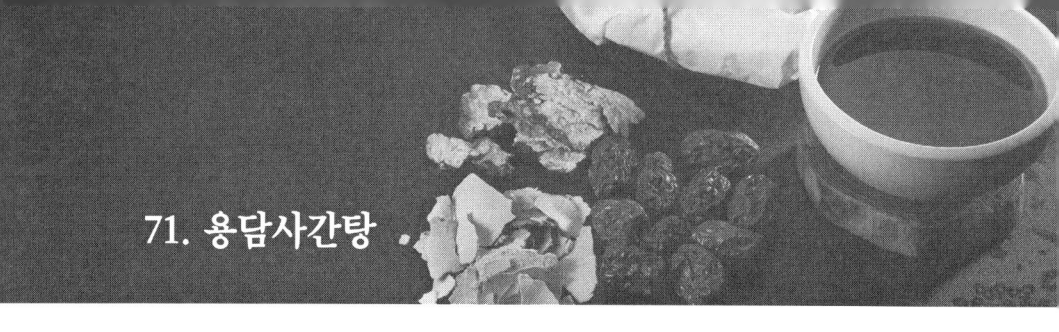

71. 용담사간탕

【 출 전 】 의종금감

【 조 성 】

용담	3g	시호	3g
택사	3g	목통	1.5g
차전자	1.5g	적복령	1.5g
생지황	1.5g	당귀	1.5g
치자	1.5g	황금	1.5g
감초	1.5g		

【 용 법 】 물을 가하여 달이고 식전에 복용한다.

【 효 능 】 청사간화, 청리습열

【 적응증 】 ① 간담화왕(肝膽火旺), 간화상염(肝火上炎): 머리가 몹시 아프다, 눈이 충혈된다, 눈꼽이 낀다, 눈이 아프다, 입이 쓰다, 갑자기 난청이 생기거나 이명이 있다, 귀가 아프다, 옆구리가 당기고 아프다, 안절부절 못한다, 화를 잘 낸다, 잠이 오지 않는다, 소변색이 진하다 등의 증상이 나타날 때. 황달이 보이는 경우도 있다.

② 하초(下焦)의 습열(濕熱): 소변을 볼 때 통증이 있다, 소변을 자주 본다, 소변이 진하다, 배뇨가 곤란하다 또는 음부에 습진이 있거나 음부가 붓고 아프다, 황색 대하가 흐른다 등의 증상이 나타날 때.

【 응 용 】

간질환과 더불어 각종 신장 질환에 사용하며, 급만성 신장염, 신우신염, 요도염, 방광염을 잘 일으키는 체질자의 염증성 질환에 사용한다. 자궁염, 자궁내막염, 질염 등에 탁하고 끈적끈적한 대하가 나오는 것을 치료하는 목표로 사용한다. 음부습진, 고환염, 서혜부 임파선염 등에 체질 개선약으로 사용한다. 잦은 방광염에는 저령탕과 함께 복용한다.

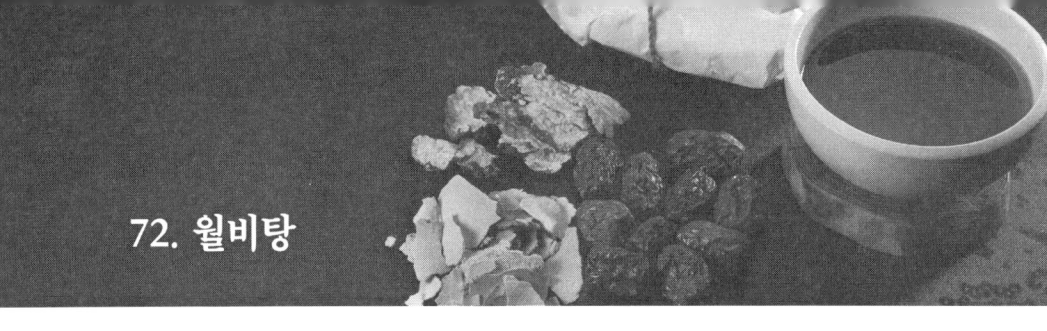

72. 월비탕

【 출 전 】 금궤요락

【 조 성 】

마황	6g	감초	2g
석고	8g	대조	3g
생강	3g		

【 용 법 】 물에 먼저 마황을 넣어 달이고 거품을 제거한 후, 나머지 약을 넣어 달이고 세 번에 나누어 따뜻하게 복용한다.

【 효 능 】 선폐행수, 발한이수

【적응증】 급속히 발생하는 전신의 부종과 뇨량 감소, 오랜 기간 지속된 부종 및 체중 증가, 초기 감기.

【 응 용 】

각종 신장 질환으로 소변이 불리하고 부종이 아주 완고할 때. 관절류머티즘으로 그 부위의 국소에 열감이 있으면서 부종이 있을 때. 눈병으로 눈이 충혈되고 눈이 부시면서 눈곱이 아주 더럽게 끼어 있으며 짓무를 때. 습진, 완선, 무좀 등의 피부병. 다리가 무겁고 부어서 잘 걷지도 못할 것 같을 때. 홍피증(紅皮症)으로 차[冷]하고 통증이 있으며 약간의 부종이 있을 때. 하지정맥 확장증에 부종이 심할 때. 단기간에 급격한 살이 쪘을 때 혹은 부종이 지속될 때 사용할 수 있는 처방이다.

73. 위령탕

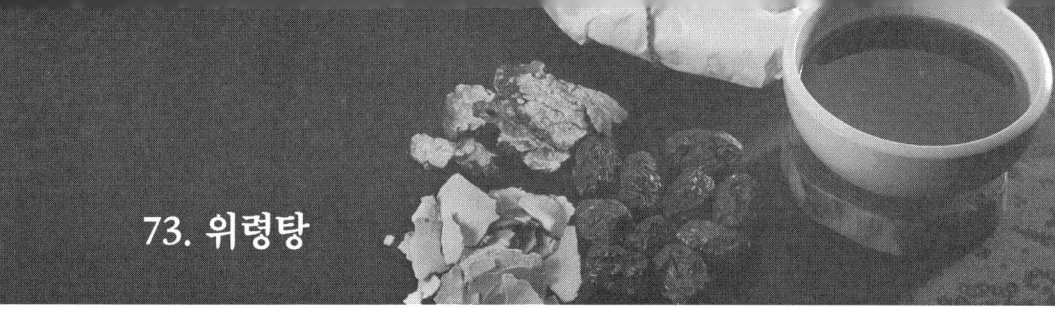

【 출 전 】 만병회춘

【 조 성 】

창출	3g	후박	3g
진피	3g	저령	3g
택사	3g	백출	3g
적복령	3g	백작약	3g
육계	1.5g	감초	1.5g

【 용 법 】 생강 5개, 대추 2개를 가하여 달이고 공복(空腹)에 따뜻하게 복용한다.

【 효 능 】 이기화습, 이수지사

【적응증】 상복부에 팽만감이 있다, 가슴이 막힌다, 배가 아프다, 입이 끈적거린다, 식사 생각이 없다 등의 증상에, 속이 메스껍다, 구역질이 난다, 설사를 한다, 팔다리가 무겁다 등의 증상에 설사나 부종을 동반할 때.

【 응 용 】

평위산에 오령산을 합방한 처방으로 소화불량과 더불어 체내 불필요한 습담을 해결하는 처방이다. 소화관의 정체된 수분을 소변으로 배출하고 위장관의 연동운동을 조절하며 소화기능을 정상화시킨다. 장염, 더위 먹었을 때, 소화불량 등에 응용하는데 갈증이 나며 구토, 복통, 복부팽만, 물 같은 설사, 소변량 감소, 부종 등에 사용한다. 두통을 동반한 소화불량에 사용 가능하다.

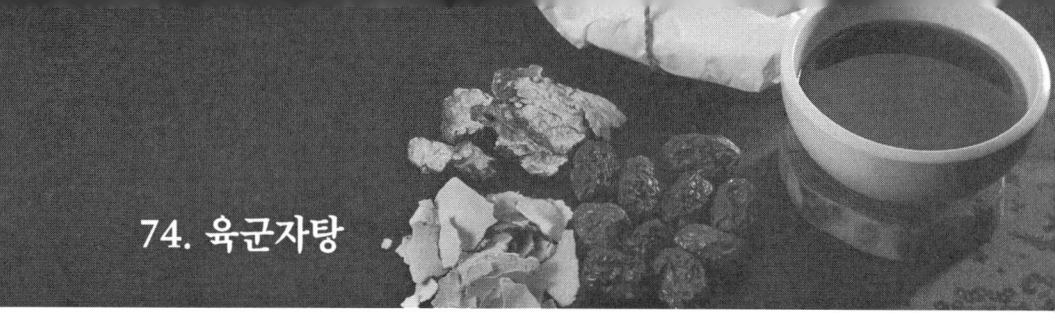

74. 육군자탕

【 출 전 】 부인양방

【 조 성 】

인삼	6g	감초	3g
백출	6g	진피	3g
복령	6g	반하	3g

【 용 법 】 생강과 대추를 가하고 물에 달여 복용한다.

【 효 능 】 보기건비, 이기화담, 이수소종

【적응증】 비위기허(脾胃氣虛)에 식욕이 없다, 오심(惡心), 구토(嘔吐), 흉완(胸脘)이 비민(痞悶)하다, 부종이 있다, 대변이 부실하다. 기침을 하고 가래는 양이 많으며 묽고 희다 등의 담습(痰濕)에 의한 증상을 수반할 때.

【 응 용 】

소화불량, 위염, 위산과다, 위궤양, 십이지궤양이나 상복부 팽만감과 심하부(心下部)의 무력(無力)함을 해결하는 목적으로 사용한다. 기허로 인하여 평활근이 무력(無力)해져 생기는 모든 질환에 건중제로 많이 처방된다.

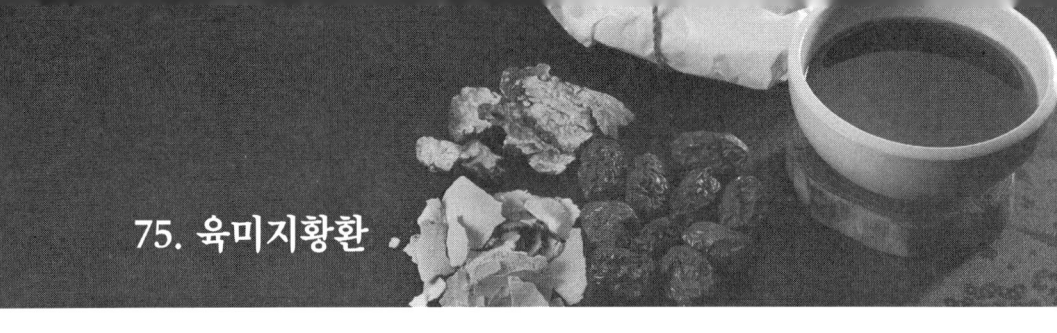

75. 육미지황환

【 출 전 】 소아양즉직결

【 조 성 】

숙지황	24g	목단피	9g
산수유	12g	백복령	9g
산약	12g	택사	9g

【 용 법 】 이상을 가루로 하고 꿀로 환을 만들어 오자대로 하여 공복에 온수로 세 알씩 복용한다(소아용량). 성인은 50~70환씩 복용한다.

【 효 능 】 자보간신, 청허열, 이습

【적응증】 간신음허(肝腎陰虛)로 머리가 띵하다, 머리가 어지럽다, 사고력이 감퇴된다, 귀에서 소리가 난다, 잘 들리지 않는다, 허리 및 무릎이 나른하고 힘이 없다, 갈증이 있다, 인후가 건조하다, 몸에 열감이 있다, 손과 발이 화끈거린다, 이가 흔들린다, 잘 때 땀이 난다, 유정(遺精)이 있다, 성욕이 감퇴되고 발기부전이나 조루 불감증 등 기능부전이 수반된다, 소변이 진하다, 소변이 힘없이 나온다, 변이 굳어진다 등의 증상. 여성의 경우는 월경이 없거나 혈액량이 적거나 무배란 등이 보인다. 혀는 붉거나 어두운 홍색이고 건조하다 등의 증상이 나타낼 때, 유아

·소아의 발육부전이나 지능의 발달 불량 등이 있을 때 이를 치료한다.

【 응 용 】

만성 신장 질환으로 인한 요통, 야뇨증, 유뇨증, 빈뇨증. 남성의 유정, 몽정, 잦은 꿈, 도한. 만성간염, 지방간, 당뇨병. 전립선비대증, 남성의 성욕감퇴. 정신 집중이 잘 되지 않고 주의가 산만한 체질자 혹은 그러한 청소년.

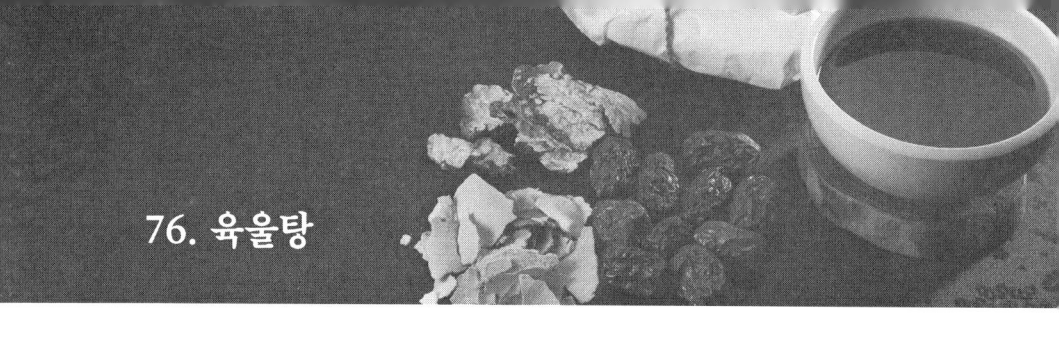

76. 육울탕

【 출 전 】 단계심법

【 조 성 】

향부자	6g	천궁	4.5g
창출	4.5g	진피	3g
반하	3g	적복령	2.1g
치자인	2.1g	사인	1.5g
감초	1.5g		

【 용 법 】 생강 3개를 가하고 물에 달여서 따뜻하게 복용한다.

【 효 능 】 이기해울, 화위화습

【적응증】 제울화(諸鬱火)로 우울하다, 초조하다, 가슴과 배가 꽉 차서 답답하다, 옆구리가 결린다, 배가 아프다, 트림이 난다, 구토한다 등의 기체(氣滯)의 증후에 입맛이 없다, 입이 끈적거린다, 메스껍다, 신물이 올라온다, 가슴앓이가 있다 등의 습열(濕熱)증후를 수반하면서 오심, 구토 등의 담습(痰濕) 증후가 심할 때.

【 응 용 】

간경화로 인한 소화불량, 복수, 만성간염, 소화불량, 만성위염, 식욕부진. 가슴이 답답한 증상, 스트레스, 울화병.

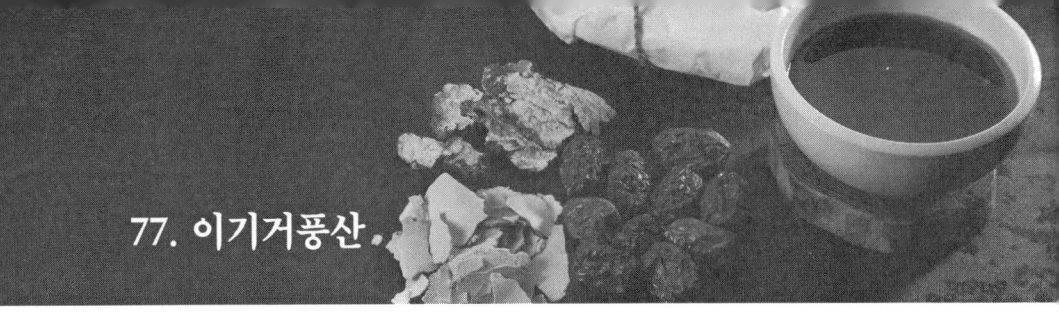

77. 이기거풍산

【 출 전 】 고금의감

【 조 성 】

강활	1.8g	독활	1.8g
지각	1.8g	청피	1.8g
진피	1.8g	오약	1.8g
길경	1.8g	천남성	1.8g
반하	1.8g	마황	1.8g
천궁	1.8g	백지	1.8g
형개	1.8g	방풍	1.8g
백작약	1.8g	감초	1.8g

【 용 법 】 생강 5개를 가하고 물로 달여 복용한다.

【 효 능 】 거풍지통, 이기거담

【적응증】 중풍, 구안와사.

【 응 용 】

와사풍, 중풍, 반신마비, 두통, 마비, 편마비.

78. 이중환

【 출 전 】 상한론

【 조 성 】

| 인삼 | 3g | 감초 | 3g |
| 건강 | 3g | 백출 | 3g |

【 용 법 】 물에 달여 찌꺼기를 버리고 하루 세 번 온복한다. 환제로 할 때에는 이를 가루로 하고 꿀로 환을 지어 계자황 크기로 하고 물에 1환을 개어 하루 3~4회 복용한다.

【 효 능 】 온중건비

【 적응증 】 태음병(太陰病)으로 소변이 잘 소통되고 갈증이 없으며 한상(寒象)이 많으면서 구토(呴吐)하고 복통(腹痛)이 있으며 맥침세(脈沈細)함을 치료하며 한사(寒邪)로 인한 곽란(霍亂)과 맑은 침을 잘 흘릴 때 치료한다.

【 응 용 】

위산저하(胃酸低下), 위경련, 위하수(胃下垂), 위궤양(胃潰瘍), 십이지궤양, 담석증(膽石症), 담낭염(膽囊炎), 간염(肝炎), 간경화(肝硬化) 등의 모든 소화기 질환에 빈용되는 처방이다. 심장판막증, 심장신경증, 심계항진 등에도 사용된다. 천식, 늑간신경통, 늑막염 등에 처방된다. 속이 열한 사람은 복용에 주의할 필요가 있다.

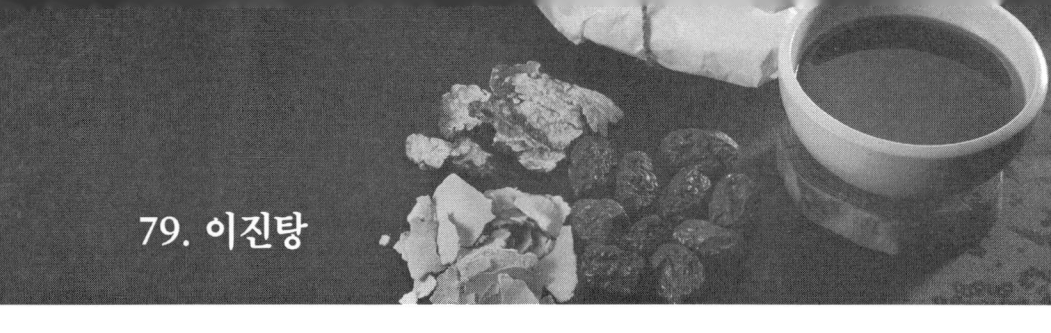

79. 이진탕

【 출 전 】 화제국방

【 조 성 】

| 반하 | 6g | 적복령 | 3g |
| 진피 | 3g | 감초 | 1.5g |

【 용 법 】 생강 7개, 오매 1개를 가하여 달이고 찌꺼기를 없앤 후 뜨거울 때 수시로 복용한다.

【 효 능 】 조습화담, 이기화중

【적응증】 폐위(肺胃)의 습담(濕痰)으로 흰색의 많은 객담이 나온다, 가슴 아래가 꽉 찬 듯 답답하다, 속이 메스껍고 구역질이 난다, 어지럽고 가슴이 두근거린다 등의 증상이 있을 때.

【 응 용 】

임신구토, 구토, 소화불량, 기침, 가래. 가슴이 답답하거나 자주 얹히는 증상이 있을 때. 경련이 심할 때는 후박을 추가할 수 있다.

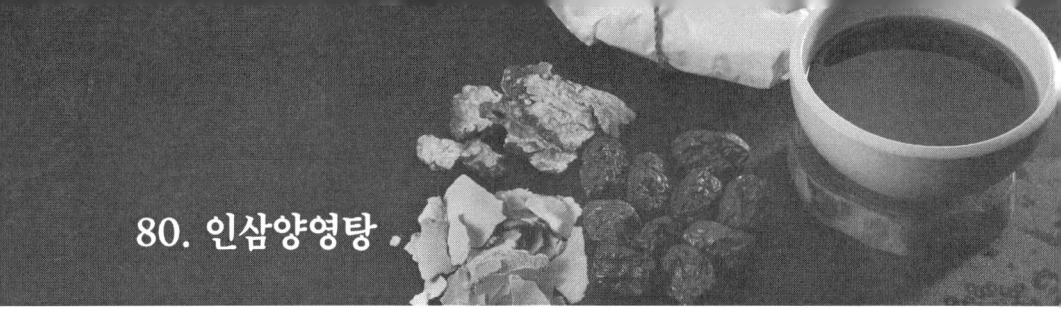

80. 인삼양영탕

【 출 전 】 화제국방

【 조 성 】

백작약	6g	숙지황	2.25g
인삼	3g	황기	3g
백출	3g	복령	2.25g
당귀	3g	진피	3g
오미자	2.25g	감초	3g
육계	3g	원지	1.5g
방풍	2.25g		

【 용 법 】 생강 3개, 대추 2개를 가하여 불에 달인 후 찌꺼기를 버리고 따뜻하게 복용한다.

【 효 능 】 익기양혈, 안신정지

【 적응증 】 비폐기허(脾肺氣虛), 영혈부족(營血不足)으로 놀라기를 잘하고 건망증이 있다, 숨을 얕게 쉰다, 번열(煩熱)하고 자한(自汗)이 있다, 식사를 적게 하고 음식 맛이 없다, 몸이 피로하고 여윈다, 얼굴색이 피지 않고 정신이 위축되어 있다, 머리칼이 빠진다, 팔다리가 침체되어 있다, 허리와 등이 몹시 아프다, 잠을 깊이 못 잔다, 가슴이 두근거린다, 기침을 한다, 가래가 있다, 팔다리가 차다 등의 증상이 나타날 때.

【 응 용 】

폐결핵이나, 만성적인 상하기도 감염증으로 인해 피부와 모든 세포의 진액이 말라서 고조된 상태일 때 사용한다. 산후에 조혈기능이 약하여 빈혈이 심하고 피부는 진액이 없으며, 소화기계는 무력하여 소화가 되지 않고 혈허(血虛)로 숨이 찰 때 산후 회복약으로 적당하다. 열성 질환에 혈액의 점도가 낮은 것을 치료. 피부궤양이나 모든 궤양 질환에 세포에 자윤(滋潤)을 주어 세포의 재생을 도와주는 목적으로 사용할 수 있다.

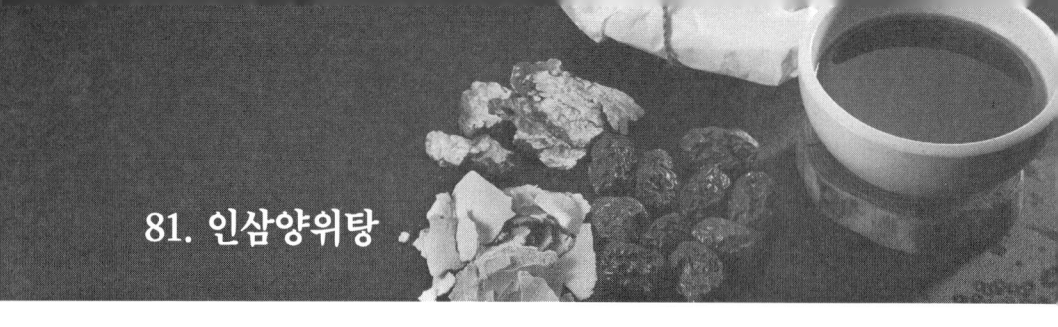

81. 인삼양위탕

【 출 전 】 화제국방

【 조 성 】

창출	4.5g	진피	3.75g
후박	3.75g	반하	3.75g
적복령	3g	곽향	3g
인삼	1.5g	초과	1.5g
감초	1.5g		

【 용 법 】 생강 3개, 오매 1개를 가하여 물에 끓이고 거품을 없앤 후 따뜻하게 복용한다.

【 효 능 】 이기화습, 화위지구, 거한

【적응증】 외감풍한(外感風寒)과 내상생냉(內傷生冷)으로 상복부가 팽만하고 가슴이 막히고 배가 아프다, 입이 끈적거린다, 식사 생각이 없다, 속이 메스껍다, 구역질이 나며 설사 하기도 한다, 팔다리가 무겁다 등의 증상이 나타날 때.

【 응 용 】

식중독으로 인한 설사나 복통, 이급후중, 발열, 사지통. 찬 음식 먹은 후 소화불량이 있을 때.

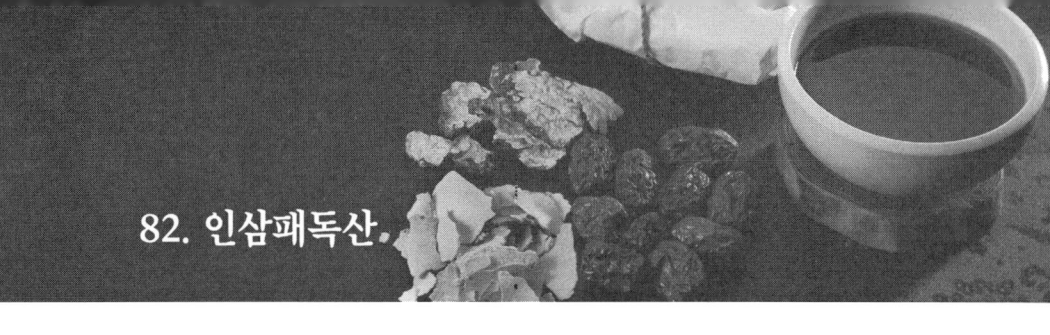

82. 인삼패독산

【 출 전 】 소아약증직결

【 조 성 】

인삼	3g	시호	3g
전호	3g	강활	3g
독활	3g	지각	3g
길경	3g	천궁	3g
적복령	3g	감초	3g

【 용 법 】 생강과 반하를 약간 가하여 달인다. 찌꺼기를 버리고 시간에 관계없이 한(寒)이 많으면 열복(熱服)하고 열이 많으면 냉복(冷服)한다.

【 효 능 】 익기해표

【적응증】 몸이 허약한 사람이 풍한습사(風寒濕邪)에 외감되어 오한이 난다, 열이 난다, 머리가 아프다, 땀이 나지 않는다, 뼈마디가 시리고 아프다, 기침을 한다, 가래가 나온다 등의 증상이 나타날 때.

【 응 용 】

유행성 독감으로 발열, 두통, 신체통, 코막힘 등의 증상이 있으면서 기관지, 폐의 염증이 겸해서 기침을 하고 가래를 토해 낼 때. 축농증, 눈병, 습진, 두드러기, 유방염, 두창, 알레르기성 피부염. 피부병이 상습적으로 발병하며 병상이 완만하고 빨리 개선되지 않을 때.

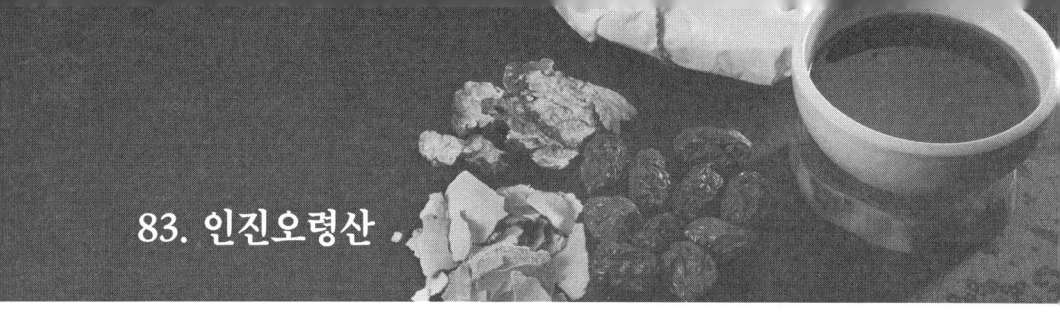

83. 인진오령산

【 출 전 】 금궤요락

【 조 성 】

택사	6g	창출	4.5g
복령	4.5g	육계	3g
저령	4.5g	인진호	4g

【 용 법 】 오자대의 환으로 만들거나 산제로 하여 작은 숟가락으로 1일 3회 복용한다.

【 효 능 】 운비제습, 화기퇴황

【적응증】 비위습열(脾胃濕熱)로 속이 메스껍다, 구역질이 난다, 식욕이 없다, 입이 끈적거린다, 기름기나 냄새 때문에 기분이 나쁘다, 목이 마른다, 변이 묽다, 복부에 팽만감이 있다, 소변량이 감소한다 등의 증상이 나타날 때, 심하면 황달을 수반하기도 한다.

【 응 용 】

황달, 간경화(肝硬化), 간염, 숙취, 각종 간 질환, 신장 질환에 사용할 수 있다.

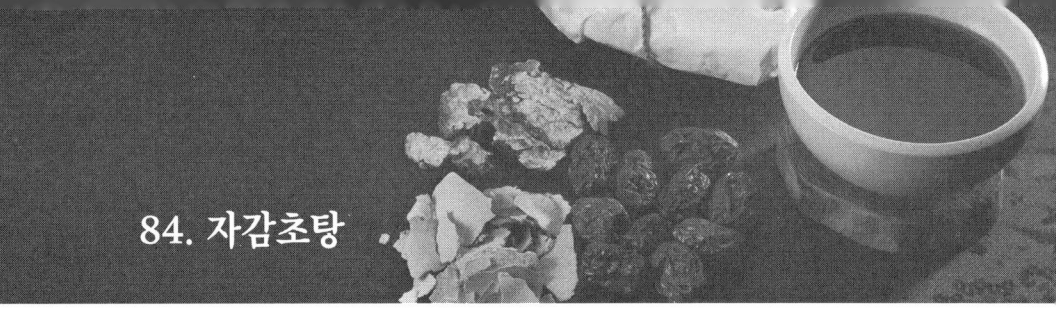

84. 자감초탕

【 출 전 】 상한론

【 조 성 】

자감초	4g	생강	1g
인삼	2g	계지	3g
생지황	4g	아교	2g
맥문동	6g	마인	3g
대조	5g		

【 용 법 】 이상에서 아교를 제외한 나머지에 청주와 물을 가하여 먼저 달여 찌꺼기를 제거한다. 여기에 아교를 넣어 다 녹으면 복용하고 하루 세 번 복용한다.

【 효 능 】 양심음, 보심양

【적응증】 숨이 가쁘다, 피로하다 등 심기허(心氣虛)의 증후를 주로 하여, 가슴 두근거림, 부정맥. 인후 건조감, 졸린다, 잘 때 땀이 난다, 여윈다, 변이 굳어진다 등 심음허의 증후를 수반할 때.

【 응 용 】

장티푸스, 폐렴, 독감 등의 열성병으로 열이 높고 동계, 허번(虛煩), 불면, 헛소리 등의 증이 있을 때 사용하여 심장 기능을 강화하고 면역능력을 증강시켜 염증을 개선하고 열로 인해 고갈된 기관지 점액을 보충한다. 심장판막증, 기외수축, 심내막염 등으로 두근거림 혹은 부정맥이 있을 때 사용하면 증상을 개선할 수가 있다.

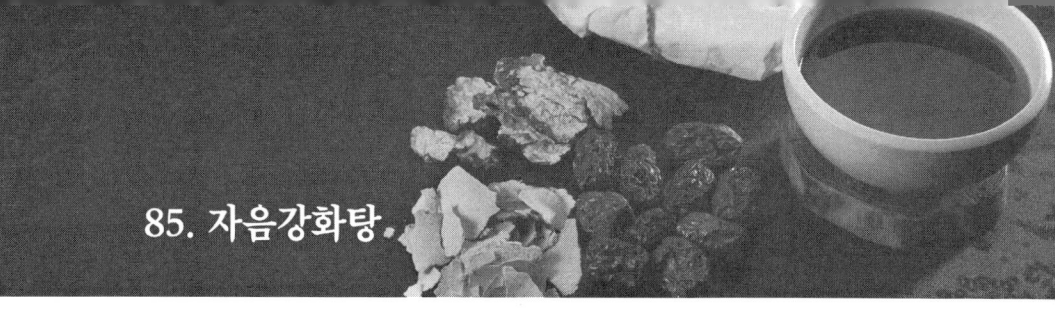

85. 자음강화탕

【 출 전 】 만병회춘

【 조 성 】

백작약	6.9g	당귀	3.6g
숙지황	3g	천문동	3g
백출	3g	맥문동	3g
생지황	2.4g	진피	2.1g
지모	1.5g	황백	1.5g
감초	1.5g		

【 용 법 】 생강 3개, 대추 1개를 가하여 물에 달여 복용한다.

【 효 능 】 자음강화

【적응증】 조열(潮熱)이 있다, 도한(盜汗)이 있다, 기침이 난다, 권태롭다, 입이 마르고 목이 건조하다, 몸이 마른다, 변비가 생긴다, 마른기침을 한다, 가래는 적거나 또는 점조하다, 가래에 피가 섞인다, 호흡이 가쁘다 등의 폐음허(肺陰虛) 증후와 열감, 기상충증(氣上衝症), 흔들거린다, 허리와 무릎에 힘이 없다, 잘 때 땀이 난다 등의 음허화왕(陰虛火旺)의 증후를 수반할 때.

【 응 용 】

만성 기관지염, 폐결핵, 늑막염, 건성 호흡기질환, 신장염, 신우염, 방광염, 질염 등 신장 관련 질환. 남성의 음허로 인한 유정, 몽정, 잦은 꿈, 발기부전, 식은땀 등을 치료하는 데 탁월하다.

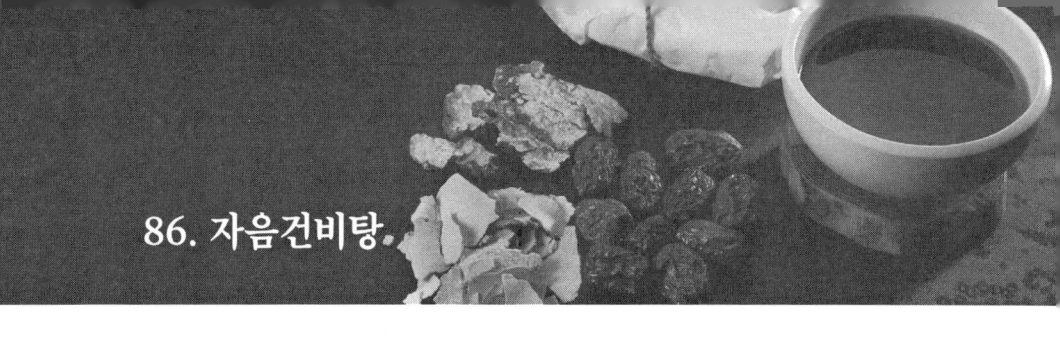

86. 자음건비탕

【 출 전 】 만병회춘

【 조 성 】

백출	4.5g	진피	3g
반하	2.1g	백복령	2.1g
당귀	3g	백작약	2.4g
생지황	2.4g	인삼	2.1g
백복신	2.1g	맥문동	2.1g
원지	2.1g	천궁	2.4g
감초	1.2g		

【 용 법 】 생강, 대추를 가하고 물에 달여 아침, 저녁으로 복용한다.

【 효 능 】 자보기혈, 보심비허

【적응증】 기혈(氣血)이 허손(虛損)하여 담음(痰飮)이 있고 현운(眩暈), 이명(耳鳴), 안흑(眼黑) 등이 나타날 때.

【 응 용 】

자음과 더불어 중초를 보강하는 처방으로 심계, 어지러움, 빈혈, 불면증, 불안신경증. 불안과 소화불량이 같이 일어날 때, 남성의 유정, 몽정, 성기능 감퇴를 치료하며 이러한 증상이 소화불량을 동반할 때 사용하면 좋다.

87. 저령탕

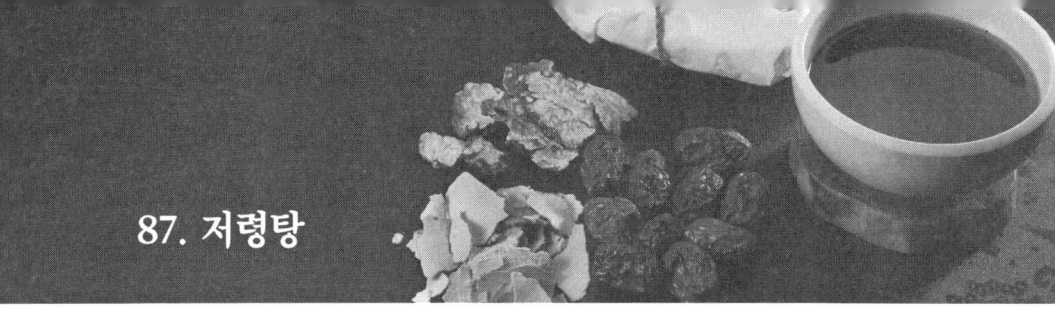

【 출 전 】 상한론

【 조 성 】

저령	3g	활석	3g
복령	3g	아교	3g
택사	3g		

【 용 법 】 물에 술과 아교를 넣고 녹여 달인 후 하루 3회 따뜻하게 복용한다.

【 효 능 】 이수, 청열, 양음

【적응증】 열이 난다, 열감이 있다, 설사를 하고 갈증이 난다, 소변량이 감소한다, 초조하다, 잠을 자지 못한다, 소변이 탁하고 혈뇨(血尿)가 있다, 하복부가 아프다, 배뇨 통증이 있다 등의 수열호결(水熱互結) 증상이 나타날 때.

【 응 용 】

급성방광염, 방광결석, 요도염, 신우염, 신장결핵 등에서 배뇨곤란, 배뇨통(排尿痛), 혈뇨(血尿)가 있을 때, 신염, 당뇨, 단백뇨 등 하초번열(下焦煩熱) 때문에 불면증이 생겨서 갈증이 나거나 소변이 불리할 때.

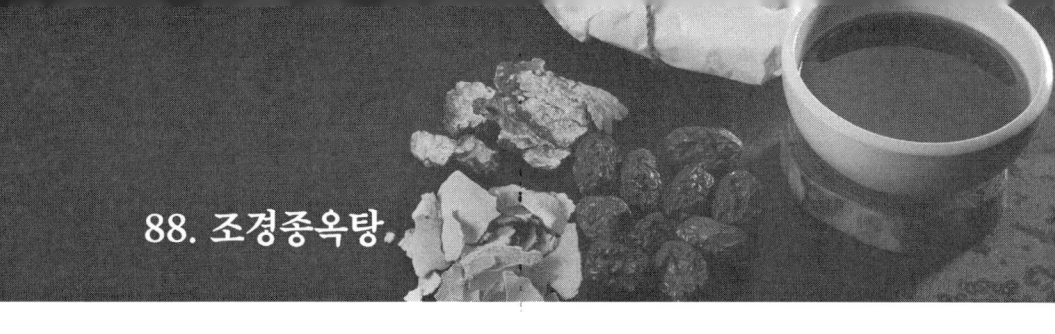

88. 조경종옥탕

【 출 전 】 고금의감

【 조 성 】

숙지황	4.5g	향부자	4.5g
당귀신	3g	오수유	3g
천궁	3g	백작약	2.4g
백복령	2.4g	진피	2.4g
현호색	2.4g	목단피	2.4g
건강	2.4g	육계	1.5g
애엽	1.5g		

【 용 법 】 생강 3개와 함께 물에 달여 생리 전후 하루 1첩씩 공복에 복용한다.

【 효 능 】 보혈산한, 이기활혈

【적응증】 부인의 칠정(七情)이 상(傷)하여 월경(月經)이 고르지 못하거나 임신을 못 할 때, 혈허로 안색이 나쁘고 피부에 윤기도 없으며 저리거나 근육이 경련할 때, 아랫배가 냉하여 월경 전에 동통이 있거나 월경불순 등이 있으며 임신을 못 할 때.

【 응 용 】

불임, 생리통, 유산, 하혈(下血), 하복냉증, 수족냉증, 임신 준비 기간이나 유산 후 원활한 임신을 위한 처방으로 사용된다.

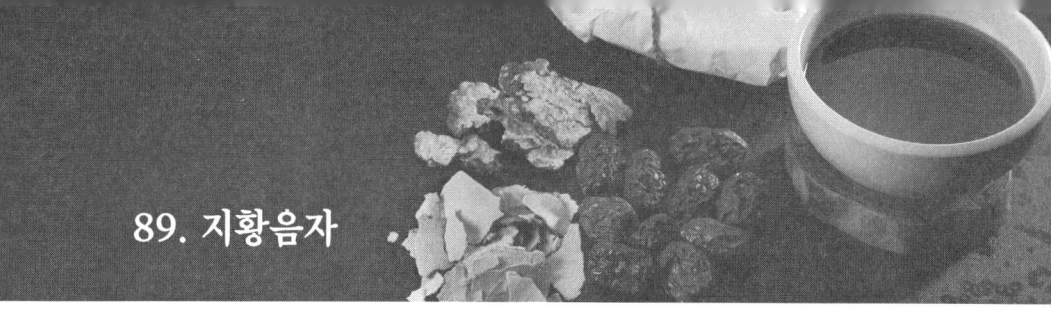

89. 지황음자

【 출 전 】 선명방론

【 조 성 】

숙지황	3g	파극	3g
산수유	3g	육종용	3g
석곡	3g	원지	3g
오미자	3g	백복령	3g
맥문동	3g	치자	1.5g
육계	1.5g	석창포	1.5g

【 용 법 】 생강 3개, 대추 2개, 박하를 가하여 물에 달이고 수시로 복용한다.

【 효 능 】 자신음, 보신양, 개규화담

【적응증】 혀가 굳어져 말을 하지 못한다, 다리를 쓰지 못한다, 갈증은 나지만 물을 마시려 하지 않는다 등의 신허기궐(腎虛氣厥)에 의한 증상이 나타날 때.

【 응 용 】

중풍, 반신불수, 고혈압, 불면, 기침. 신음과 신양이 허한 증상을 둘 다 치료하는 처방으로 각종 신장 질환에 사용 가능하며, 디스크, 허리통증, 관절통, 남자의 음위증, 발기부전, 조루 등에 사용될 수 있다.

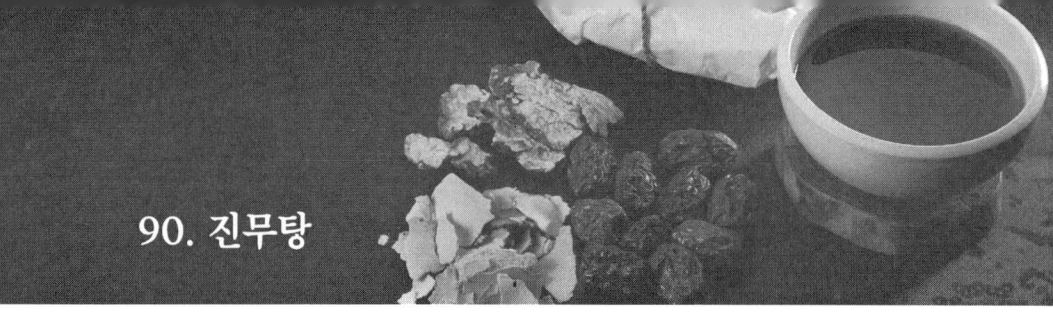

90. 진무탕

【 출 전 】 상한론

【 조 성 】

복령	20g	백출	10g
백작약	20g	치자	10g
생강	20g		

【 용 법 】 물로 달여 따뜻하게 복용한다.

【 효 능 】 온양이수

【적응증】 부종이 있다(특히 하반신), 요량이 감소한다, 대변이 묽다, 사지(四肢)가 무겁고 냉하다, 추위를 탄다, 갈증이 없다, 피로하기 쉽다, 원기가 없다, 배가 아프다, 심하면 복수(腹水)나 흉수(胸水)가 생긴다 등의 증상이 있을 때.

【 응 용 】

감기, 폐렴, 늑막염, 폐결핵 등에 갈근탕이나 소시호탕 등을 복용하면 열이 더욱 상승하는 자는 체질이 허증 때문이므로 본 방을 사용한다. 신경쇠약, 메니에르 증후군, 어지럼증, 고혈압, 손발 떨림, 어지러움, 운동실조, 다리가 약함 등에 진수음(振水飮)과 심하냉(心下冷)을 목표로 사용한다. 반신불수나 구안와사에도 이용된다. 야뇨증, 유뇨 등에도 사용할 수 있다.

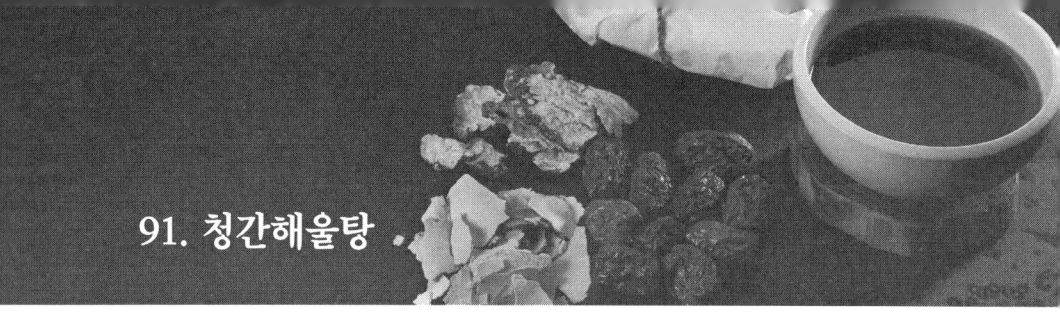

91. 청간해울탕

【 출 전 】 증치준승

【 조 성 】

인삼	3g	복령	3g
패모	3g	치자	3g
숙지황	3g	작약	3g
백출	4.5g	당귀	4.5g
시호	2.4g	천궁	2.4g
진피	2.4g	감초	1.5g
목단피	3g		

【 용 법 】 물로 달여 복용한다.

【 효 능 】 청간해울, 소간이비

【 적응증 】 간경(肝經)의 혈허풍열(血虛風熱), 혹은 간경의 울화(鬱火)로 상혈(傷血)하여 유방내(乳房內)에 핵(核)이 맺힌 것, 혹은 종궤(腫潰)가 낫지 않을 때.

【 응 용 】

유선염, 유방암 수술 후, 유종(乳腫). 폐렴, 폐암, 각종 암, 종양. 간 질환. 암 수술 후 보약.

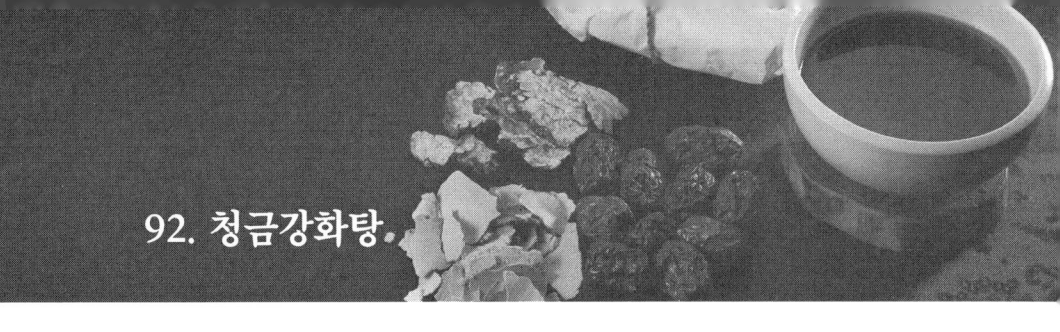

92. 청금강화탕

【 출 전 】 고금의감

【 조 성 】

진피	4.5g	행인	4.5g
적복령	3g	반하	3g
길경	3g	패모	3g
전호	3g	과루인	3g
황금	3g	석고	3g
지각	2.4g	감초	0.9g

【 용 법 】 생강 3편을 가하여 물로 달여서 공복에 복용한다.

【 효 능 】 청폐강화, 화담지해

【적응증】 폐위(肺胃)의 화울(火鬱)로 인하여 기침하고, 숨이 가쁘고, 가래는 적으나 누렇고 끈적끈적할 때. 목구멍이 답답하고 얼굴색은 붉으며 구갈이 있다 등의 증상을 보일 때.

【 응 용 】

감기, 폐렴, 폐결핵, 기관지염, 모세기관지염 등 각종 폐, 기관지 질환에 사용 가능하다. 인후부의 열감이나 마른 기침이 심할 때 사용하면 좋은 효과를 보인다.

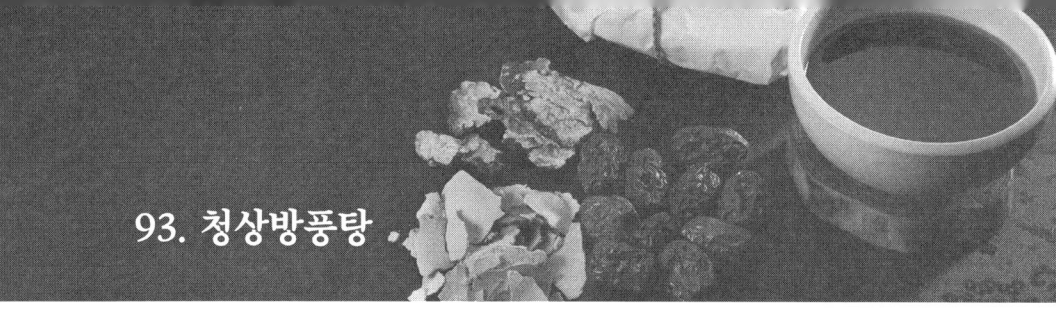

93. 청상방풍탕

【 출 전 】 만병회춘

【 조 성 】

방풍	3g	형개	1.5g
연교	2.4g	치자	1.5g
황련	1.5g	박하	1.5g
황금	2.1g	천궁	2.1g
백지	2.4g	길경	2.4g
지각	0.6g	감초	0.6g

【 용 법 】 물을 가하여 달이고 식후에 복용한다. 죽력을 1잔 가하면 효력이 좋다.

【 효 능 】 청상초화, 청열해독, 거풍지통

【적응증】 풍열(風熱)에 의한 상초(上焦)의 피진(皮疹): 신체의 상부(특히 얼굴)의 발적(發赤), 열감, 소양(瘙痒), 동통, 화농 경향이 있는 피진으로 눈이 충혈된다, 안면홍조가 있다, 갈증이 난다 등의 증상을 수반할 경우.

【 응 용 】

주로 건장한 청년 남자의 붉은 얼굴에 붉은 색깔의 여드름과 충혈성 습진, 두부(頭部)습진. 상열하한으로 생기는 지루성 피부염, 두피염 등에 사용하면 좋은 효과를 보인다.

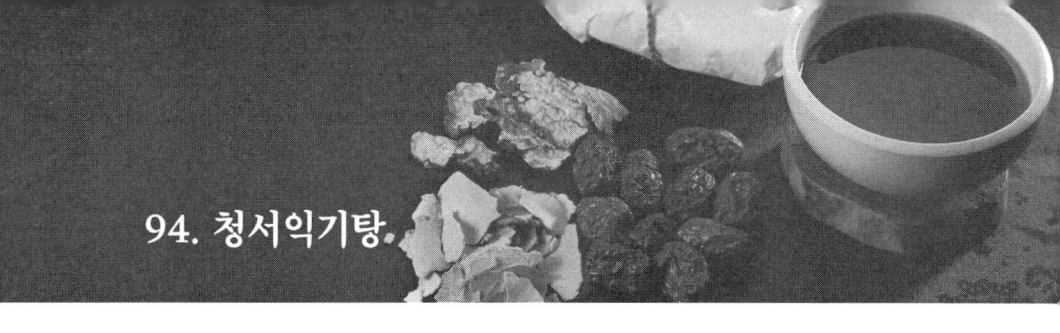

94. 청서익기탕

【 출 전 】 비위론

【 조 성 】

창출	4.5g	황기	3g
승마	3g	인삼	1.5g
백출	1.5g	진피	1.5g
신곡	1.5g	택사	1.5g
황백	0.9g	당귀	0.9g
갈근	0.9g	청피	0.9g
맥문동	0.9g	감초	0.9g

【 용 법 】 물로 달여 복용한다.

【 효 능 】 익기생진, 청열화습

【적응증】 한여름의 습열 때문에 팔다리가 피곤하고 권태롭다, 무기력하고 동작이 느리다, 흉만하여 숨이 차다, 팔다리가 아프거나 숨소리가 작다, 신열이 있어 번갈하다, 심하부가 팽만하다, 소변이 황색이고 소변이 잦다, 대변이 설사 경향이 있고 횟수가 많다, 구갈이 있다, 음식 생각이 없다, 자한이 있다, 몸이 허약하다 등의 증상이 나타날 때.

【 응 용 】

도한(盜汗)과 기침이 있는 환자 혹은 몸이 마르고 약한 자가 여름을 심하게 탈 때. 도한(盜汗)이 많은 사람이 기관지염에 감염이 잘 될 때. 식중독에 잘 걸릴 때. 여름철 기운이 없거나 식욕부진이 있을 때, 땀을 많이 흘려 탈수 증상이 있을 때.

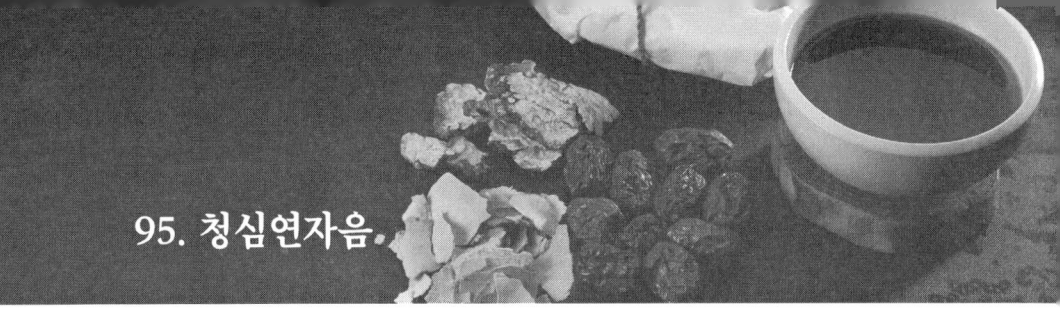

95. 청심연자음

【 출 전 】 화제국방

【 조 성 】

연자	6g	차전자	2.1g
인삼	3g	맥문동	2.1g
황기	3g	지골피	2.1g
적복령	3g	감초	2.1g
황금	2.1g		

【 용 법 】 물로 달여 복용한다.

【 효 능 】 익기음, 청심화, 이습탁

【적응증】 심화망동(心火妄動), 기음양허(氣陰兩虛), 습열하주(濕熱下注): 불안, 초조, 불면, 다몽(多夢), 입과 인후의 건조감, 구내염, 동계(動悸), 수장번열(手掌煩熱), 심번(心煩) 등의 심화왕(心火旺) 증후에 원기가 없다, 피로하다, 팔다리가 권태롭다, 기력이 없다, 식욕이 없다 등의 기허증을 수반하고, 요량 감소, 농축뇨 빈뇨, 배뇨통, 잔뇨감, 임탁(淋濁), 유정(遺精), 혈붕(血崩), 대하(帶下), 성기의 출혈 등이 보일 때.

【 응 용 】

비뇨기계, 부인과 질환에 있어 만성허증(慢性虛症)의 염증성 질환에 사용. 빈뇨, 다뇨, 잔뇨감. 당뇨병으로 소변이 기름과 같고 갈증이 있으며 사지가 노곤할 때. 만성 비염, 만성 축농증, 허증의 만성 알레르기 천식. 건조증을 동반한 각종 알레르기나 피부질환 증상을 치료하며 남성의 성기능 강화에 사용할 수 있다.

96. 평위산

【 출 전 】   화제국방

【 조 성 】

| 창출 | 6g | 진피 | 4.2g |
| 후박 | 3g | 감초 | 1.8g |

【 용 법 】   생강 2개, 대추 2개를 넣고 물로 달여 복용한다.

【 효 능 】   운비제습

【적응증】   상복부에 팽만감이 있다, 가슴이 막힌다, 배가 아프다, 입이 끈적거린다, 식사 생각이 없다 등의 증상에, 속이 메스껍다, 구역질이 난다, 설사를 한다, 팔다리가 무겁다 등의 증상이 있을 때.

【 응 용 】

모든 소화기 질환이나 증상에 사용하는 1 처방이다. 위산과다와 소화불량이 있고 설사나 이급후중이 있을 때. 장염, 복부 팽만감, 위염. 식욕부진을 동반한 소화불량. 설사와 변비가 빈번한 과민성대장증후군.

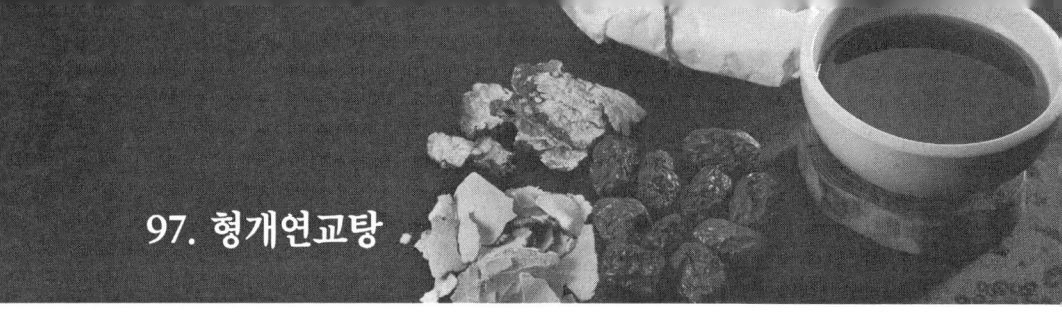

97. 형개연교탕

【 출 전 】 일관당

【 조 성 】

당귀	1.5g	작약	1.5g
천궁	1.5g	지황	1.5g
황련	1.5g	황금	1.5g
황백	1.5g	치자	1.5g
연교	1.5g	감초	1.5g
형개	1.5g	방풍	1.5g
박하	1.5g	지각	1.5g
백지	2.0g	길경	2.0g
시호	2.0g		

【 용 법 】 물로 달여 복용한다.

【 효 능 】 청열사화, 해독, 지혈

【적응증】 해독증체질(解毒證體質)의 청년기 병증: 울증(鬱證), 허로(虛勞), 육혈(衄血), 이비인후과 질환(축농증, 만성비염, 만성편도선염, 耳鳴, 耳聾, 耳瘡, 膿耳 등), 독발증(禿髮證).

【 응 용 】

각종 염증성 질환에 사용할 수 있는 제1 처방으로 비후성(肥厚性)비염, 알레르기 비염, 축농증, 편도염, 중이염 등에 사용된다. 원인 미상의 피부 질환, 여드름, 종기, 두창, 화농성 질환 등에 사용되며 각종 염증성 질환을 치료하는 데 가장 먼저 사용한다.

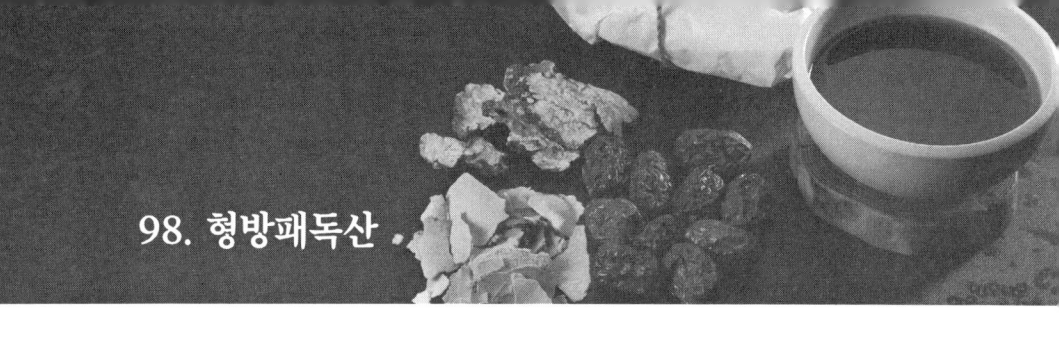

98. 형방패독산

【 출 전 】 섭생중초방

【 조 성 】

강활	3g	독활	3g
시호	3g	전호	3g
적복령	3g	인삼	3g
지각	3g	길경	3g
천궁	3g	형개	3g
방풍	3g	감초	1.5g

【 용 법 】 물에 가하여 달이고 따뜻하게 복용한다.

【 효 능 】 신온해표, 거풍습, 지해화담, 지통

【적응증】 풍한습(風寒濕)의 표증(表證)으로 오한이 난다, 열이 난다, 땀이 나지 않는다, 머리가 몹시 아프다, 팔다리가 저리고 아프다, 기침을 한다, 가래가 있다, 코가 멘다, 약간의 부종이 있다 등의 증상이 나타날 때.

【 응 용 】

유행성 독감으로 발열, 두통, 신체통, 코막힘 등의 증상이 있으면서 기관지, 폐의 염증이 심하여 기침을 하고 가래를 토해 낼 때. 축농증, 눈병, 습진, 두드러기, 유방암, 두창 등의 피부병이 상습적으로 발병하고 병상이 빨리 개선되지 않을 때.

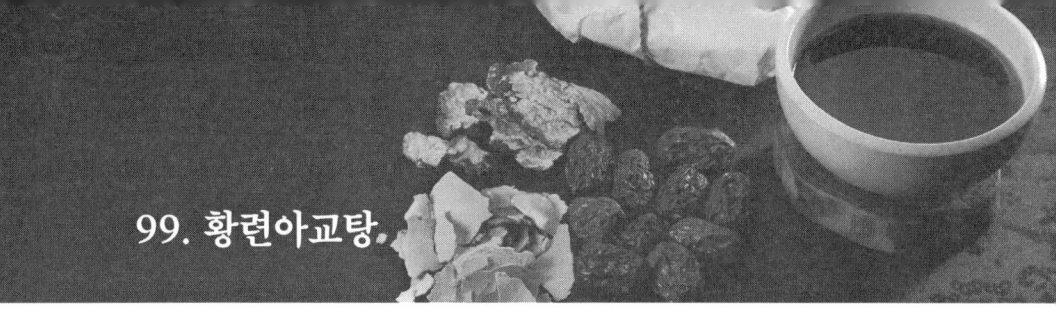

99. 황련아교탕.

【 출 전 】 상한론

【 조 성 】

황련	6g	아교	12g
황금	12g	계자황	1개
백작약	15g		

【 용 법 】 먼저 황련, 황금, 작약을 물에 달이고 찌꺼기를 버리고 아교를 넣어 녹인 다음 조금씩 식혀서 넣어 저어 따뜻하게 하루 세 번 복용한다.

【 효 능 】 양음청열

【적응증】 불안하다, 가슴이 쓰리고 아프다, 잠이 오지 않는다 등의 심화왕(心火旺)의 증상이 나타날 때. 입이 마른다, 인후에 건조감이 있다, 머리가 휘청거린다, 여윈다, 다리와 허리에 힘이 없다 등의 음허의 증상을 수반할 때.

【 응 용 】

속에 열이 있고 체액이 마르고 가슴이 답답하여 잠을 자지 못할 때. 신경정신질환으로 히스테리, 노이로제, 정신분열증. 코피, 객혈, 토혈, 안출혈. 설사, 혈뇨, 소변이 탁할 때. 열증으로 인한 치료제로 황련해독탕이나 삼황사심탕을 사용하기에 까다로운 경우, 음허한 자의 열을 다스리는 데 사용한다.

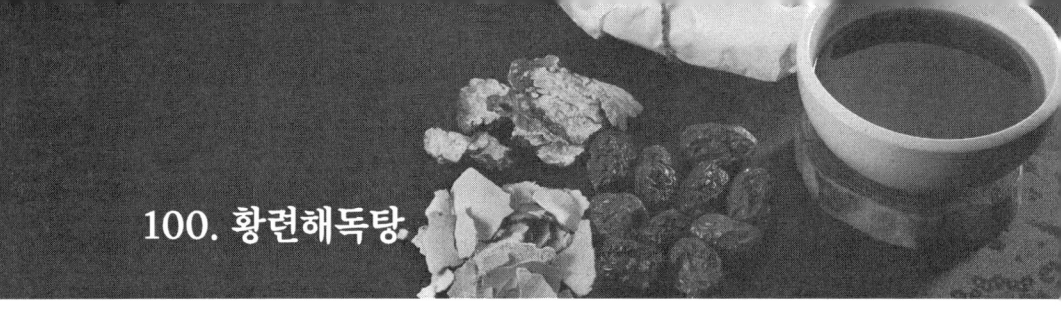

100. 황련해독탕

【 출 전 】 외대비요

【 조 성 】

황련	3g	황백	3g
황금	3g	치자	3g

【 용 법 】 물에 달여 복용한다.

【 효 능 】 청열사화, 해독, 청열화습, 지혈

【적응증】 고열이 있다, 안면홍조가 있다, 눈이 충혈된다, 열감이 있다, 입과 목이 마른다, 입맛이 없다, 불안하다, 이리저리 돌아눕는다, 잠이 오지 않는다 등의 증상이 있을 때. 열이 성해서 생기는 여러 가지 출혈증 또는 발진, 입이 달라붙는다, 입맛이 쓰다, 구취, 치통, 오심, 구토, 옆구리 및 복부에 팽만감이 있거나 통증이 있다, 황달, 이급후중, 빈뇨, 배뇨통 등이 있다, 열이 나지 않는 경우가 많다 등의 증상이 있을 때. 초조, 기상충, 안면홍조, 충혈, 구취(口臭), 구고(口苦), 구갈(口渴), 구내염, 동계(動悸), 머리가 맑아 잠이 오지 않는다, 흉협부가 당기고 아프다, 상복부 통증, 오심 등의 증상이 있을 때.

【 응 용 】

간염(肝炎), 간경화(肝硬化), 지방간(脂肪肝). 선홍색의 토혈(吐血), 하혈(下血), 각혈(咯血). 고혈압으로서 안면홍조, 불면(不眠), 불안등(신경계 흥분증상과 고점도혈증)이 있을 때. 결막염, 비뇨기계의 염증. 피부가 두껍고 근골이 튼튼한 자의 상열하한 증세를 치료하며 골격이 왜소하고 체열이 낮은 자의 허열 증상에는 사용하지 않는다. 실열이 더 강하면 삼황사심탕을, 보혈의 목적이 필요하면 사물탕을 추가해 온청음을 사용한다.

돈이 되는 생각

MANGA DE WAKARU JIATAMARYOKU WO KITAERU
by Isao Hosoya, Hirobumi Hoshii, Makura Shiota
Copyright © 2017 Isao Hosoya, TREND-PRO
All rights reserved.
Original Japanese edition published by TOYO KEIZAI INC.

Korean translation copyright © 2023 by IASO Publishing Co.
This Korean edition published by arrangement with TOYO KEIZAI INC., Tokyo,
through Tony International, Seoul.

이 책의 한국어판 저작권은 토니 인터내셔널을 통한
TOYO KEIZAI INC.와 독점 계약으로 도서출판 이아소에 있습니다.
저작권법에 의해 한국 내에서 보호받는 저작물이므로 무단 전재와 무단 복제를 금합니다.

AI 시대 최강의 무기, 지두력
돈이 되는 생각

호소야 이사오 지음
호시이 히로부미 만화 원작
시오타 마쿠라 작화
송수영 옮김

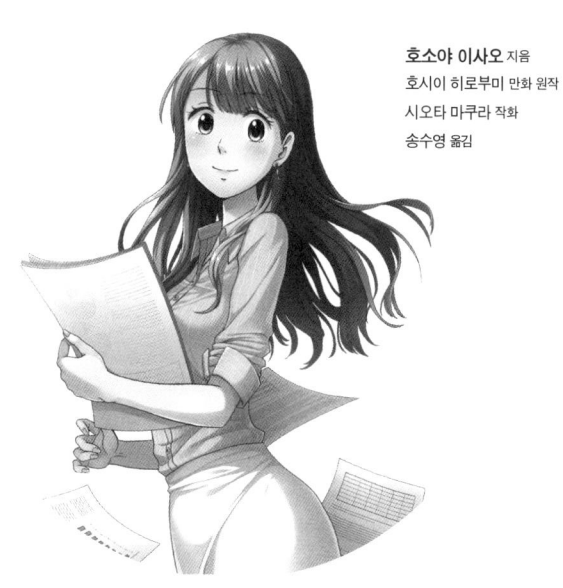

이아소

들어가며

인생을 바꾸는 생각 혁명

'지두력'이라는 말을 듣고 여러분은 무엇을 떠올리셨습니까?

이것은 원래 컨설팅 업계에서 널리 쓰이는 용어로, 주입식 지식이 아니라 범용성이 있는 사고력을 뜻하며, 예컨대 '지두가 좋은 학생을 채용하길 원한다'는 식으로 사용하고 있습니다.

이 책의 원저 《지두력》이 20만 부를 넘기며 베스트셀러가 되고, 직장인과 학생 사이에서 큰 반향을 불러일으킨 사회적 배경에는 인터넷 검색엔진의 비약적 발전이 있었습니다.

지식과 정보를 누구나 손쉽게 얻을 수 있게 되면서 이제는 '생각하는 힘'이 한층 중요하고 필수적이라는 것이 이 책의 핵심 메시지입니다.

최근 10년 사이 2가지 엄청난 변화가 있었습니다.

첫 번째가 스마트폰과 클라우드 컴퓨팅의 보급. 두 번째가 AI(인공지능)의 비약적 진화입니다.

스마트폰과 클라우드 컴퓨팅의 보급은 검색엔진의 진화를 가속화하고 글로벌 차원의 지식 접근을 한층 용이하게 만들었습니다. 음성입력 발달과 조합을 이루어 불과 몇 초 만에 전문가 수준의 지식을 얻을 수 있게 되었습니다.

나아가 두 번째 변화인 AI와 IoT, 빅 데이터의 진화는 인간의 지적 능력 체계를 파괴적으로 변화시키고 있습니다.

구글이 인수한 딥마인드사의 알파고가 종래 예상을 수십 년 앞당겨 세계 최고의 바둑 기사를 꺾은 것이 상징적입니다.

AI가 인간의 지적 능력을 다양한 분야에서 능가하기 시작했으며, 머지않아 종합적으로도 인간의 능력을 뛰어넘는 '싱귤래리티'라는 포인트가 닥칠 것이라 예상하는 사람도 있습니다.

이는 인간의 지적 능력이라는 측면에서 인류가 시작된 이래로 '전례 없는 시대'에 이르렀음을 의미합니다. 이미 AI가 가까운 장래에 인간이 수행하는 업무의 상당 부분을 대체할 것으로 예상하고 있습니다.

물론 지금도 다양한 분야에서 기계가 인간의 업무를 대체하고 있으나, 그 변화가 전형적인 블루칼라의 단순노동만이 아니라 화이트칼라의 영역에까지 확산되는 점에 주목해야 할 것입니다.

이런 시대에 여러분은 어떤 '무기'를 가지고 세상에 나서겠습니까.

AI 시대에 범용적으로 힘이 되는 중요한 무기 중 하나가 이 책에서 소개하는 '지두력'입니다. '전례 없는 시대'라는 것은 자칫 잘못하면 '인류의 위기'일 수 있지만, 잘 극복한다면 '비약적으로 멋진' 세상이 될 가능성도 있습니다.

자발적으로 유연하게 사고하고, 인간만이 가진 자신만의 강점을 활용하며, 나아가 AI의 무한한 능력을 이용할 수 있다면 여러분은 미래를 두려움 없이 개척해나갈 수 있을 것입니다.

차례

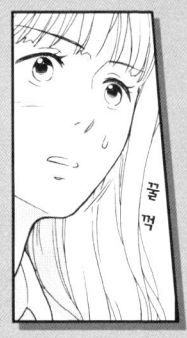

들어가며 인생을 바꾸는 생각 혁명   5

프롤로그

성공하는 사람들의 생각법

- **01** 우등생도 빠지기 쉬운 생각의 함정   40
- **02** AI 시대 최강의 무기, 지두력   43
- **03** '정답병'에 빠져서 놓치는 것들   46
- **04** 나를 변화시키는 생각 연습   49

column 바로 쓰는 두뇌 활용 트레이닝, 페르미 추정   51

사고 정지에서 벗어나는 법 핵심 정리   52

PART 1

결론부터 생각한다 _가설 사고력

- **01** 완벽주의자는 왜 실패할까? — 80
- **02** 80점보다 20점이 성공하는 이유 — 83
- **03** 한정된 시간에 일단 답을 내는 방법 — 86

결론부터 생각한다 핵심 정리 — 88

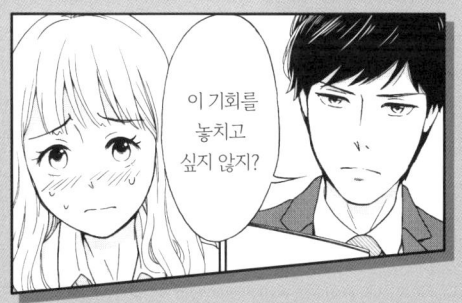

PART 2

전체로 생각한다 _ 프레임워크 사고력

- **01** 확고한 생각일수록 위험하다 — 110
- **02** 사고의 습관을 알면 문제의 절반은 해결된다 — 112
- **03** 우선순위를 정하는 단 한 가지 포인트 — 114

전체로 생각한다 핵심 정리 — 117

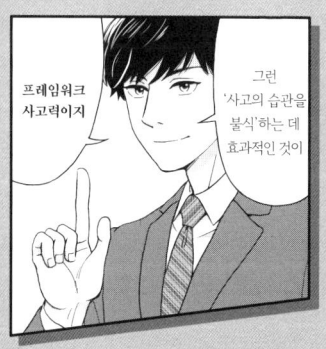

PART 3

단순하게 생각한다 _ 추상화 사고력

- **01** 본질을 꿰뚫는 요약의 힘　　　　　　　　　148
- **02** '엘리베이터 테스트'는 핵심을 전하는 트레이닝　　151
- **03** '단순하게 생각하기'는 새로운 아이디어의 원천　154

column 별똥별에 소원을 빌면 왜 이루어질까?　　　156

단순하게 생각한다 　핵심 정리　　　　　　　　　157

마치며 이제부터 진짜 승부다　　　　　　　　　　159

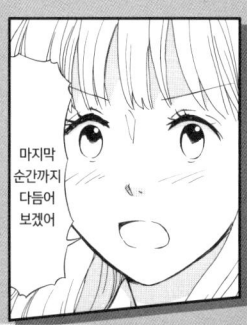

주요 등장인물

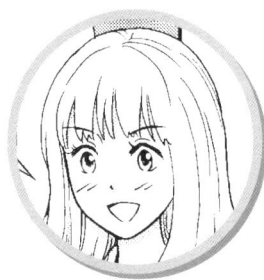

정유연

아우라가구 가구개발부에서 가구 디자이너로 상품 기획 담당. 오랜 꿈을 이루어 큰 포부를 가지고 입사했으나 5년 차에도 전혀 실적을 올리지 못하고 고객불만접수과로 이동. 그러다 사장이 직접 주관하는 한 프로젝트에 리더로 발탁된다. 일발 역전 홈런을 노리고 분투하는데….

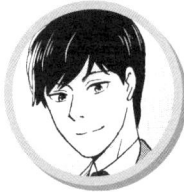

강대한

영업부의 에이스. 정유연의 동기. 입사 후 급성장, 두각을 나타내며 '능력자'로 대활약.

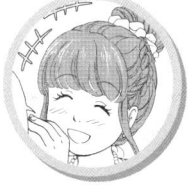

이아름

고객불만접수과의 막내 여직원. 먹는 것을 좋아하는 애교쟁이. 귀여운 여동생 같은 캐릭터. 직장 내 아이돌.

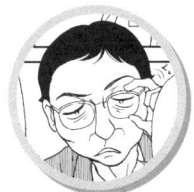

나태원

고객불만접수과의 과장. 정유연의 상사. 상사에게는 아첨하고, 부하에게 화풀이하는 교활한 인물.

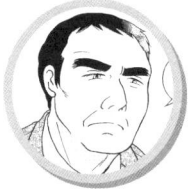

김무영

아우라가구 사장. 경영자로서 수완이 좋다. 정유연에게는 무리한 난제를 갑자기 던지는 두려운 인물.

프롤로그

성공하는
사람들의 생각법

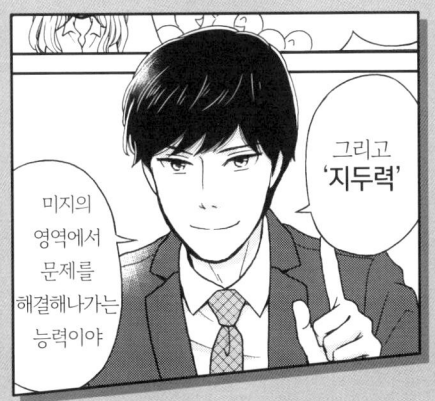

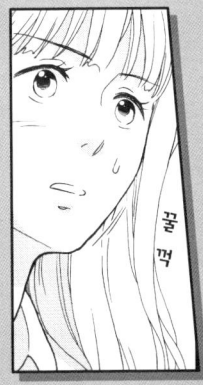

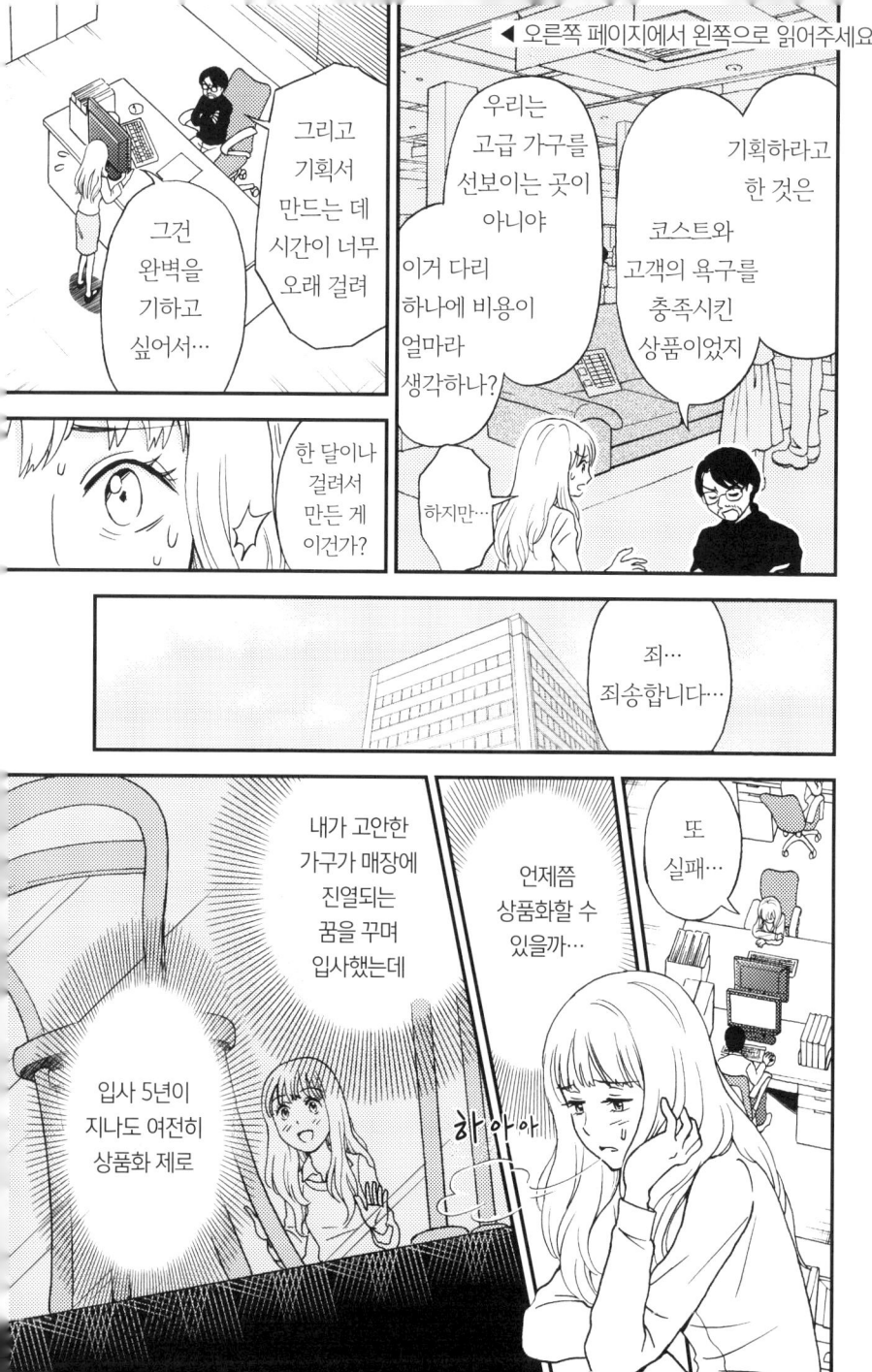

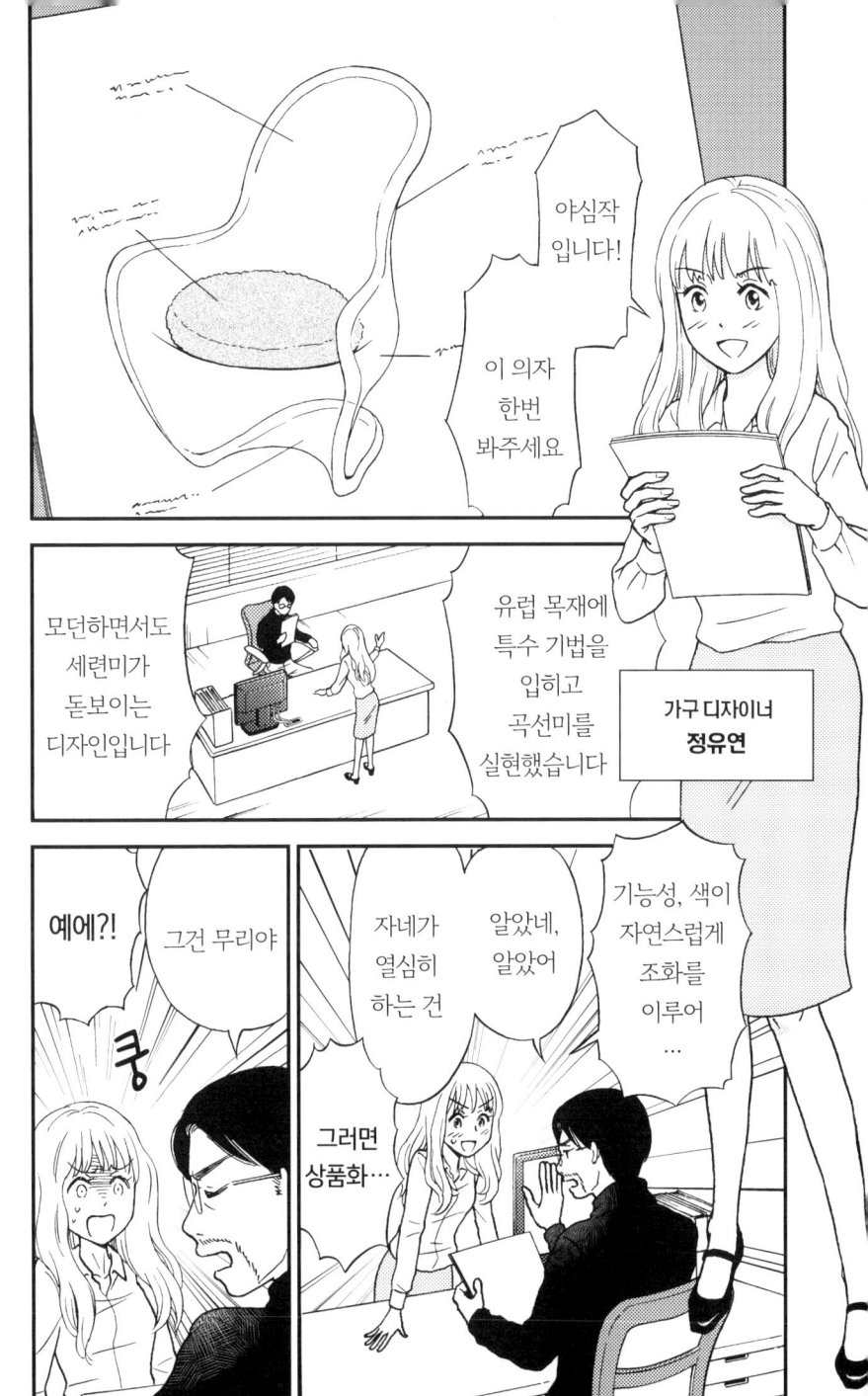

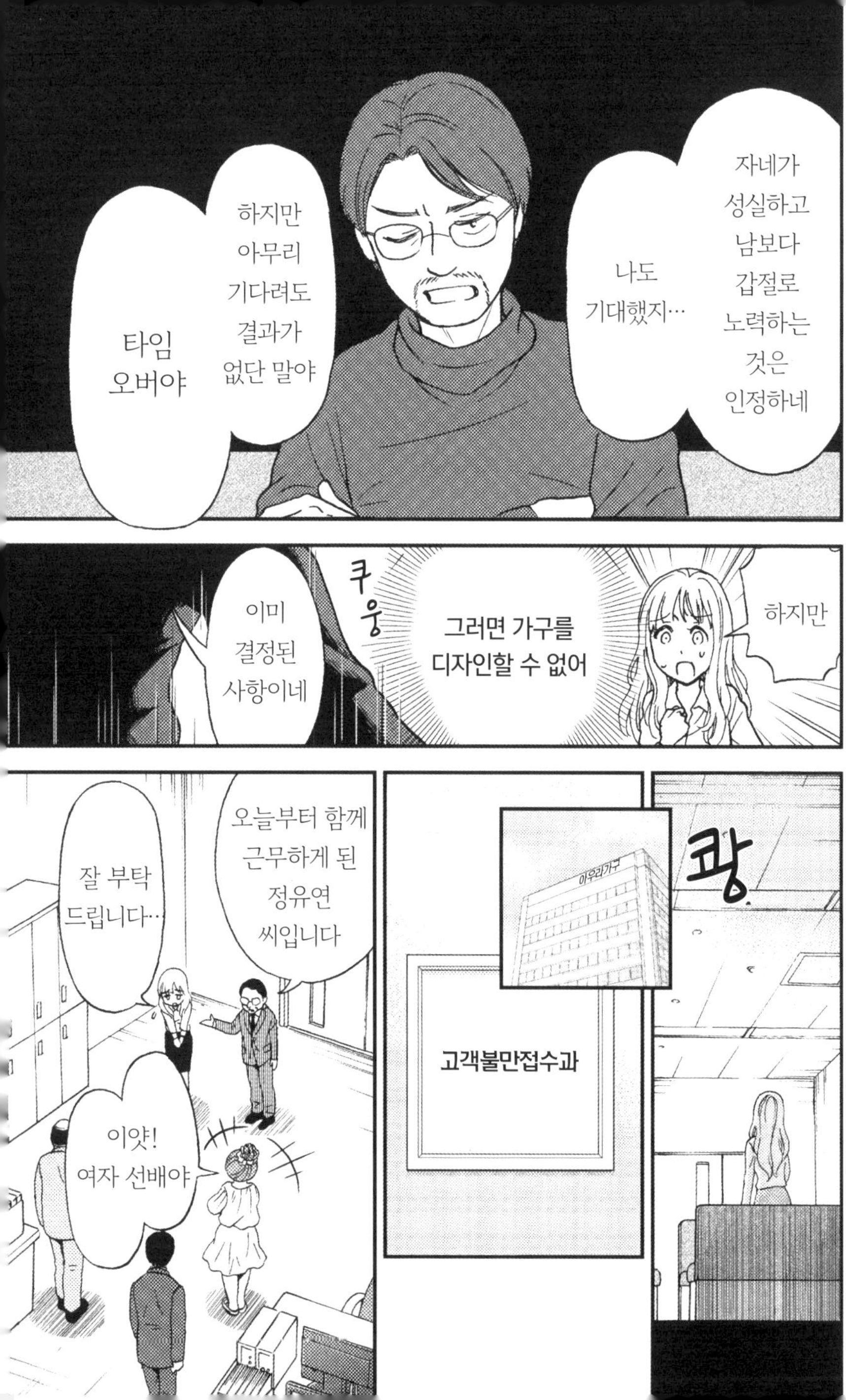

자네가 성실하고 남보다 갑절로 노력하는 것은 인정하네

나도 기대했지…

하지만 아무리 기다려도 결과가 없단 말야

타임 오버야

이미 결정된 사항이네

쿠웅

그러면 가구를 디자인할 수 없어

하지만

잘 부탁 드립니다…

오늘부터 함께 근무하게 된 정유연 씨입니다

이얏! 여자 선배야

고객불만접수과

쾅

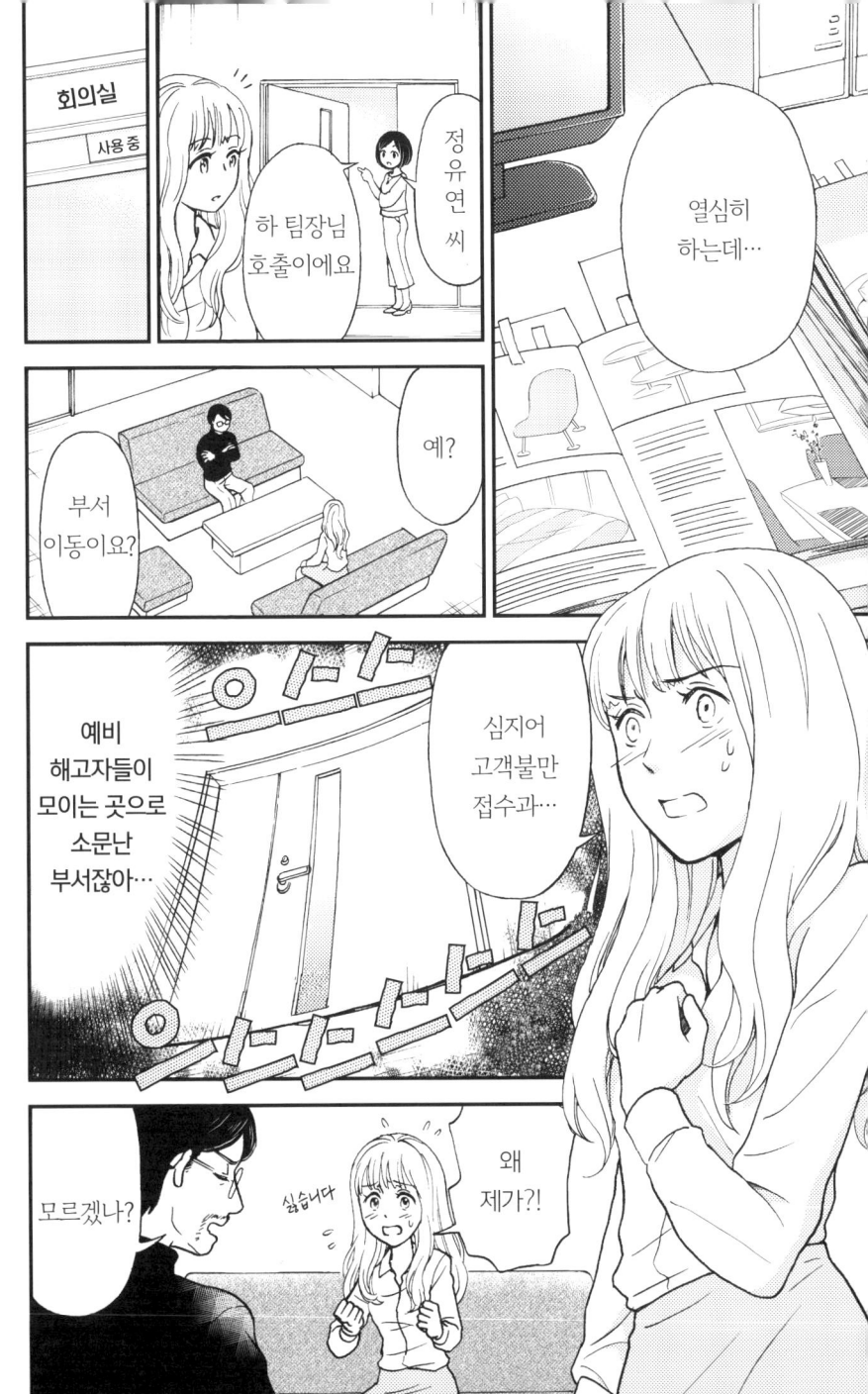

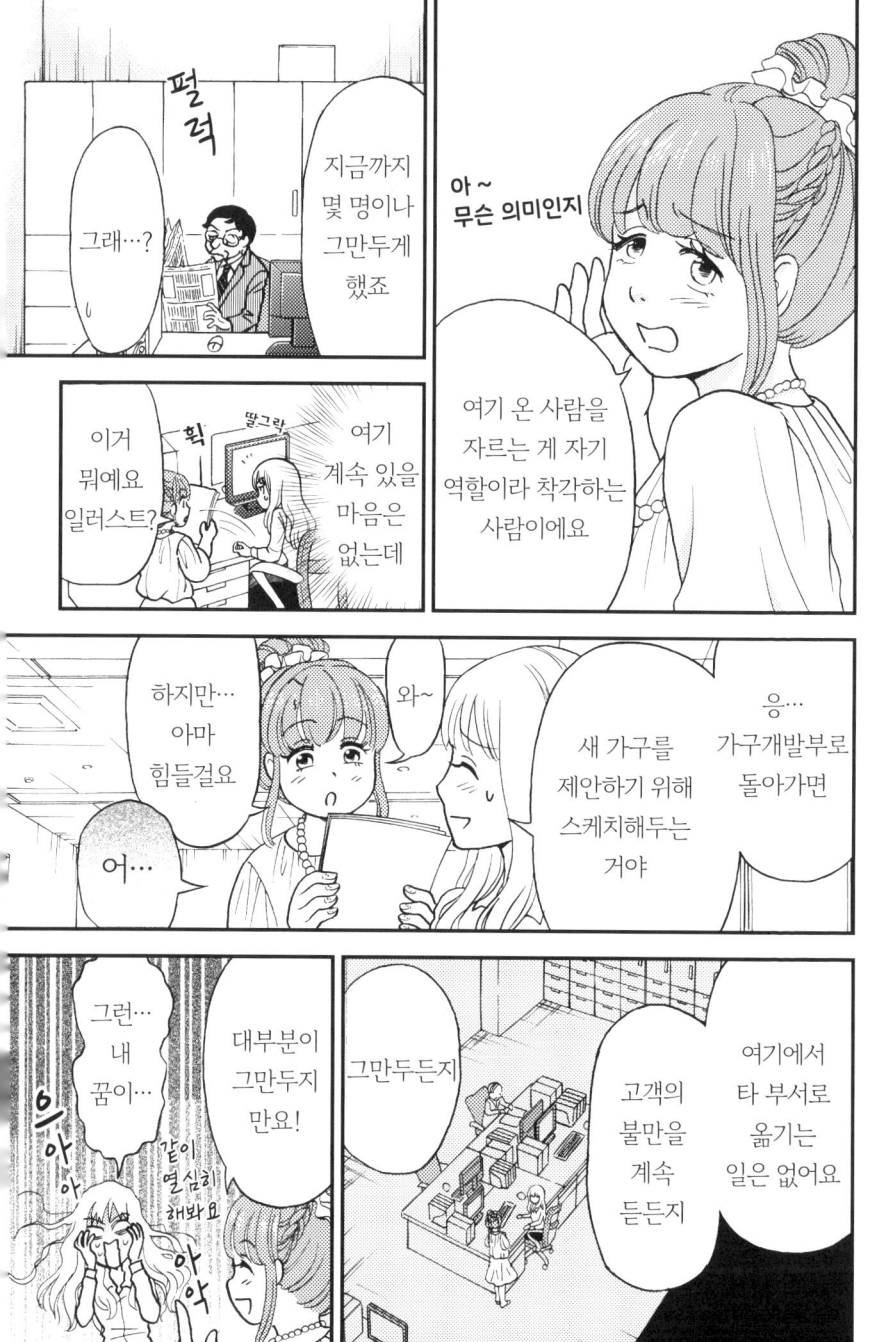

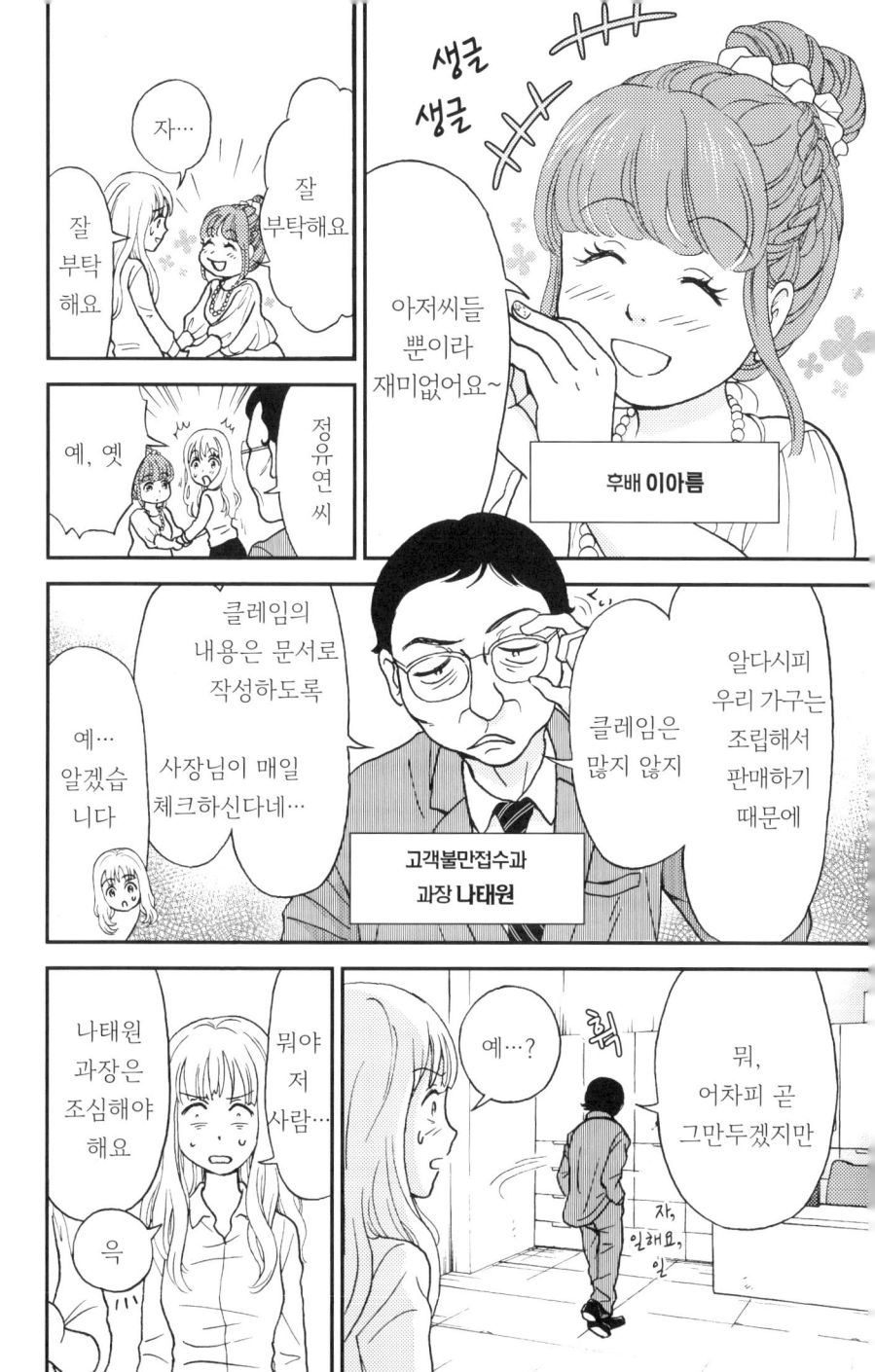

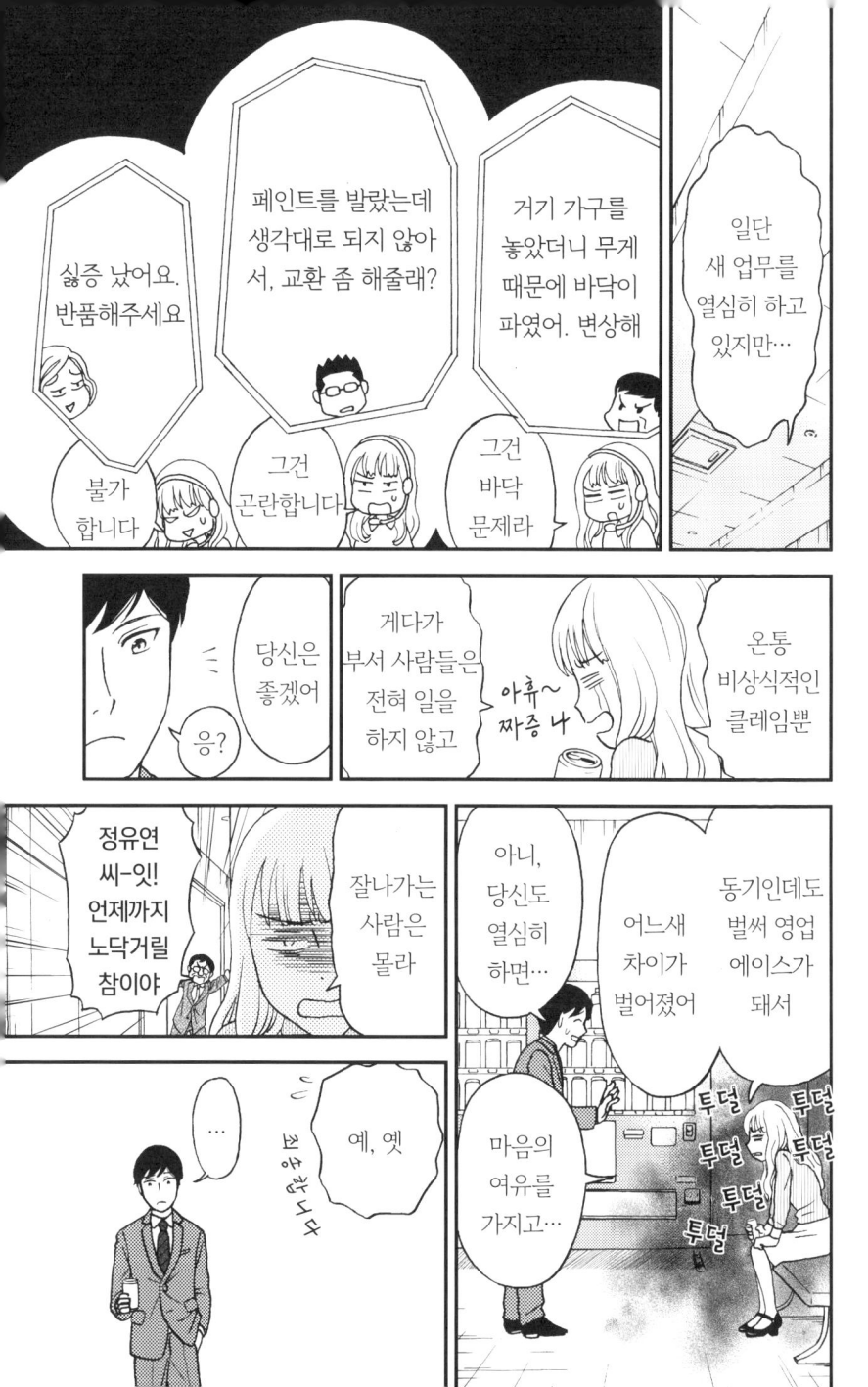

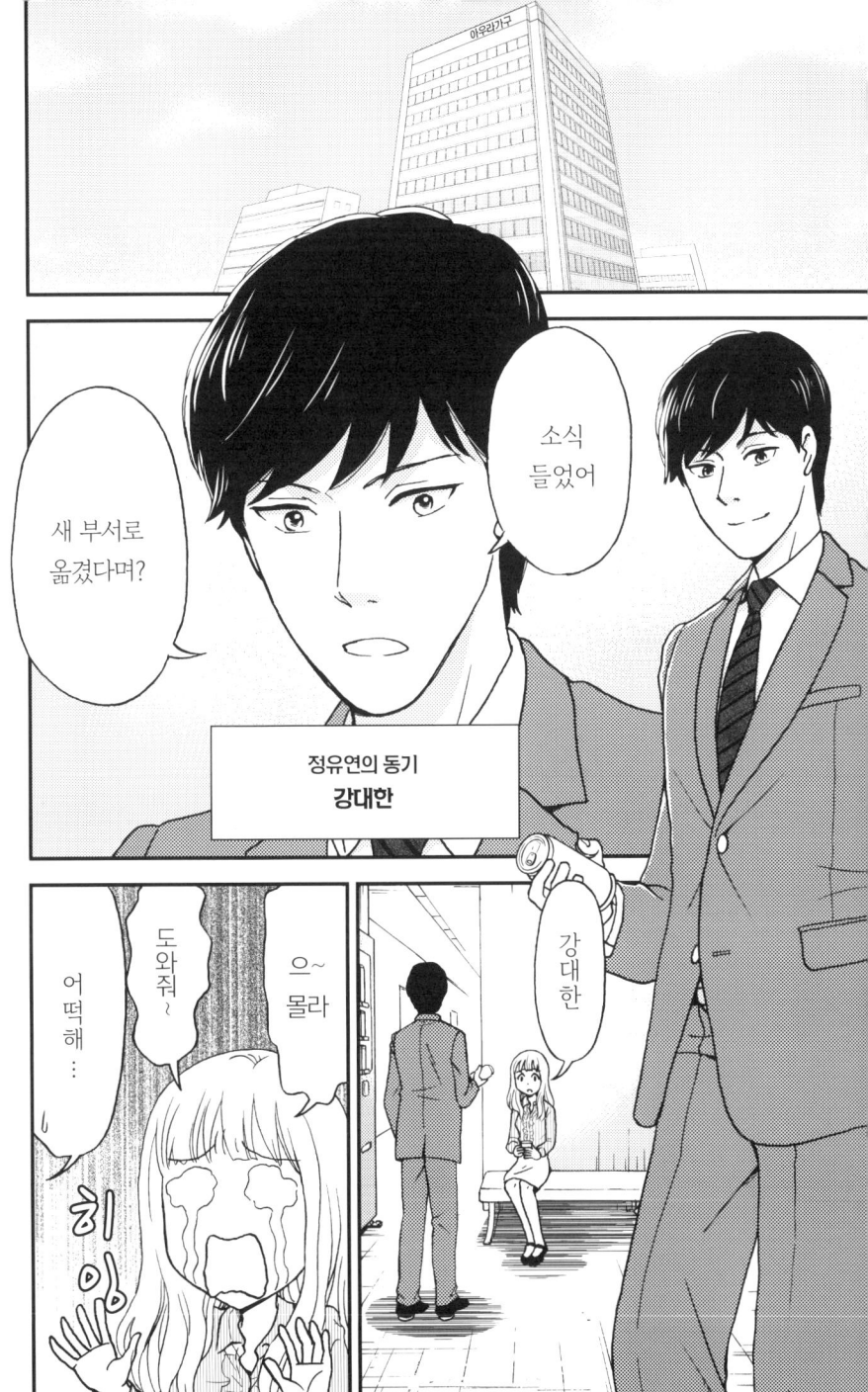

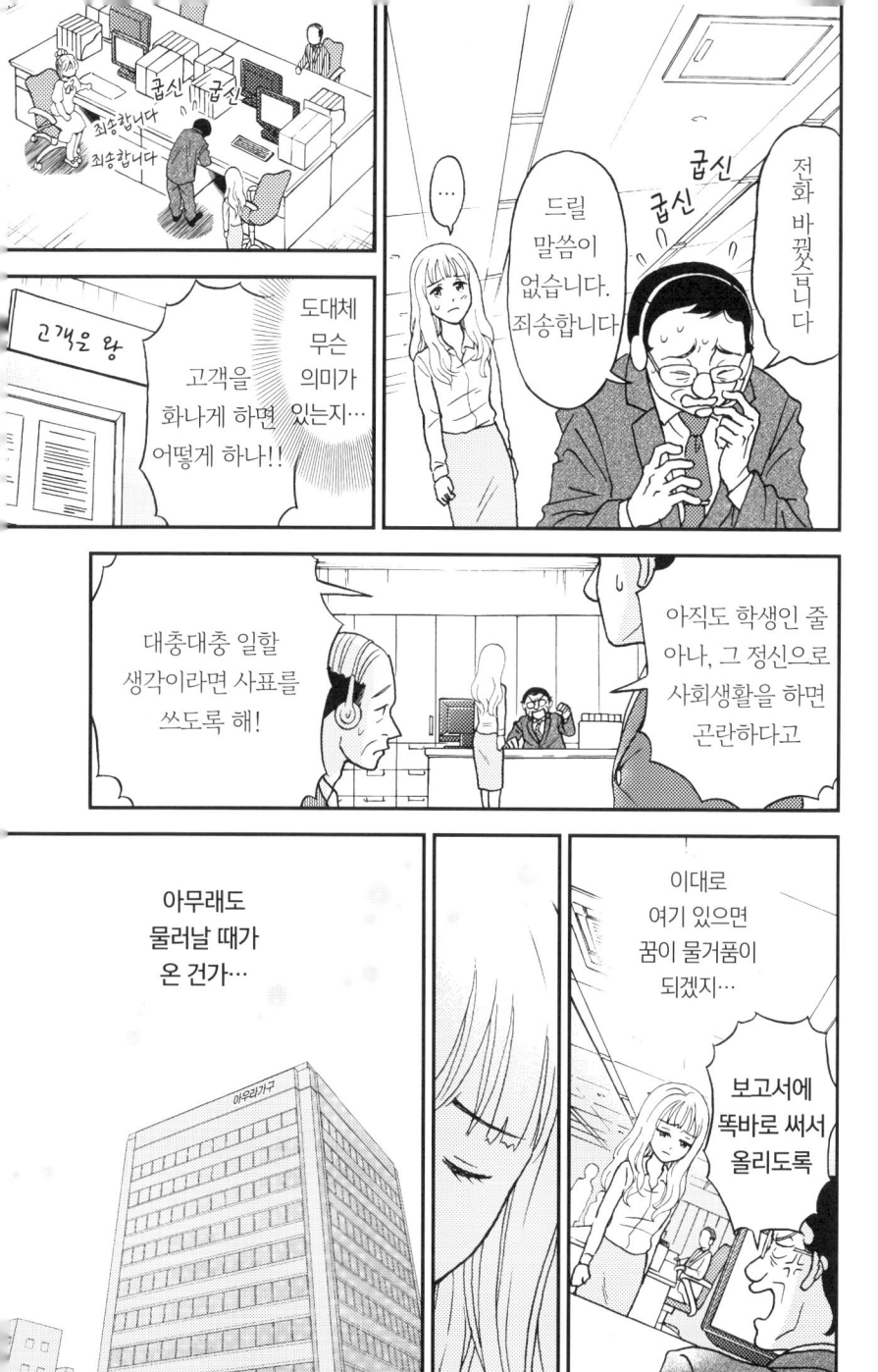

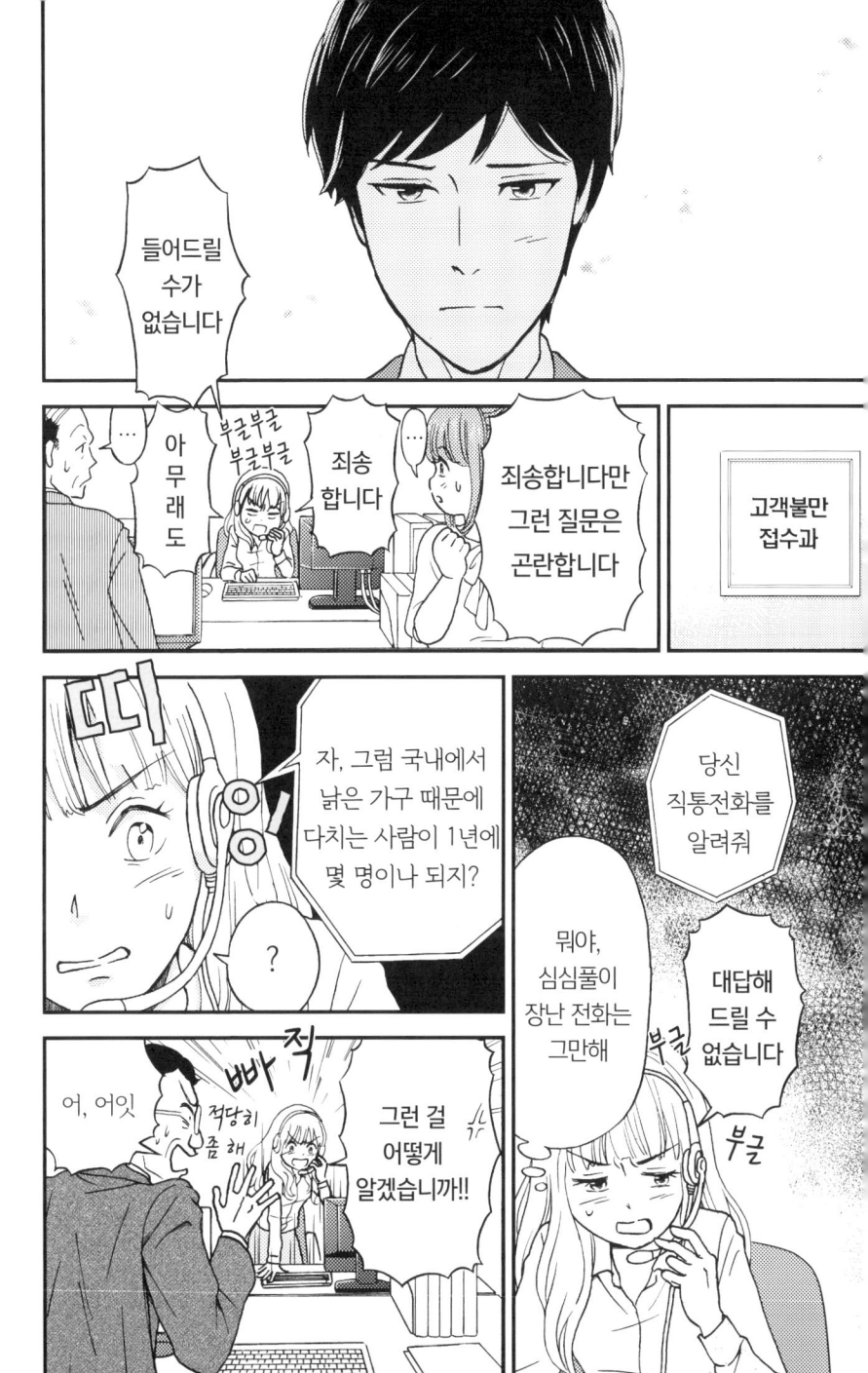

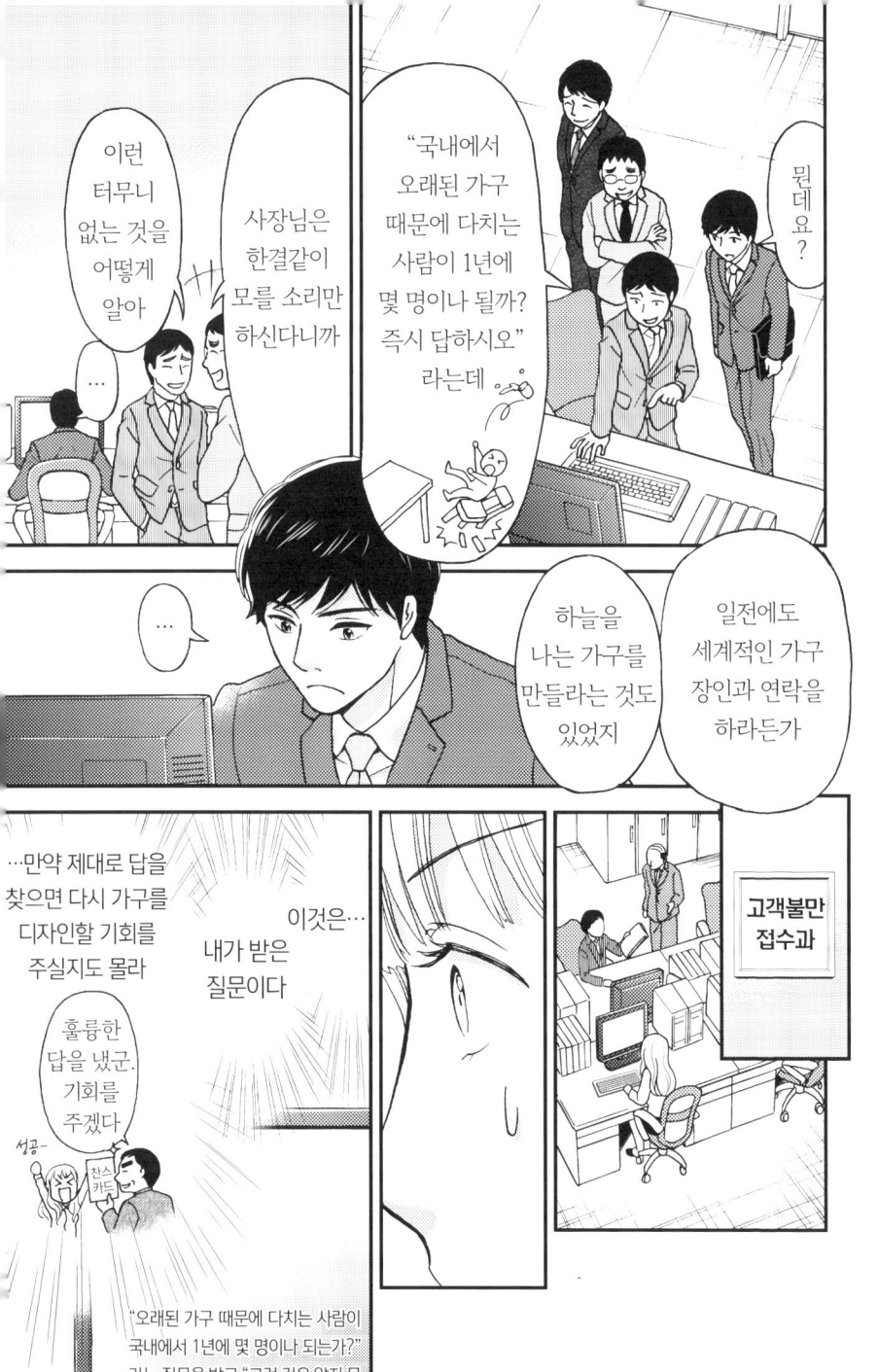

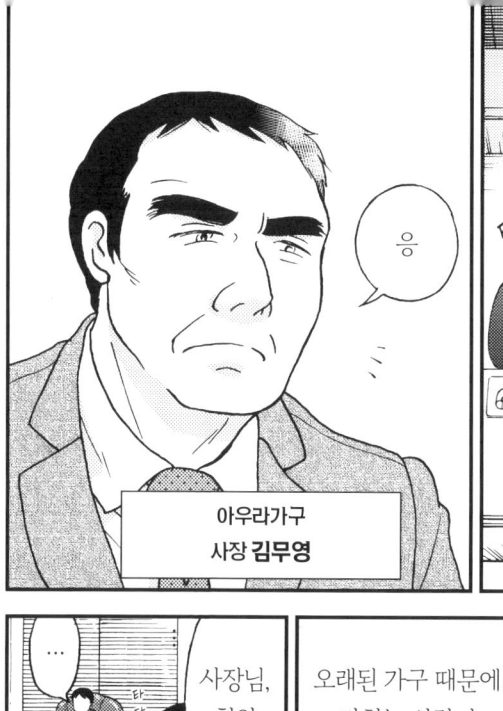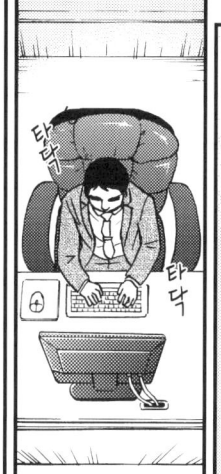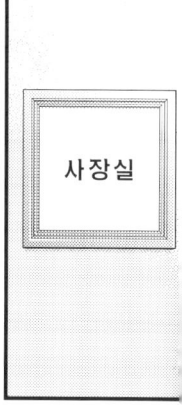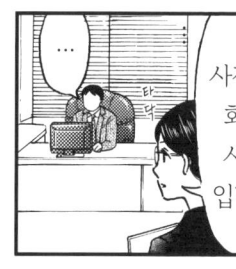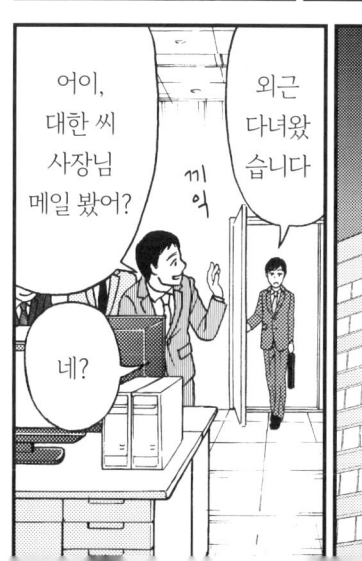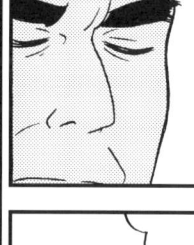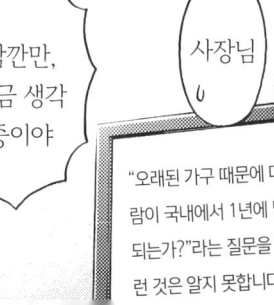

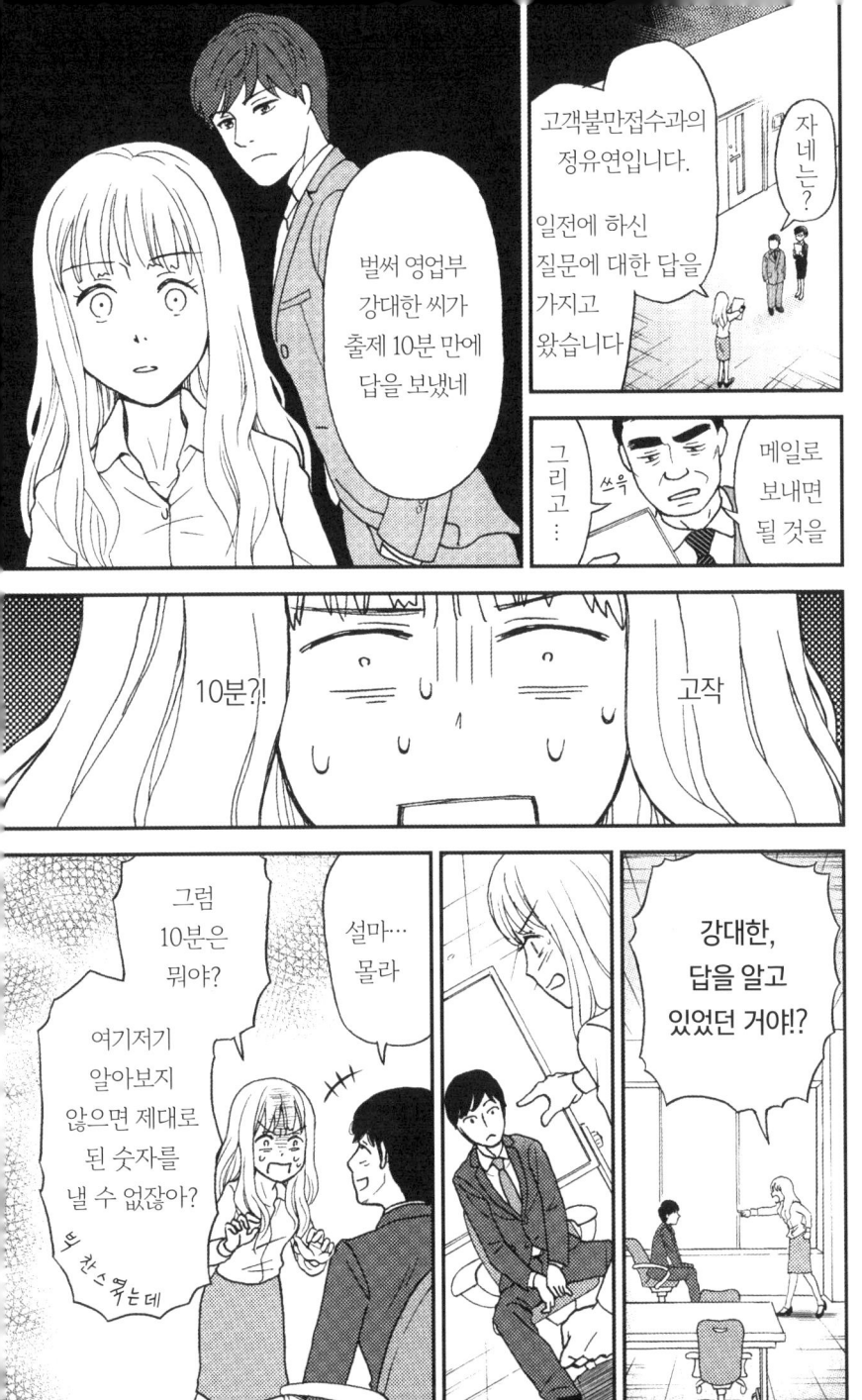

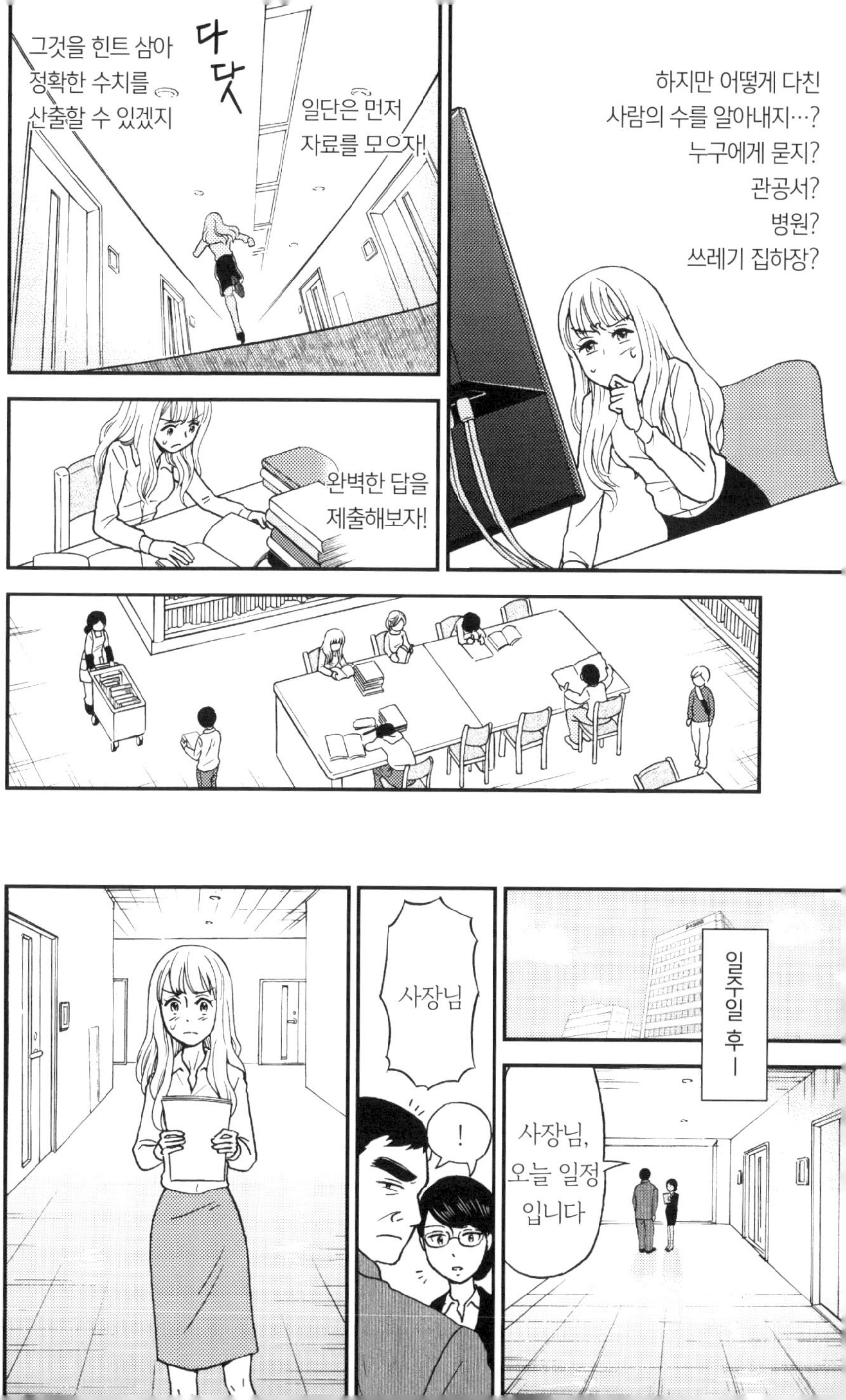

그것을 힌트 삼아 정확한 수치를 산출할 수 있겠지

다닷

일단은 먼저 자료를 모으자!

하지만 어떻게 다친 사람의 수를 알아내지…? 누구에게 묻지? 관공서? 병원? 쓰레기 집하장?

완벽한 답을 제출해보자!

일주일 후—

사장님

사장님, 오늘 일정입니다

!

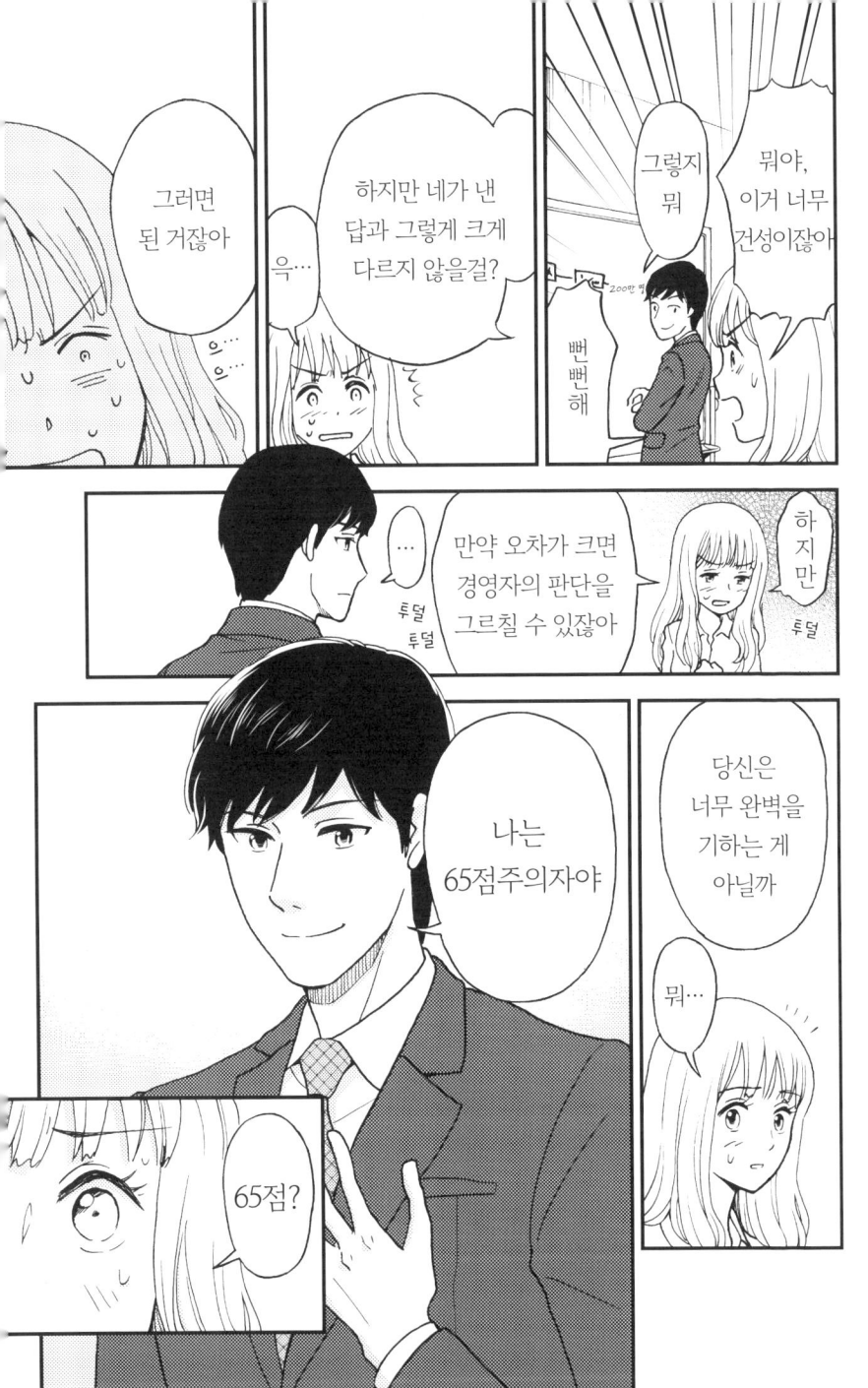

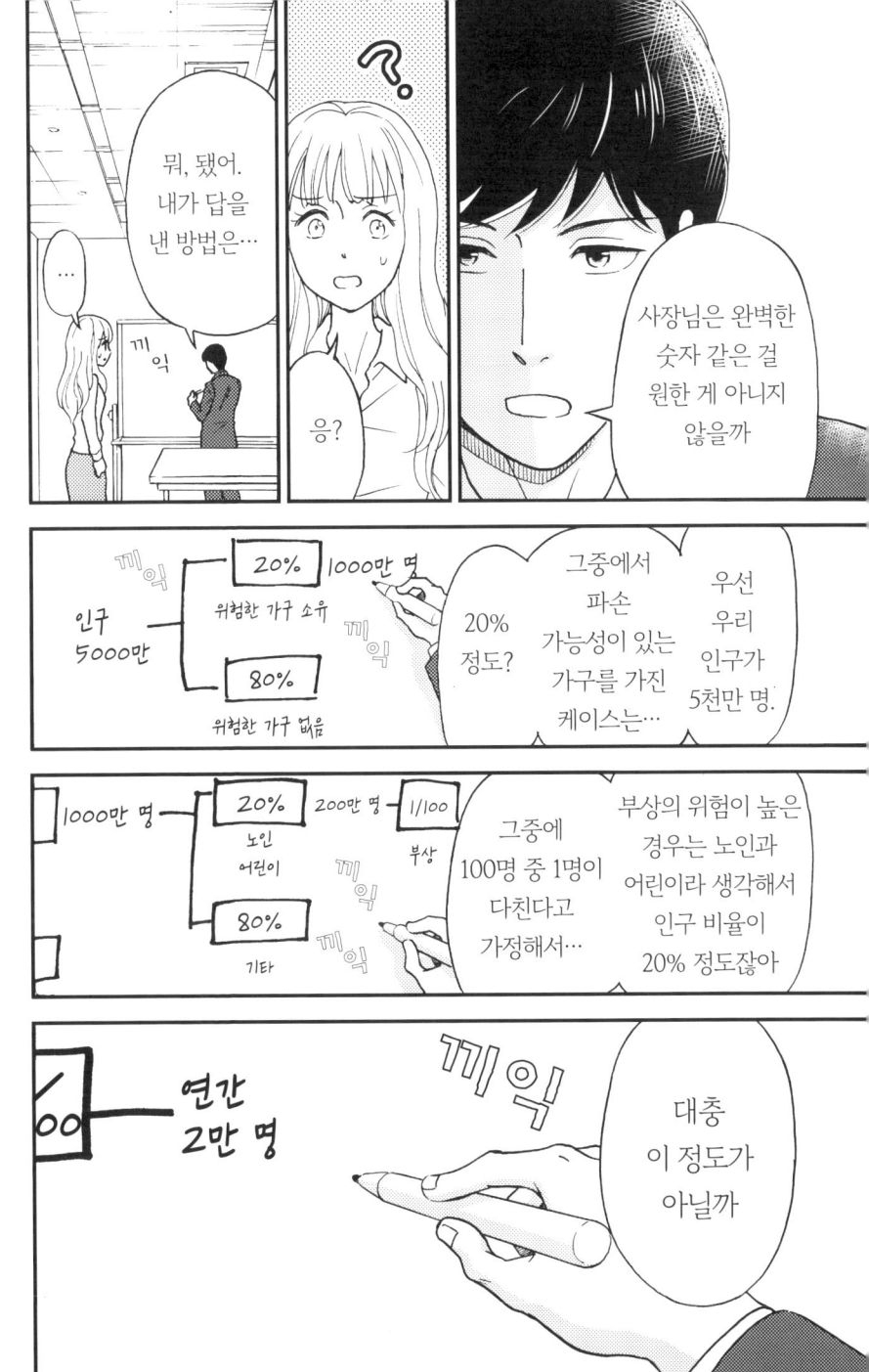

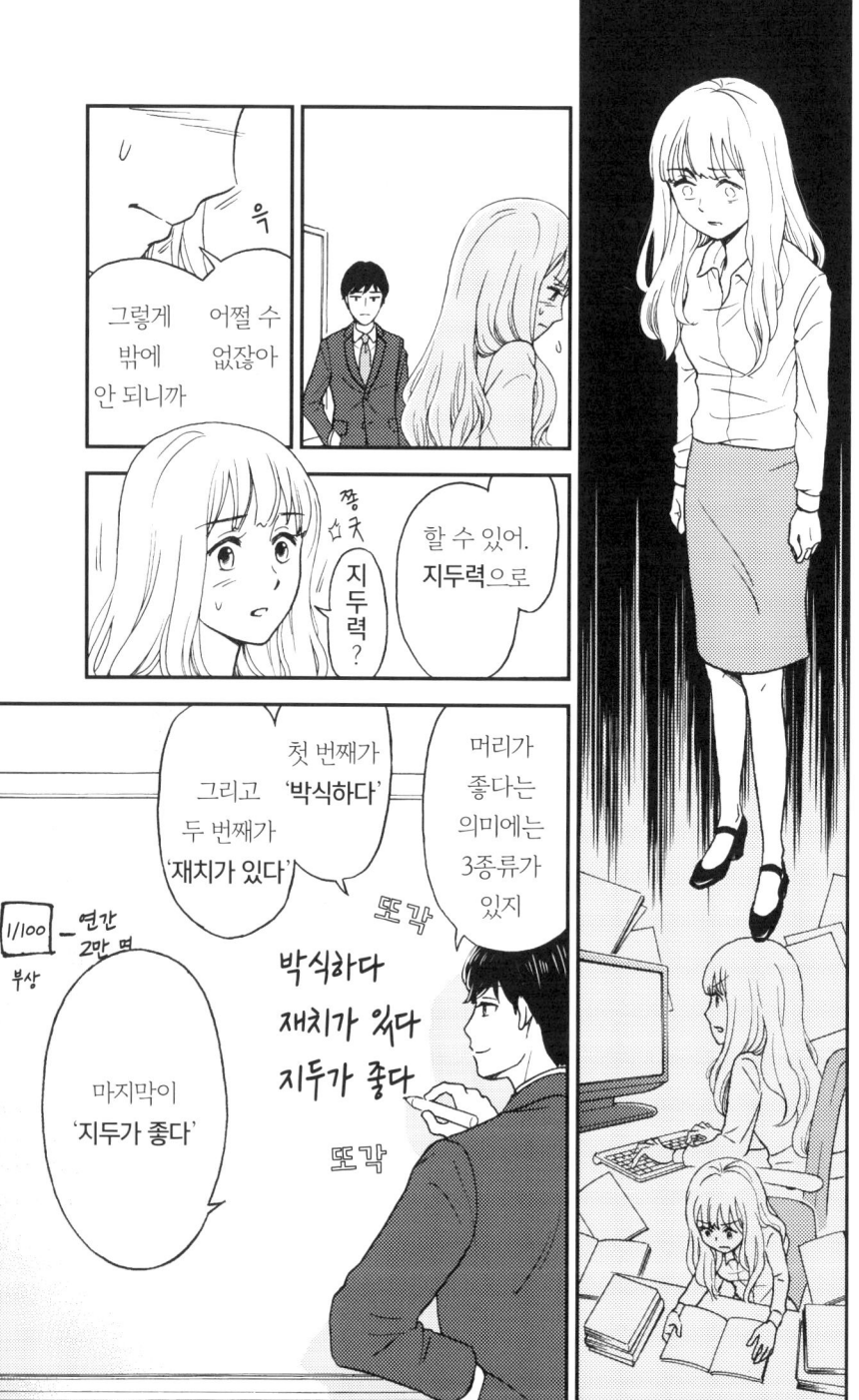

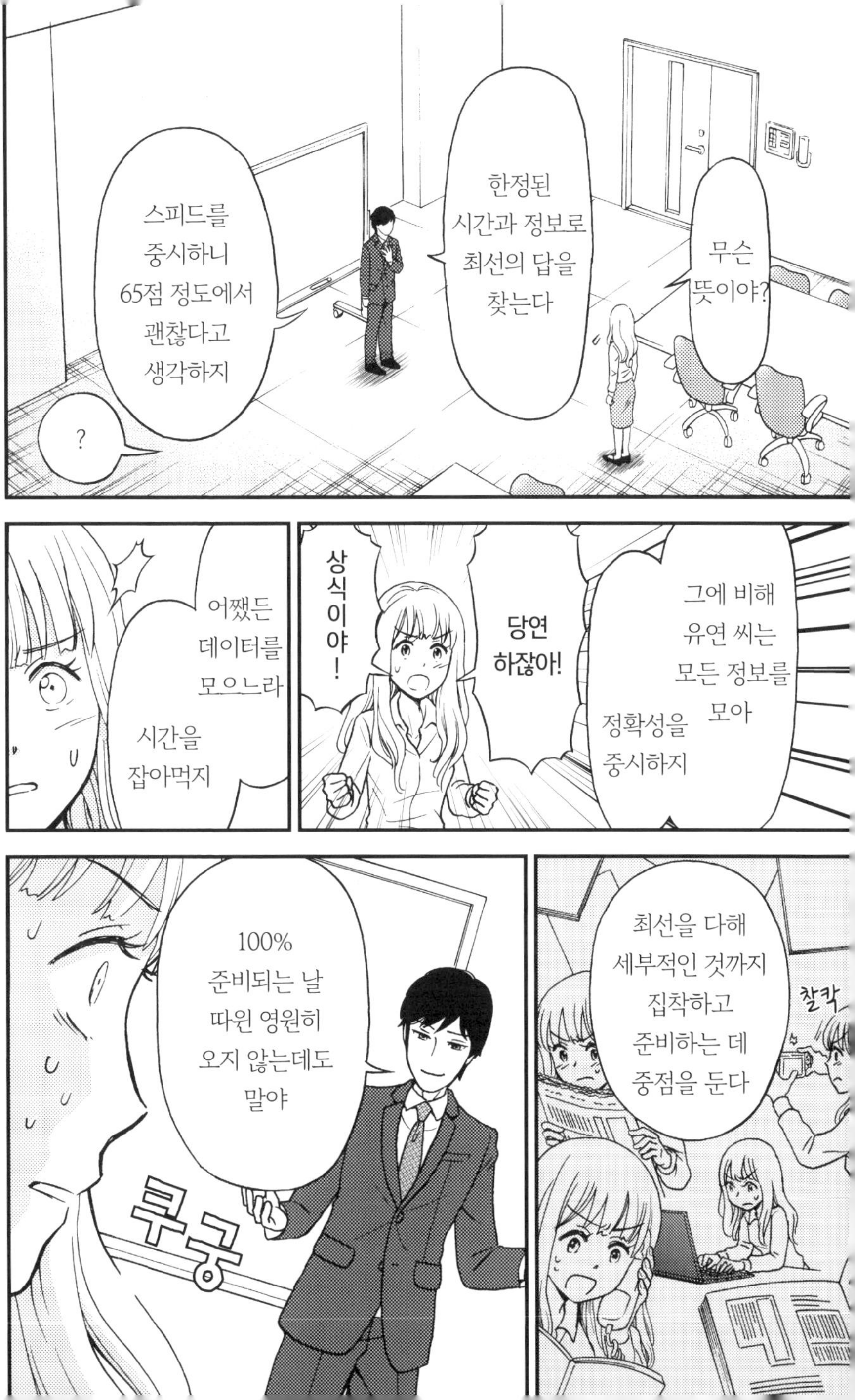

스피드를 중시하니 65점 정도에서 괜찮다고 생각하지

한정된 시간과 정보로 최선의 답을 찾는다

무슨 뜻이야?

?

어쨌든 데이터를 모으느라 시간을 잡아먹지

상식이야!

당연하잖아!

그에 비해 유연 씨는 모든 정보를 모아 정확성을 중시하지

100% 준비되는 날 따윈 영원히 오지 않는데도 말야

최선을 다해 세부적인 것까지 집착하고 준비하는 데 중점을 둔다

찰칵

쿠궁

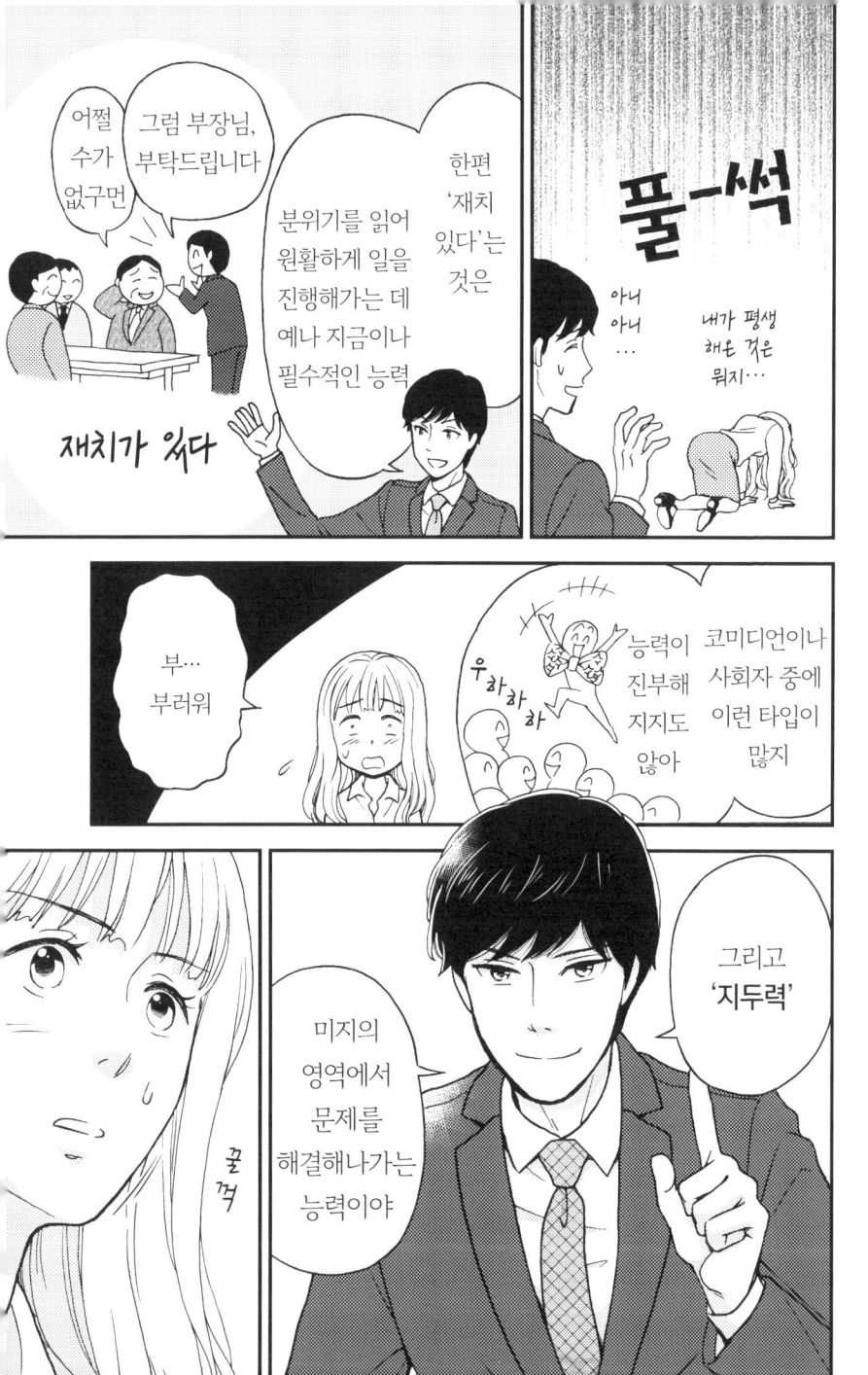

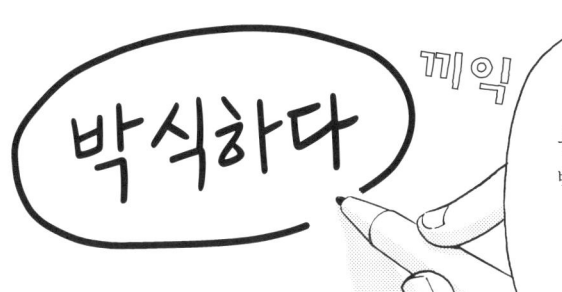

박식하다 끼익

유연 씨는… 박식한 타입 아닐까

하지만 비즈니스 지식만으로 헤쳐나가기 어렵지

그렇지 않아!

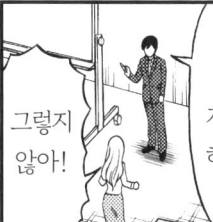

다종다양한 지식을 폭넓게 가지고 있는 사람을 말하지

박식한 타입은

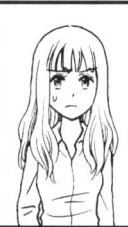

첫째, 인터넷 발달로 정보를 누구나 용이하게 얻을 수 있다

그 그것은…

이유는 3가지

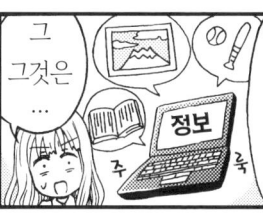

둘째, 세상의 변화가 빨라서 정보가 금세 진부해진다

으…

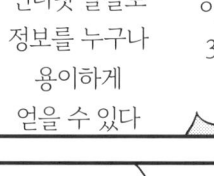

셋째, 과거의 성공 체험이나 법칙 자체가 미래의 성공에 반드시 도움이 되지는 않는다

그 그만

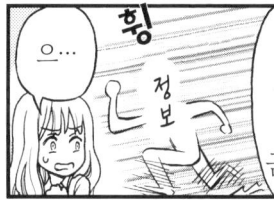
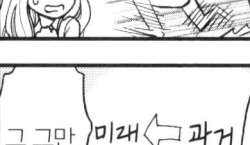
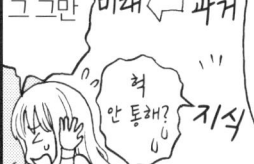

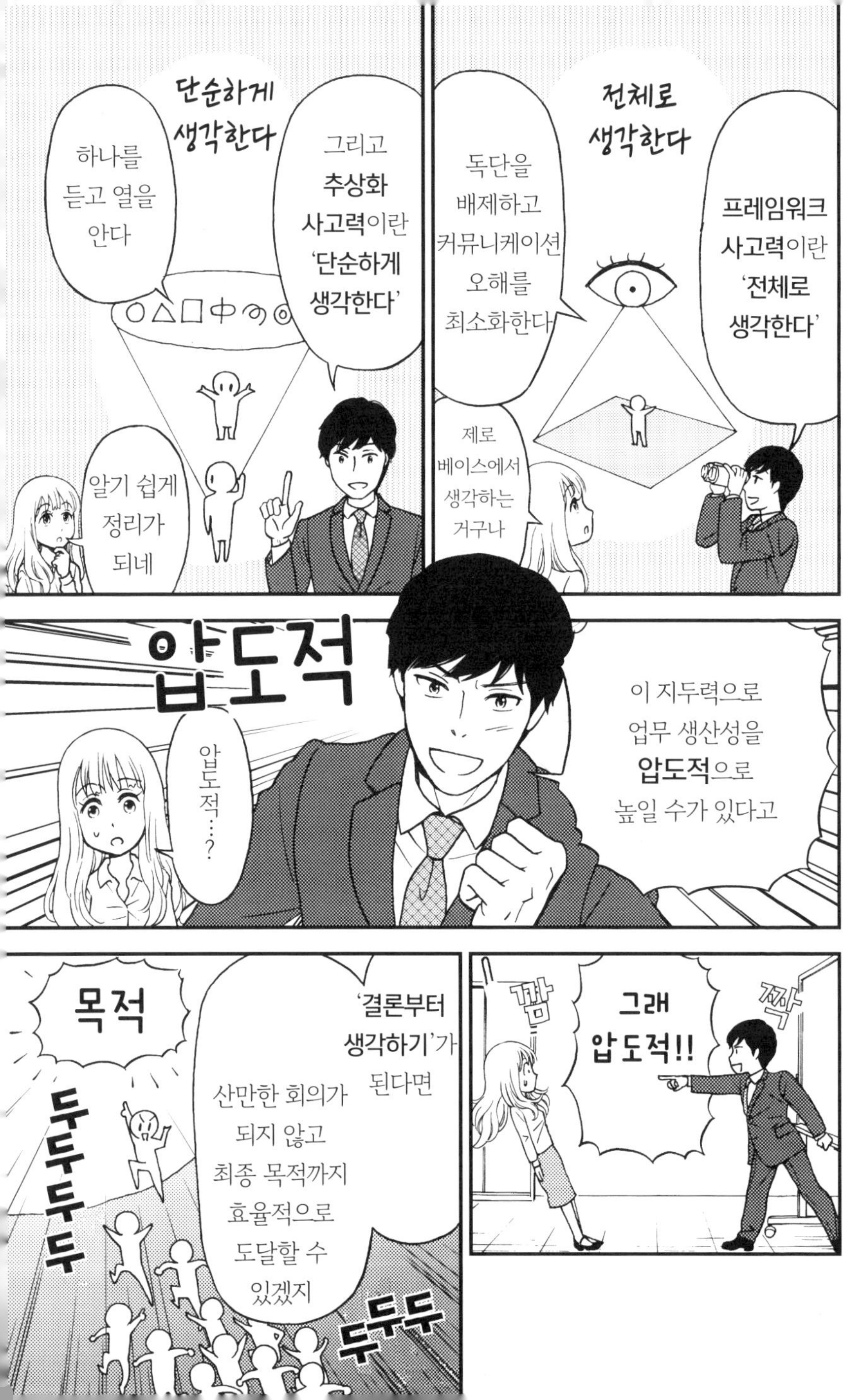

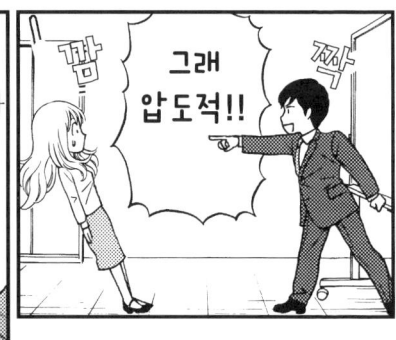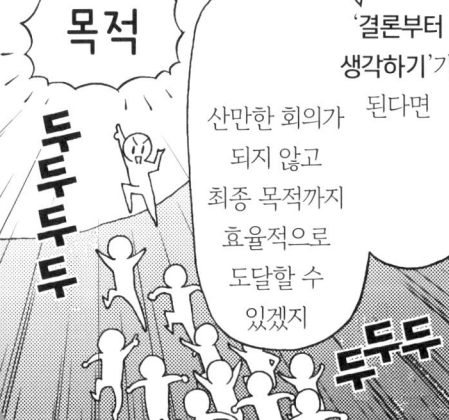

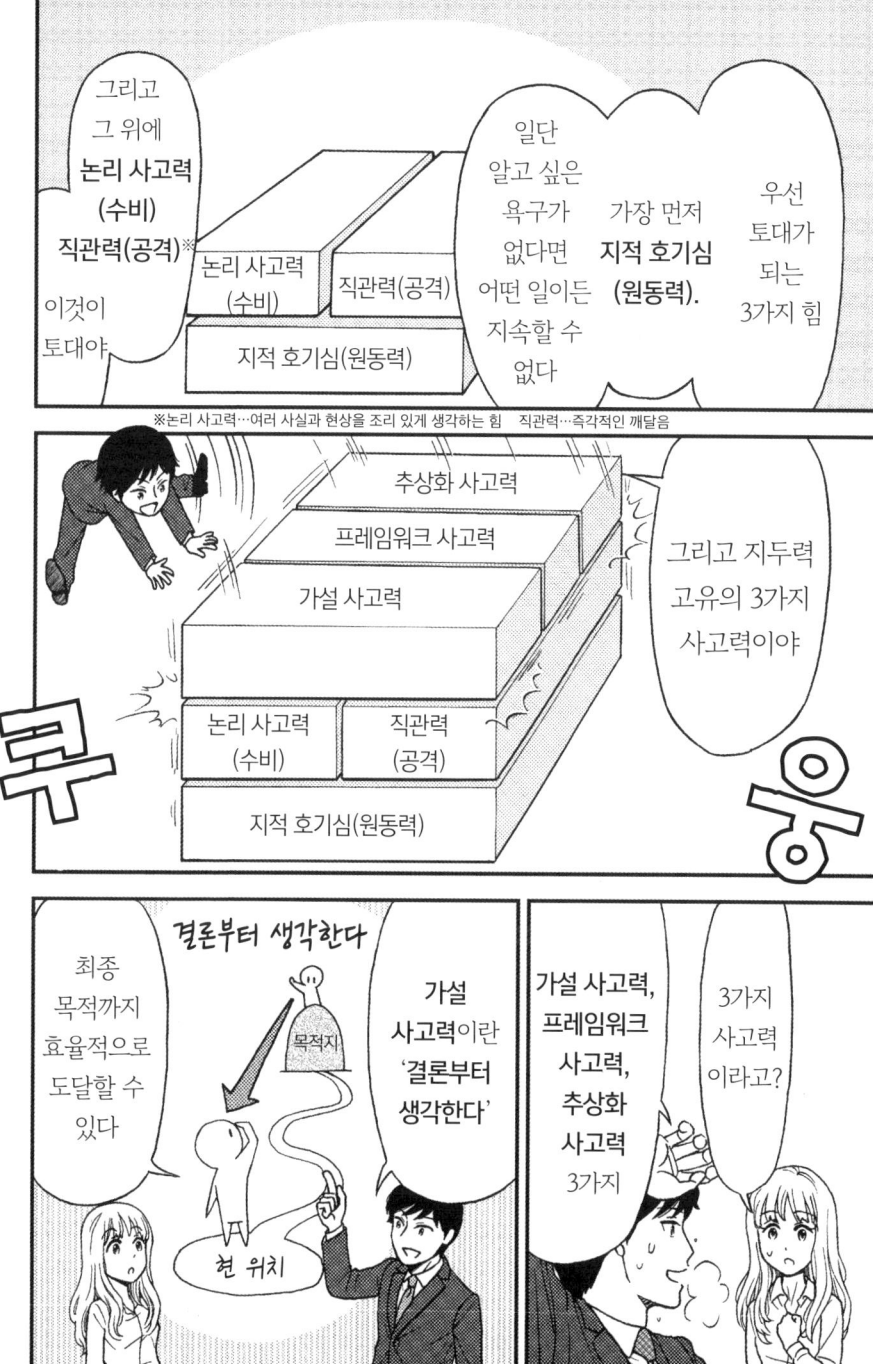

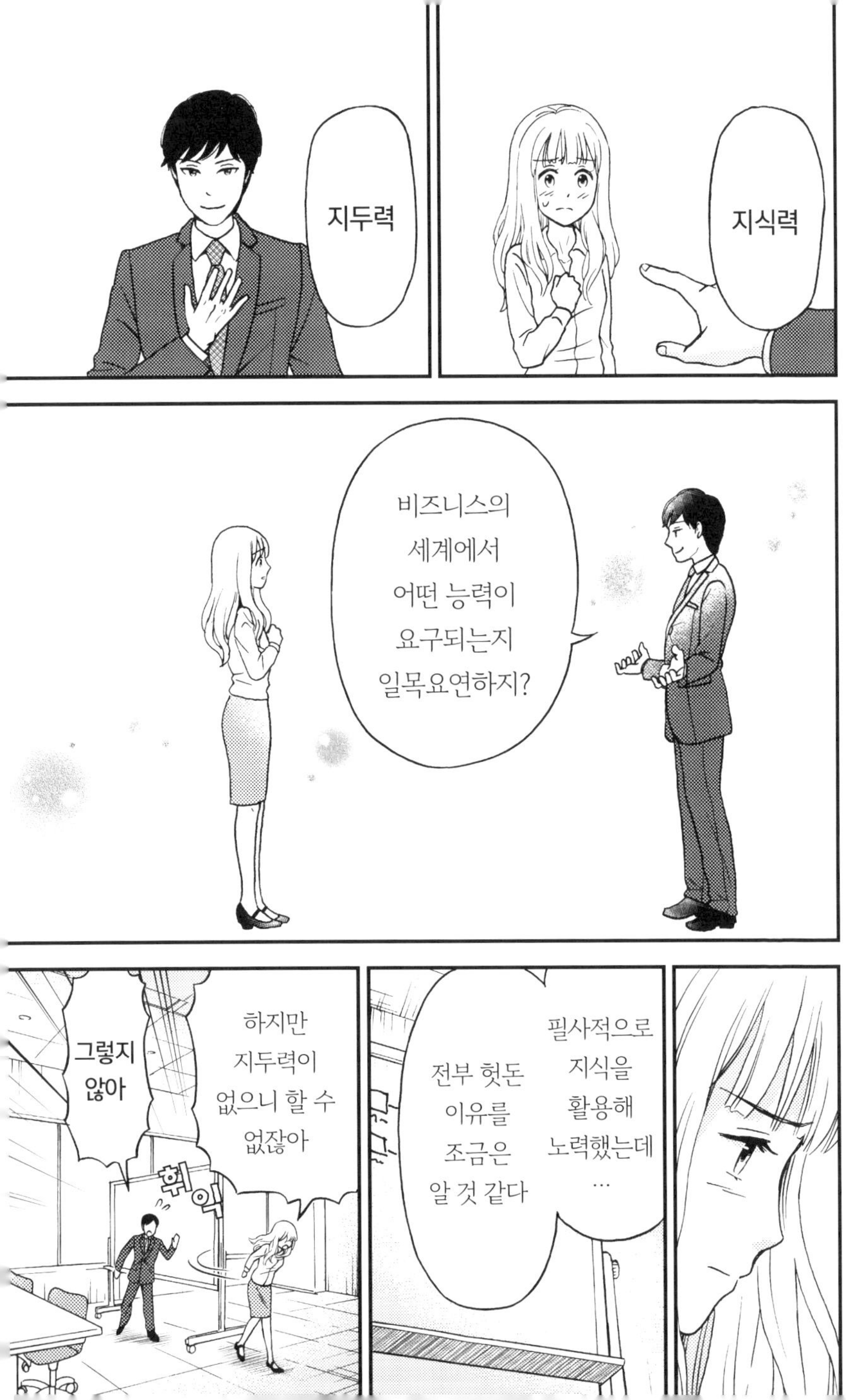

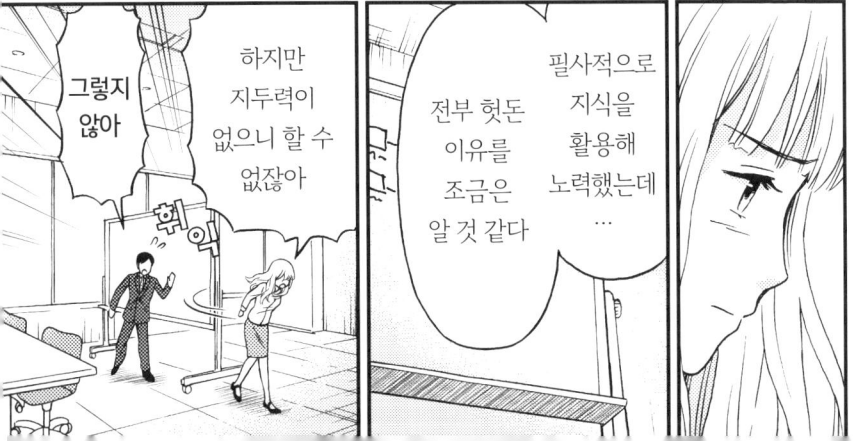

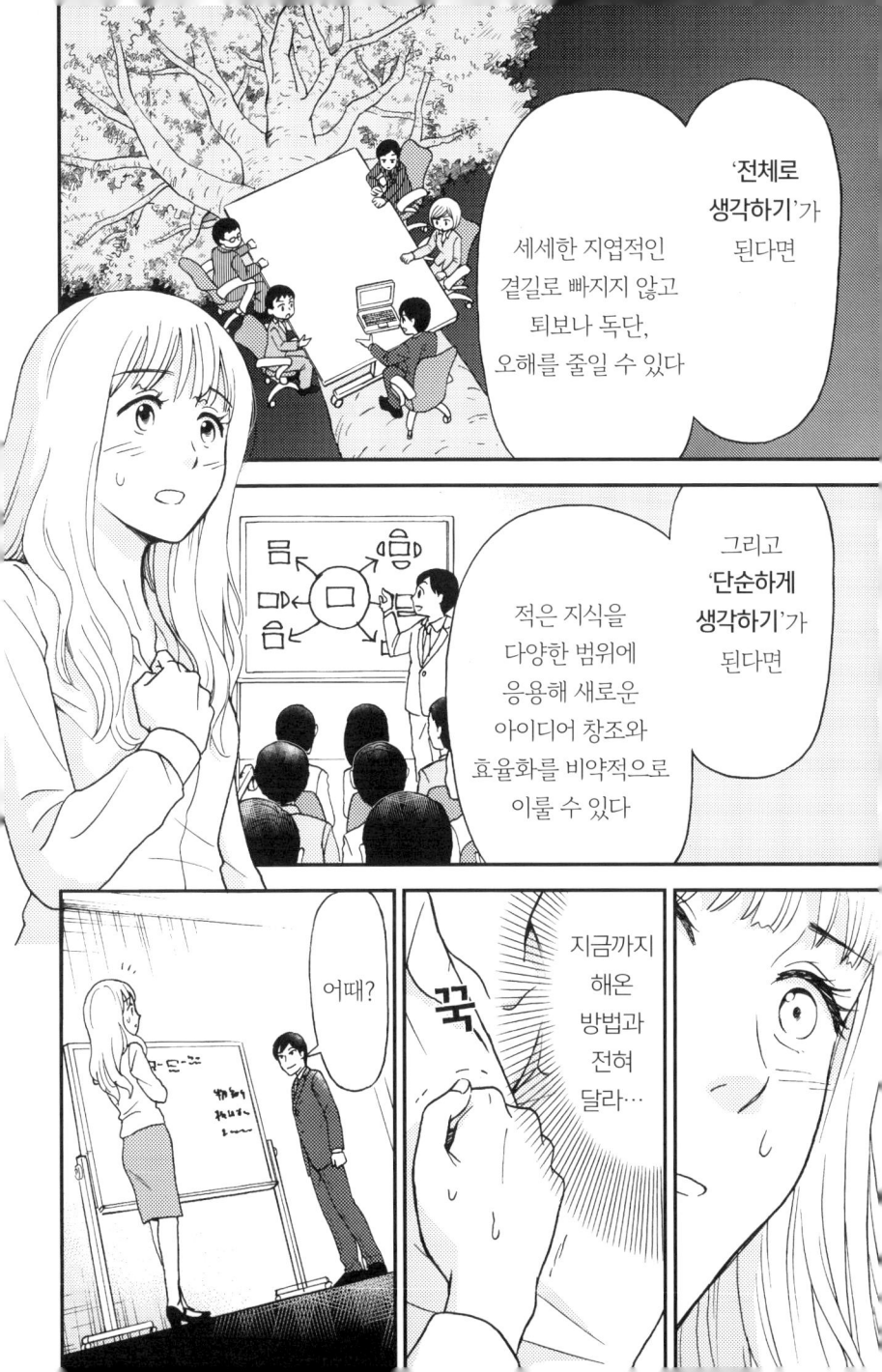

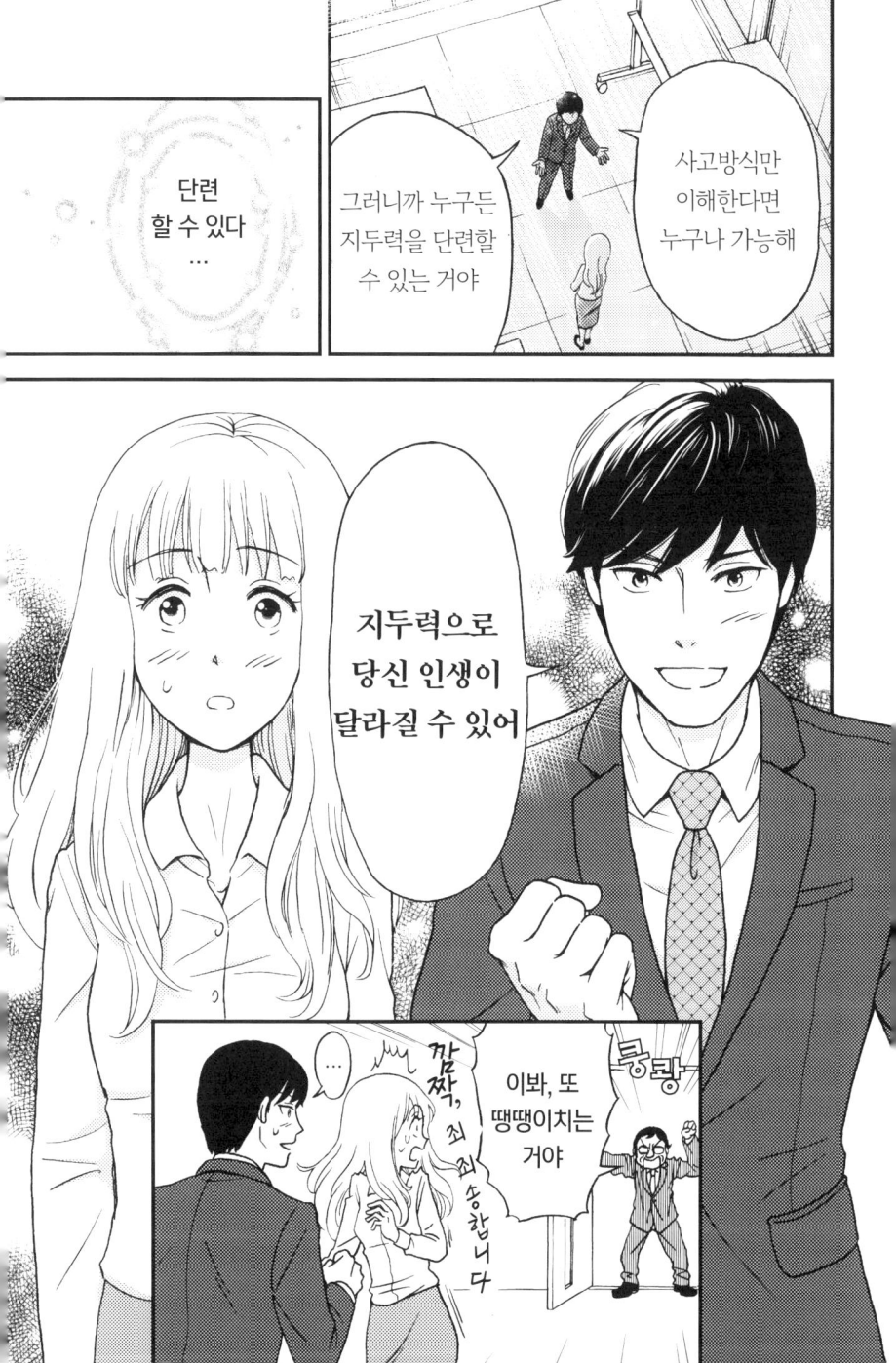

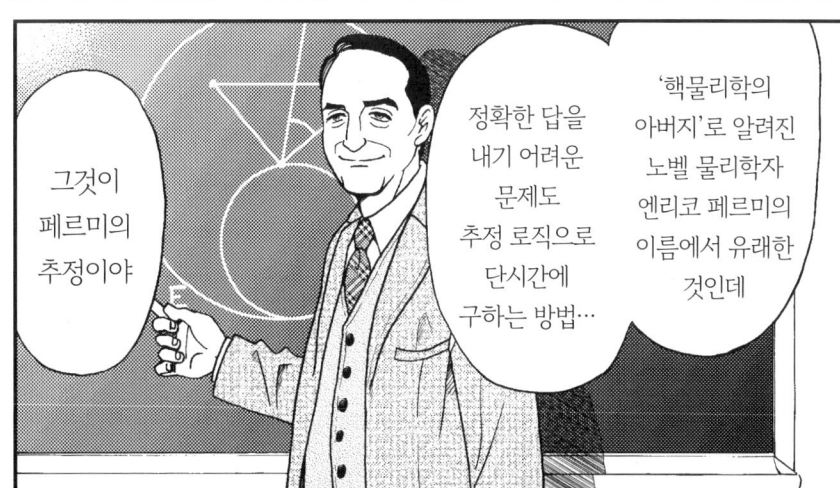

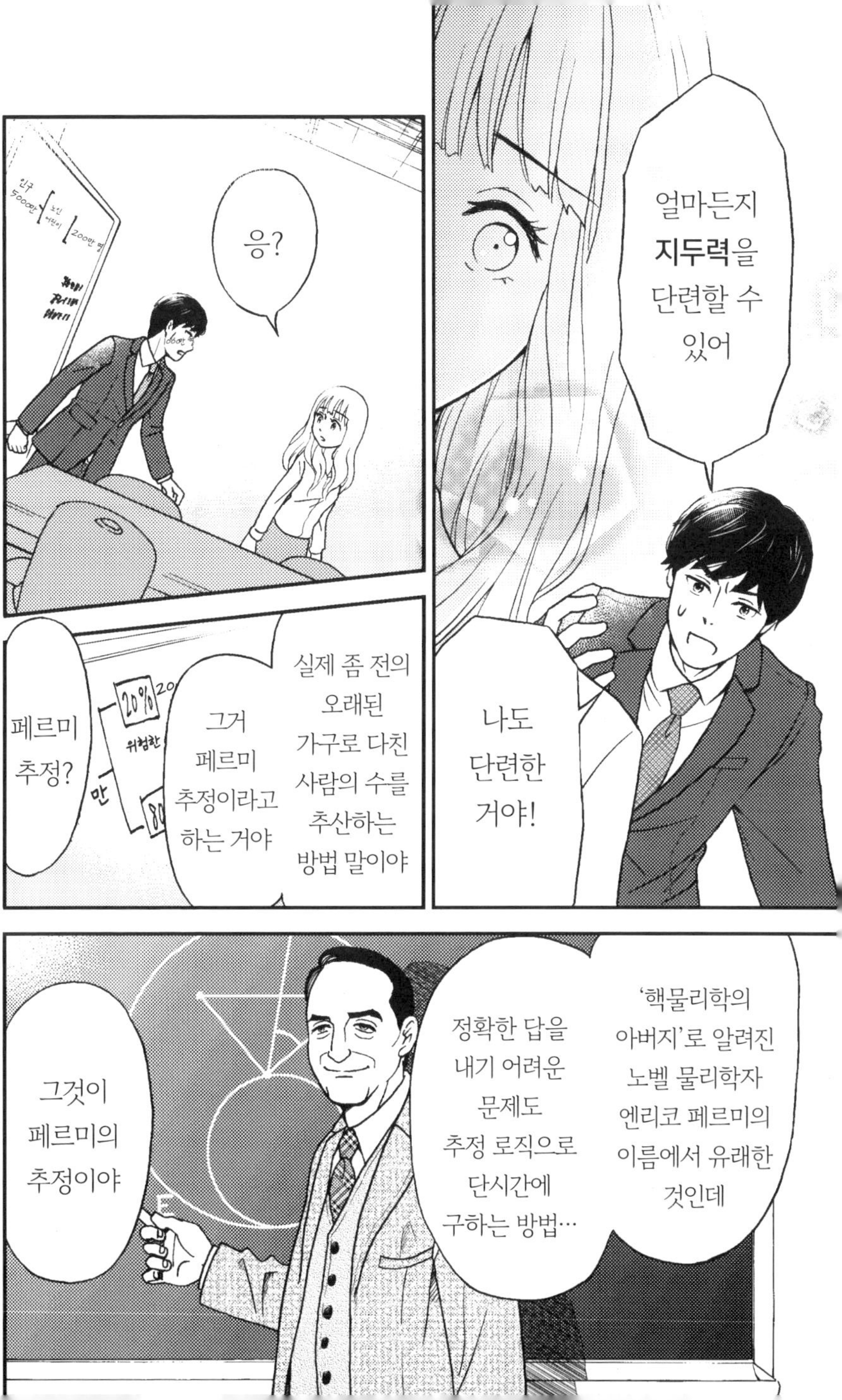

01 우등생도 빠지기 쉬운 생각의 함정

 업무에 대한 이해도가 높고, 열심히 분발하는데도 실패의 연속. 주인공 정유연과 같은 고민을 가진 사람이 꽤 많을 것이다.

 다음 페이지의 체크리스트로 자신의 현 상황을 확인해보자. 7개 이상 해당된다면 전형적인 '우등생 성향의 사고 정지' 함정에 빠져 있을 가능성이 높다.

 그 외에도 다음과 같은 사항에 해당될 수 있다.

- 인터넷 정보 수집에 능하고 최신 정보에도 밝지만 '당신의 생각은?'이라는 질문에는 유독 약해진다.
- 모든 것을 갖춘 뒤 시작하는 완벽주의라 진척이 더디다.
- 남의 업무 과제는 금세 찾아내지만 막상 내 일은 원활하게 풀지 못한다.
- 아이디어가 풍부해 제안을 많이 하지만 '그래서 결국 무슨 말을 하고 싶은 거지?'라는 말을 듣는다.

- [x] 팀워크에 능하다
- [ ] 상사나 고객의 지시, 의뢰를 확실하게 이행한다
- [ ] 항상 최고를 지향한다
- [ ] 규제나 규칙 등 정해진 것을 반드시 지킨다
- [ ] 업무나 일상에 불만이 없다
- [ ] 시작한 일은 반드시 끝까지 해낸다
- [ ] 복장이나 언어 습관을 엄격하게 교육받았다
- [ ] 항상 주류로 살아왔다
- [ ] 언제나 다른 사람보다 몇 배의 노력을 해왔다
- [ ] 분위기를 읽어내는 재능이 있다

- 업계의 상식은 막힘이 없으나 발상이 그 안에서 맴돈다.

이런 증상에 해당되는 사람은 이 책을 통해 벽을 넘어설 힌트를 얻을 수 있으리라 생각한다.

당신에게 지금 필요한 것이 바로 **스스로의 머리로 생각하는 힘=지두력**이다.

02 AI 시대 최강의 무기, 지두력

이제 업무를 원활하게 진행하기 위해 어떤 능력이 필요한지 생각해보자. 친근한 비교 대상으로 요리를 떠올려보자.

'맛있는 요리'는 크게 3가지 요소로 이루어진다. ① 식재료, ② 조리, ③ 외양(플레이팅이나 식기, 장식 등)이다.

업무의 아웃풋도 이와 같은 구성으로 생각해볼 수 있다. 우선 '식재료'에 해당하는 것이 인터넷상의 정보나 이제까지 축적한 지식과 경험 등의 '지식력'이다.

다음으로 '조리'에 해당하는 것, 이것은 생각하는 힘인 '지두력'이다. 즉 가지고 있는 정보와 지식을 최대한 조합해 자기 나름의 '맛'을 내는 것이다.

마지막으로 '외양(=전달력)'에 해당하는 것이 프레젠테이션이나 대인 관계의 기초인 '대인 감성력'이다.

과거 교육이나 기업에서 요구한 것은 '지식력'이었다.

서구를 뒤좇는 것이 최대 목표였던 시대에는 '정답을 암기해 최

● 요리를 일에 비유하면…

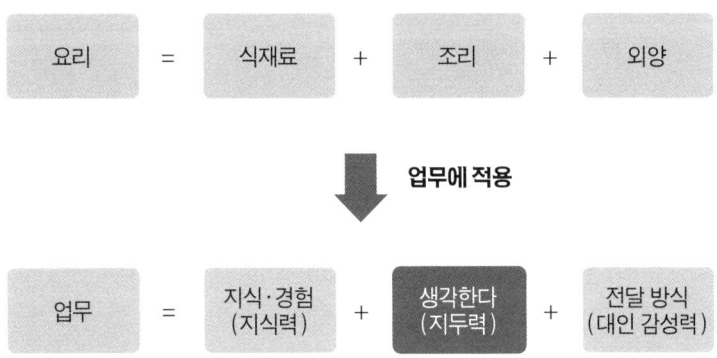

대한 빨리 실행'하여 싸고 품질 좋은 제품을 만들어내는 것이 승부처였다.

그러나 21세기에 들어서는 '좋은 제품'을 만들어내는 것만이 아니라 잠재적 고객의 요구에 맞는 부가가치를 제안·제공할 필요성이 높아졌다. 이 같은 환경에서는 **스스로 생각하는 능력**이 보다 중요해진다.

또한 AI(인공지능)나 로봇의 발전도 이런 움직임에 박차를 가하고 있다.

정해진 것을 일정하게, 쉼 없이, 효율적으로 실행하는 것이라면 'AI+로봇'이 보다 확실한 퍼포먼스를 보여주게 되었다. 나아가 클라우드 시대에는 AI가 전 세계에 축적된 정보를 순식간에 활용할 수 있다.

그렇다면 '인간만이 가치를 발휘할 수 있는 일'의 비중이 생각하는 힘으로 **옮겨가는 것**이 어쩌면 지극히 당연한 흐름일 것이다.

03 '정답병'에 빠져서 놓치는 것들

지두력과 지식력에는 근본적인 차이가 있다(다음 페이지 도표).

우선 결정적인 차이는 '유일한 정답'의 유무다. 지식의 세계는 기본적으로 과거에 일어난 것의 집대성이라 해도 좋을 것이다. 따라서 '이미 확정된 것'이 대부분을 차지한다. 맞는지 틀리는지를 비교적 판단하기 쉽고 거의 '정답을 외우는' 것에 가깝다.

시험이나 퀴즈 프로그램은 대부분 지식을 겨루는 것이고, 박식하다는 의미는 이른바 '머리가 좋은 사람'이라는 가치관이 뿌리 깊게 남아 있다.

이것은 객관적인 채점이 간단하다는 점도 크게 작용한다. 이에 더해서 사고 프로세스, 즉 머리를 사용하는 방식도 마찬가지다. 단순히 지식에 의존한 아이디어 추출 과정에서는 끙끙대며 생각하는 듯 보이는 것이 사실은 대부분 '뭔가를 떠올리는 것'에 지나지 않는다.

이에 반해 '생각한다'는 것은 단순히 과거의 기억만이 아니라 상상이나 창조가 요구된다. 그리고 이것에는 개인차가 크다.

지두력 (생각하는 힘)	지식력
• 미지·미래 중시 ⟷	• 기존 지식·과거 중시
• '정답'은 없다 ⟷	• '정답'이 있다
• 프로세스는 다양 ⟷	• 프로세스는 하나
• 시간은 걸리나 무한함 ⟷	• 시간은 걸리지 않으나 유한함
• 질문이 중요 ⟷	• 대답이 중요
• 비전문가가 강함 ⟷	• 전문가가 강함

하나의 정답, 정형화된 프로세스는 특히 과거 평등한 결과를 중시하는 문화 풍조나, 서구를 좇아가 뛰어넘는 것이 목표였던 시대에는 강점을 발휘했다.

그러나 현재와 같이 이노베이션과 독창성이 요구되는 시대에는 오히려 마이너스로 작용하는 일이 많아졌다.

이 책에서 지향하는 바는 오로지 많은 '정답'을 기억하는 지식형 사고 회로, 이른바 '정답병'에서 탈출하기 위한 기회를 제공하는 것이다.

'정답병'은 본래 하나의 정답이 없는 비즈니스 현장에서조차 예컨대 '고객과 상사의 기대라고 하는 정답에 부응한다'는 식으로 여전히 뿌리 깊게 남아 있다.

또한 질문을 꺼리는 습관도 정답병의 특징이다. 지식력의 세계에서 질문은 부족한 지식을 채우는 행위이므로 자칫 '부끄럽다'는 발상으로 이어지기 쉽다.

지두력을 익히기 위해 우선 중요한 것이 이 '정답병'에서 탈출하는 것이다.

04 나를 변화시키는 생각 연습

 '지두력은 단련할 수 있나?'라는 의문을 제기할 수 있다. 이 책에서 말하는 지두력의 정의를 분명히 해두자.
 세상에는 '천성적으로(유전적) 머리가 좋다'는 의미로 '지두력'이라는 용어를 사용하는 사람도 있다. 이 같은 정의라면 '지두력을 단련한다'는 말 자체가 모순이 된다.

 이 책에서 말하는 '지두력'은 **어떤 분야든 응용할 수 있는, 지식력과는 반대 극에 있는 '자신의 머리로 생각하는 힘'**을 의미한다.
 단순히 열매만 목표하면 수확 후 그것으로 끝이지만, 토지를 비옥하게 하면 이후 얼마든지 좋은 열매를 얻을 수 있는 이치와 같다.

 물론 모든 'OO력'(주력, 계산력, 가창력, 표현력 등)과 마찬가지로 '타고난 재능'에 따른 개인차가 있겠으나, 그보다 '지두력'만큼은 훈련한 사람과 그렇지 않은 사람의 차이가 한층 분명하다.

중요한 요점은 '타인에 비해 어떠한가'가 아니라 '자신의 내적 성장도, 발전 가능성'이다.

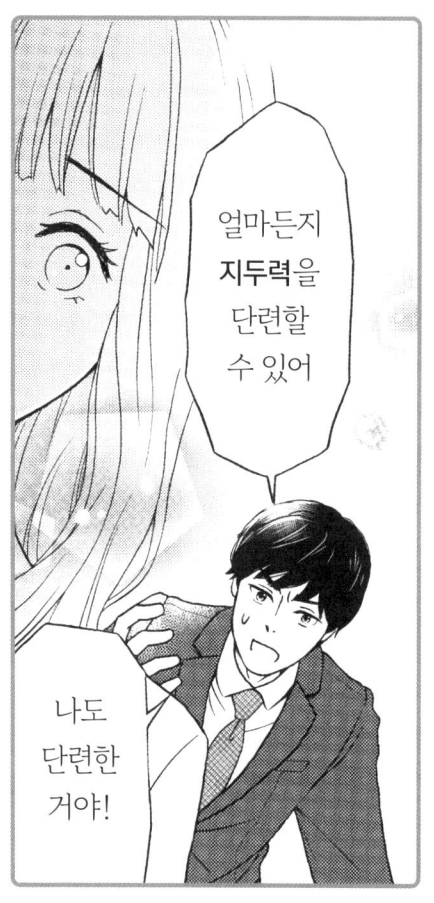

column

바로 쓰는 두뇌 활용 트레이닝, 페르미 추정

'국내에 전신주가 몇 개일까?' '세계에 고양이는 몇 마리나 될까?' 이와 같은 요령부득인 막연한 문제를 단시간에 풀어내는 페르미 추정. 과거 외국계 컨설팅 회사나 IT 기업의 채용 면접에 자주 사용되어서 '외국계 컨설턴트를 위한 것'이라 생각하기 쉬우나 이는 큰 오해이다.

앞서 소개한 '결론부터', '전체로', '단순하게' 생각한다는 지두력의 이미지를 구체적으로 파악하고 단련하는 트레이닝 방법으로, 모든 직장인에게 매우 유익하다.

말의 어원이 된 이탈리아 태생 희대의 천재 물리학자 엔리코 페르미는 미국 이주 후 시카고대학에 재직하면서 학생들에게 '시카고에 피아노 조율사가 몇 명 있을까?'라는 식의 황당한 질문을 곧잘 던졌다. 즉 이 같은 사고방식은 문제 해결에 범용적으로 활용될 수 있는 것이다.

벽에 부딪힌 사람에게 새롭게 시야를 넓혀 가능성을 제시하는 사고 트레이닝 방법이라고 할 수 있다.

사고 정지에서 벗어나는 법

핵심 정리

- 인터넷, AI의 비약적 발전으로
지식과 경험보다 생각하는 힘(지두력)의
중요도가 높아졌다

- 비즈니스 현장에서는
일단 완성도가 낮아도 한정된 시간과 정보로
결과물을 내는 것이 중요하다

PART 1
결론부터 생각한다
_ 가설 사고력

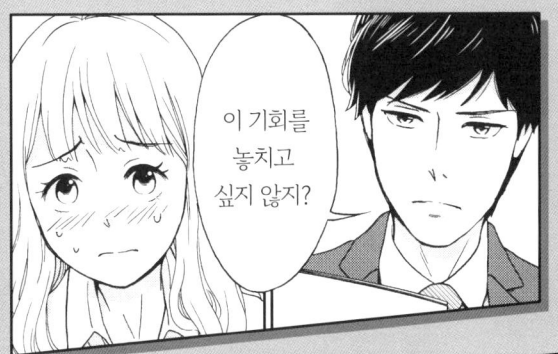
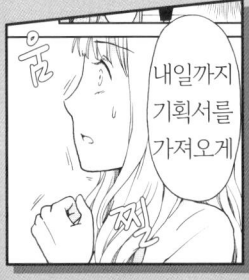

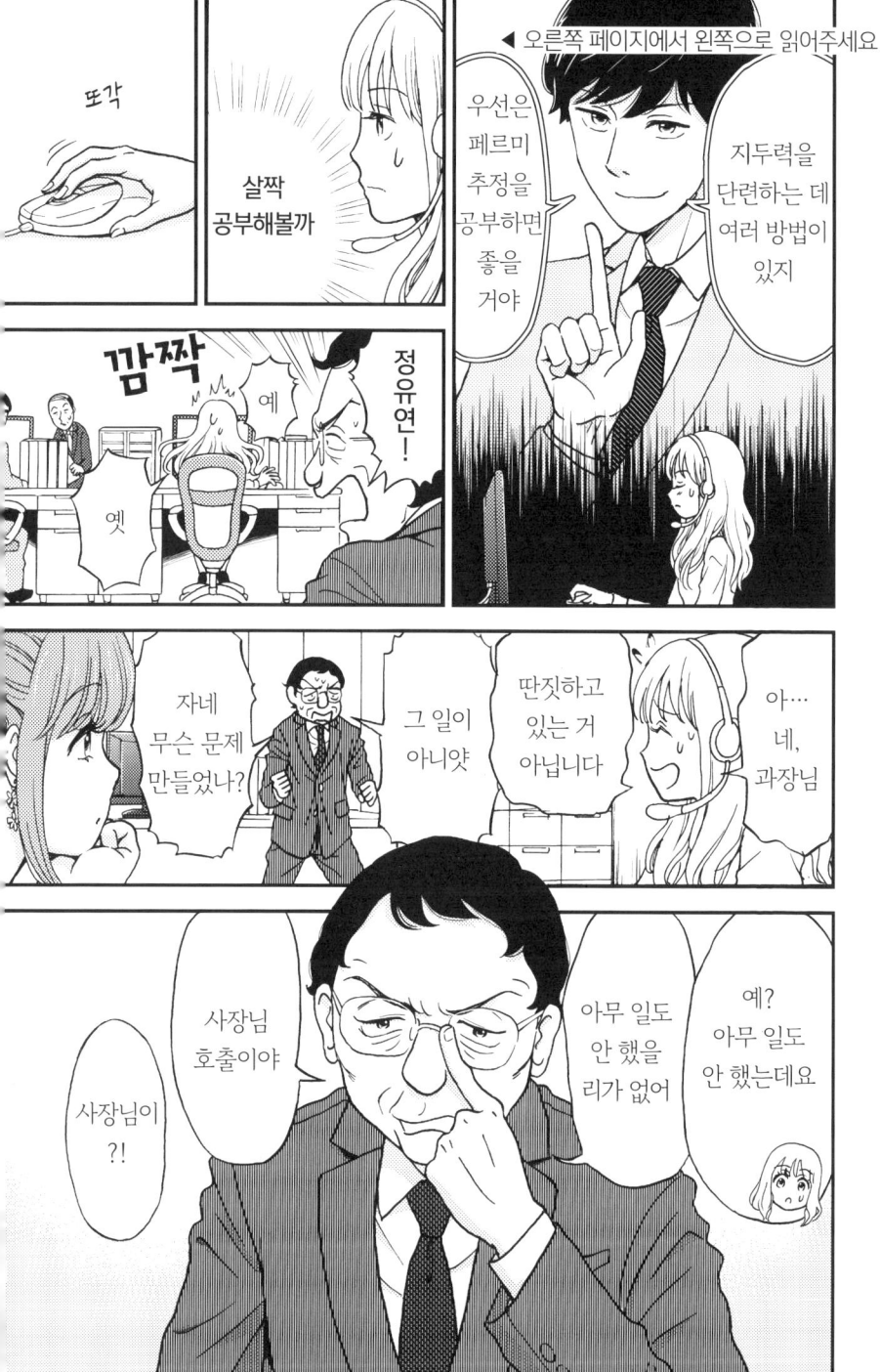

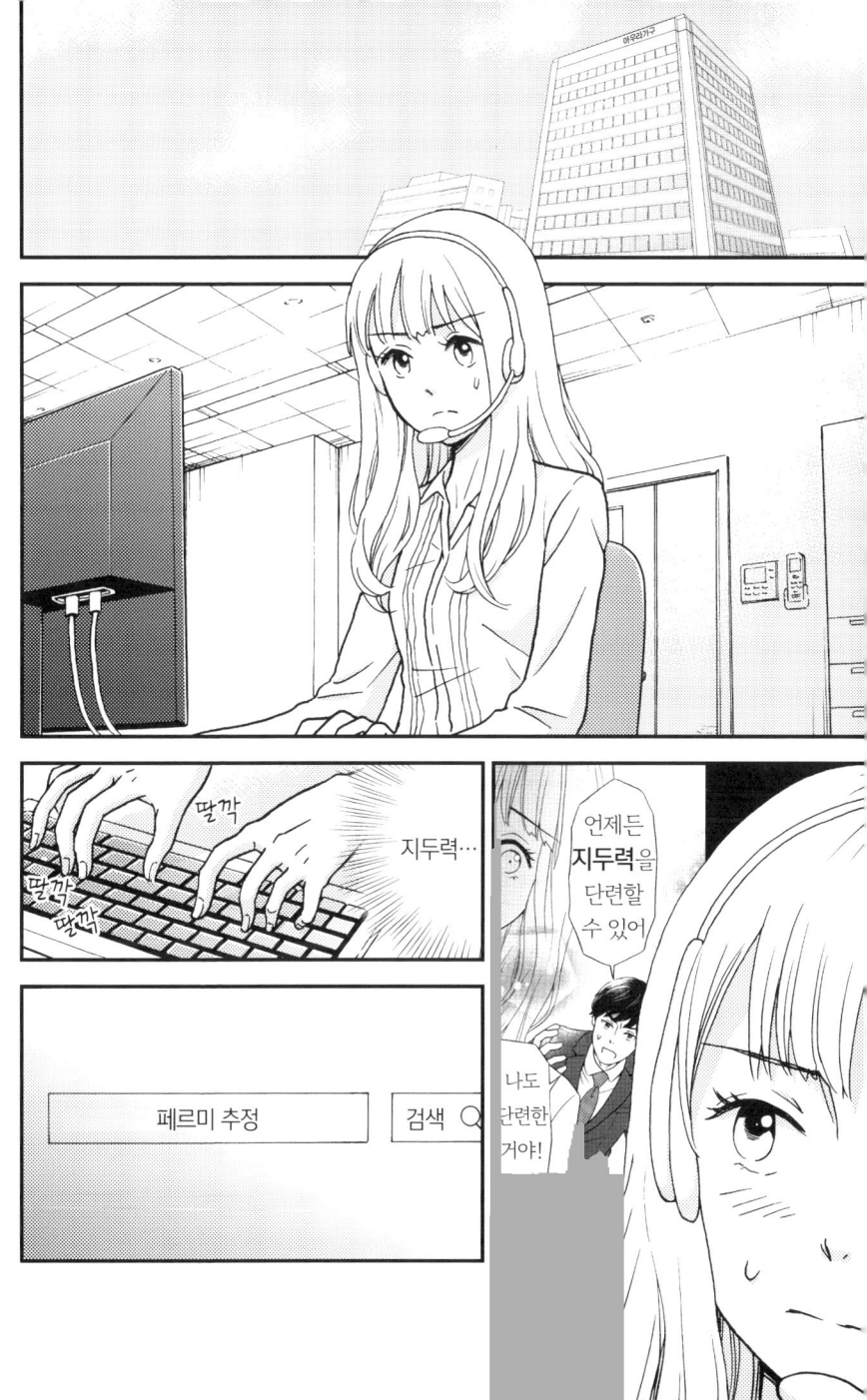

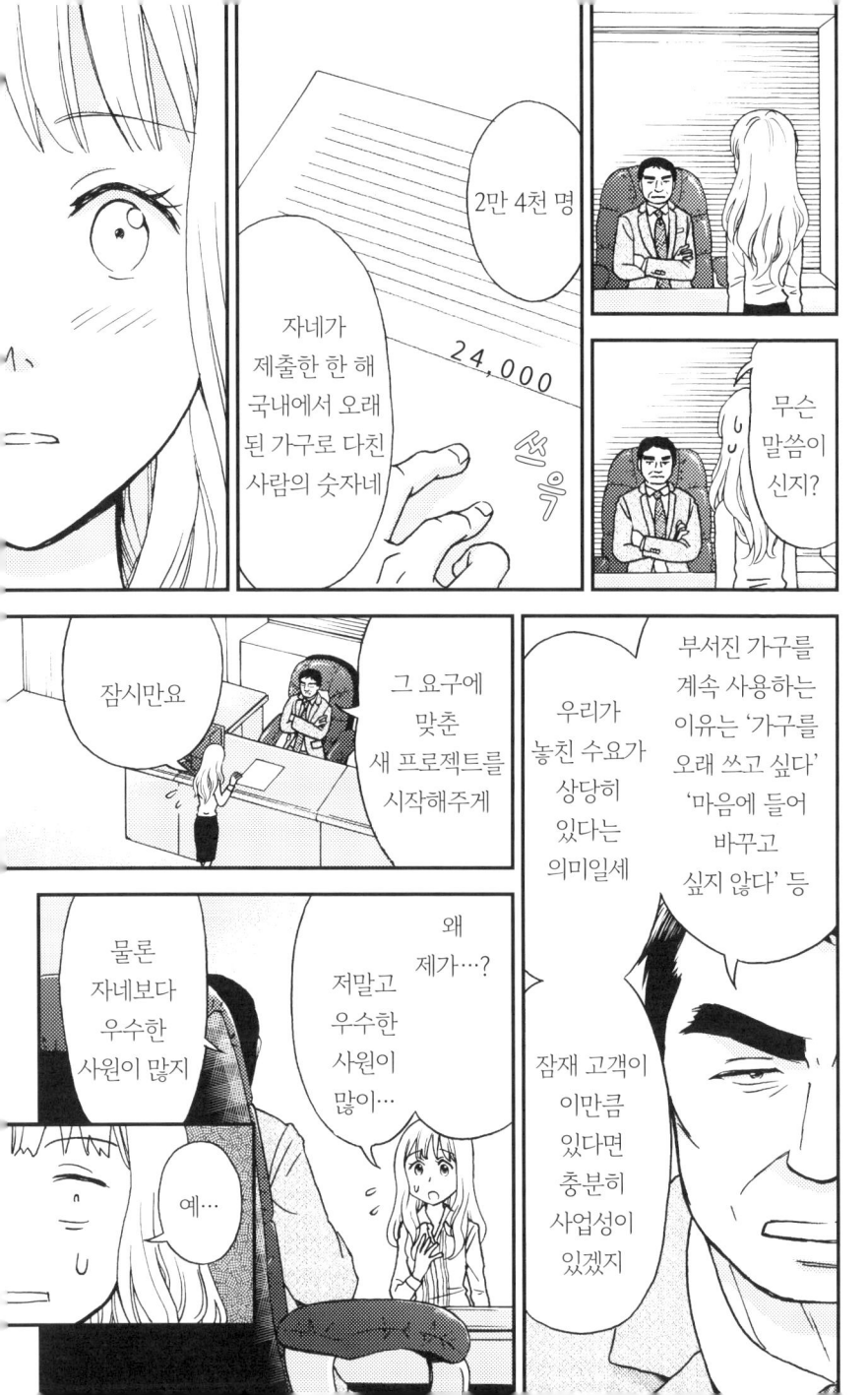

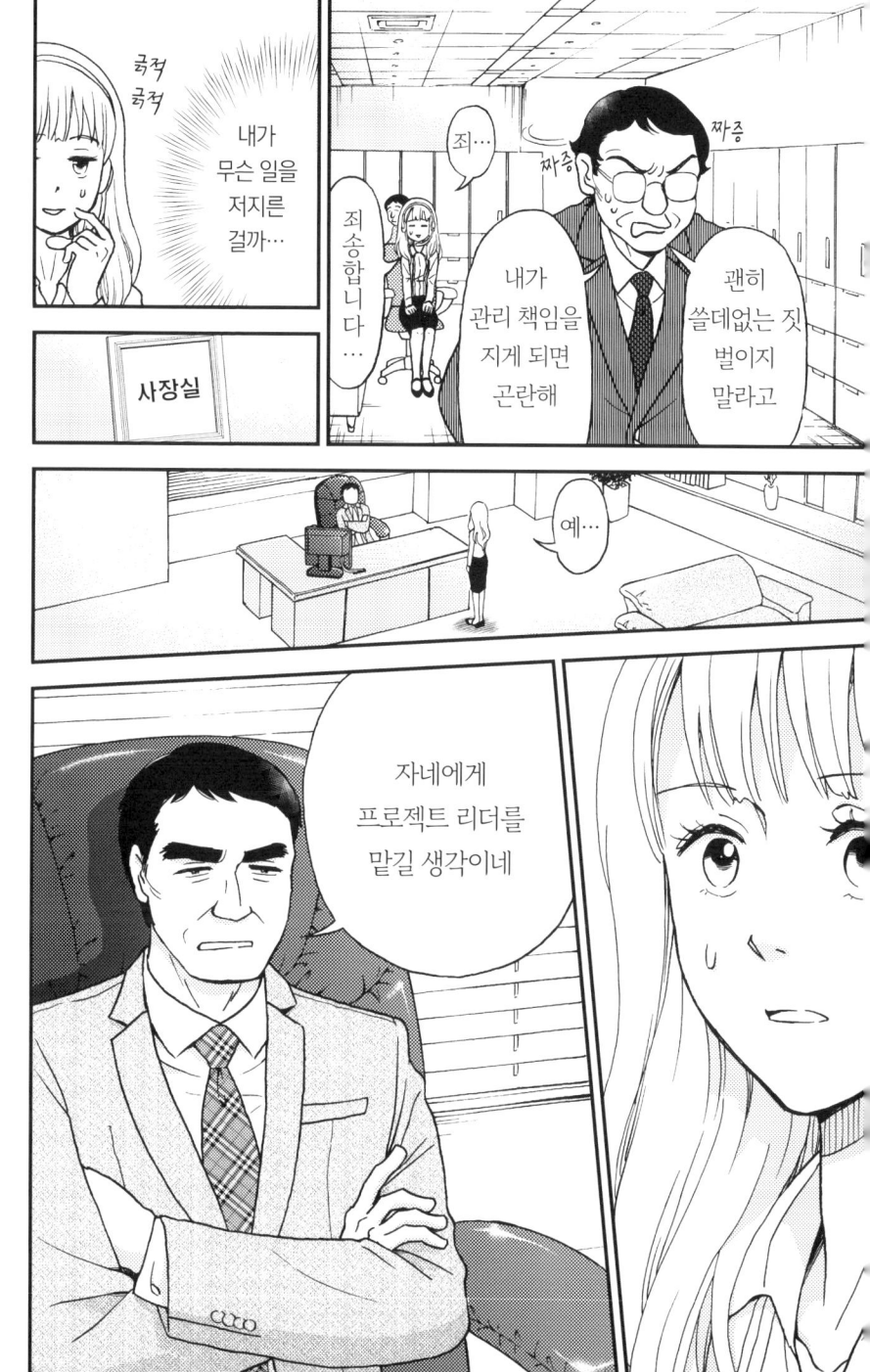

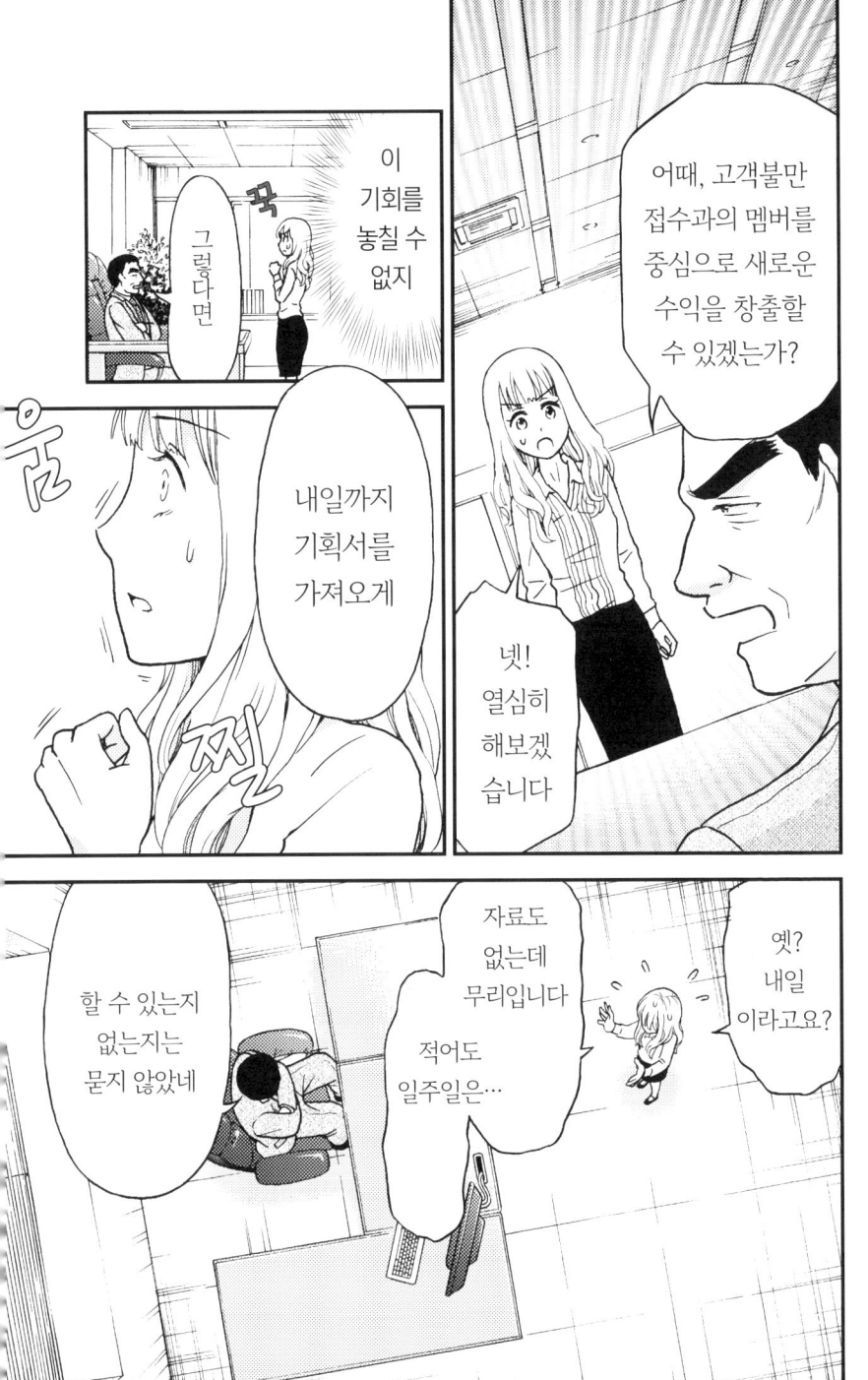

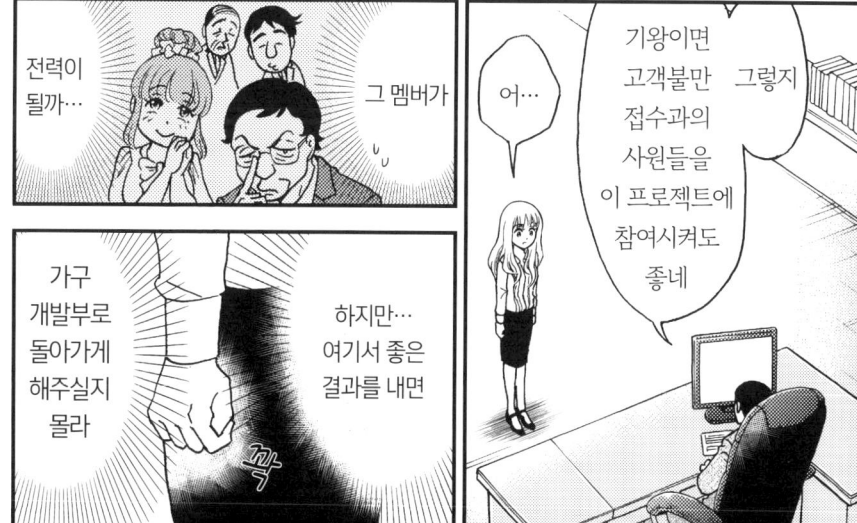

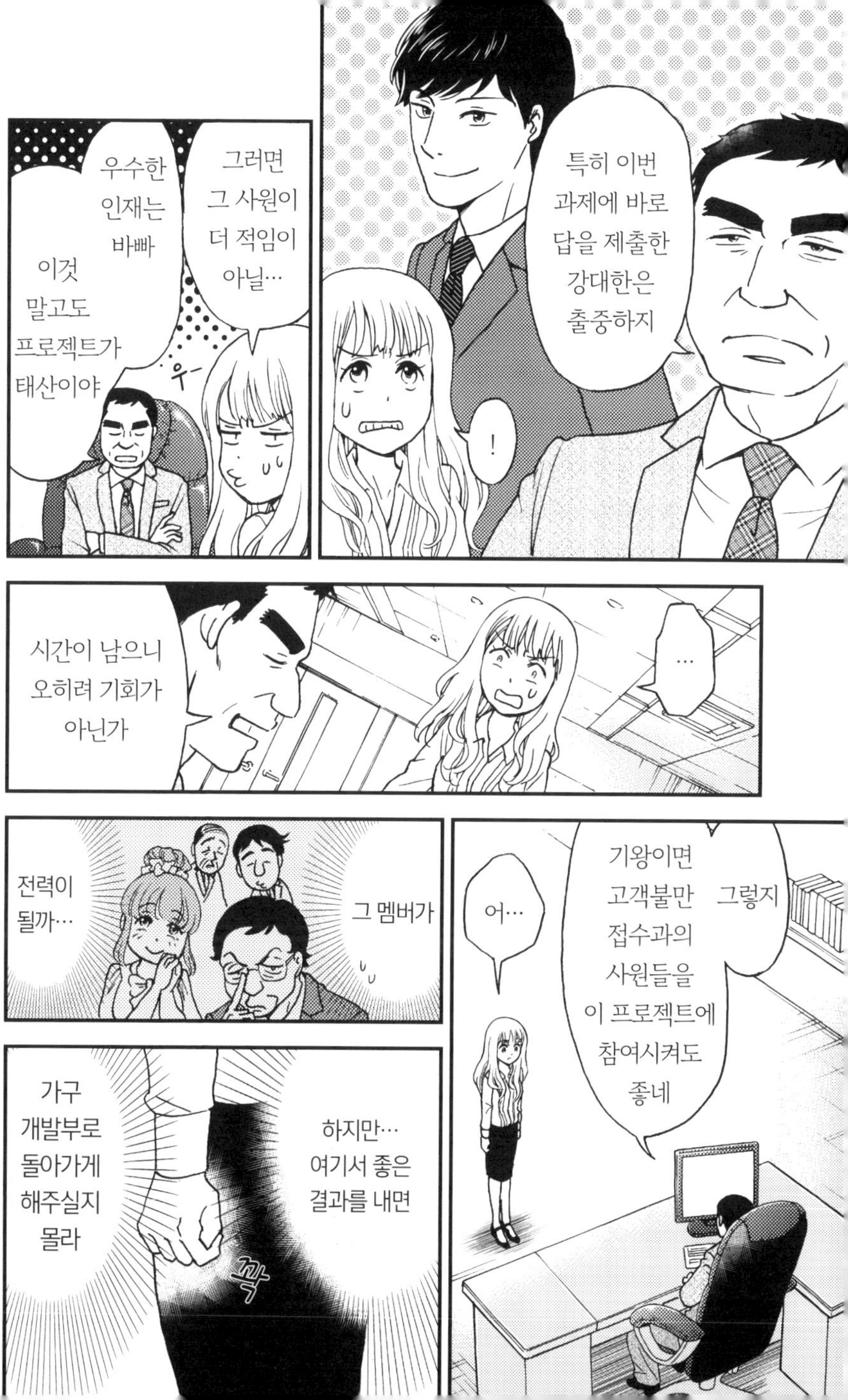

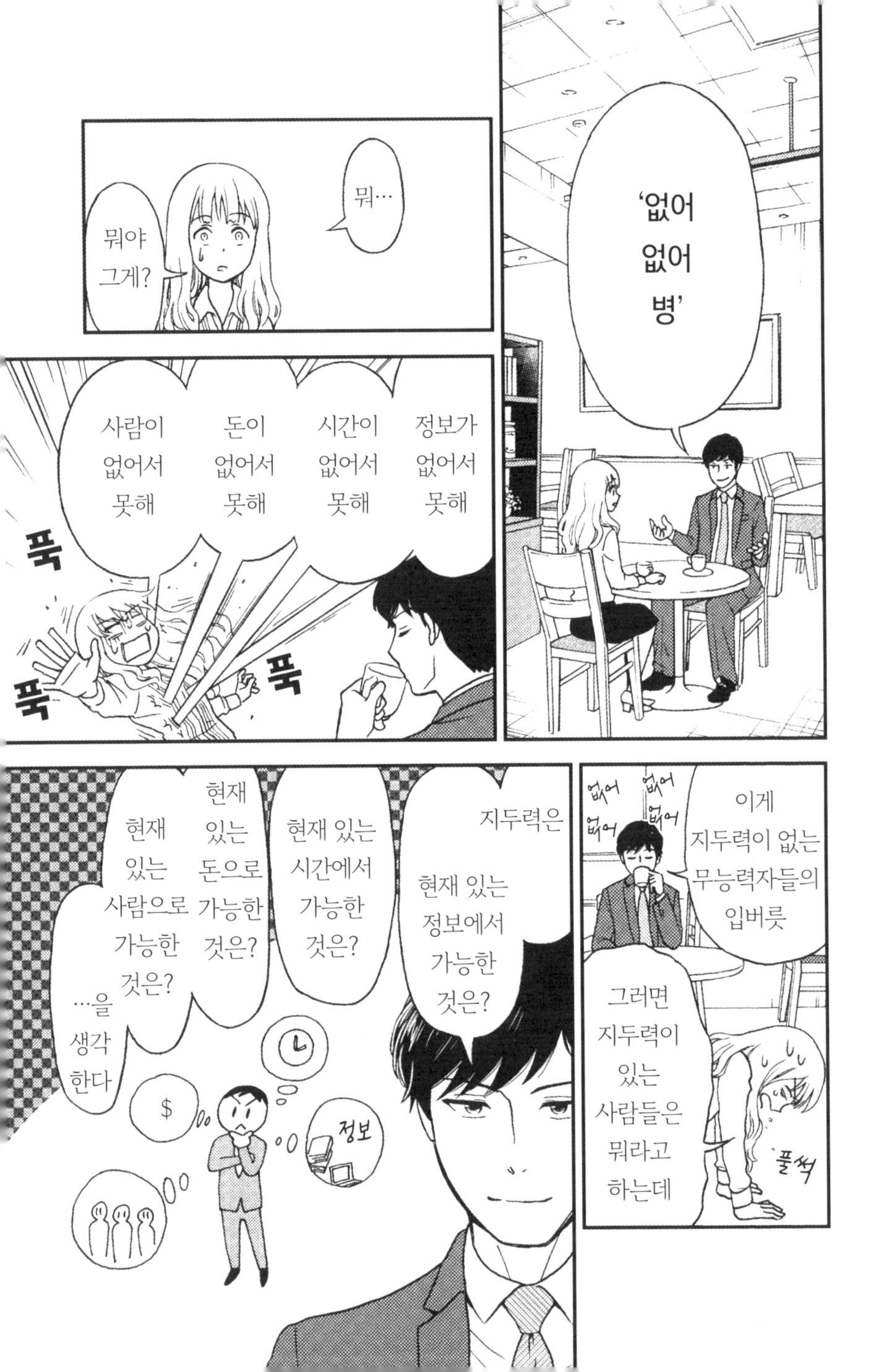

뭐…

뭐야 그게?

'없어 없어 병'

사람이 없어서 못해

돈이 없어서 못해

시간이 없어서 못해

정보가 없어서 못해

이게 지두력이 없는 무능력자들의 입버릇

그러면 지두력이 있는 사람들은 뭐라고 하는데

지두력은 현재 있는 정보에서 가능한 것은?

현재 있는 시간에서 가능한 것은?

현재 있는 돈으로 가능한 것은?

현재 있는 사람으로 가능한 것은? …을 생각한다

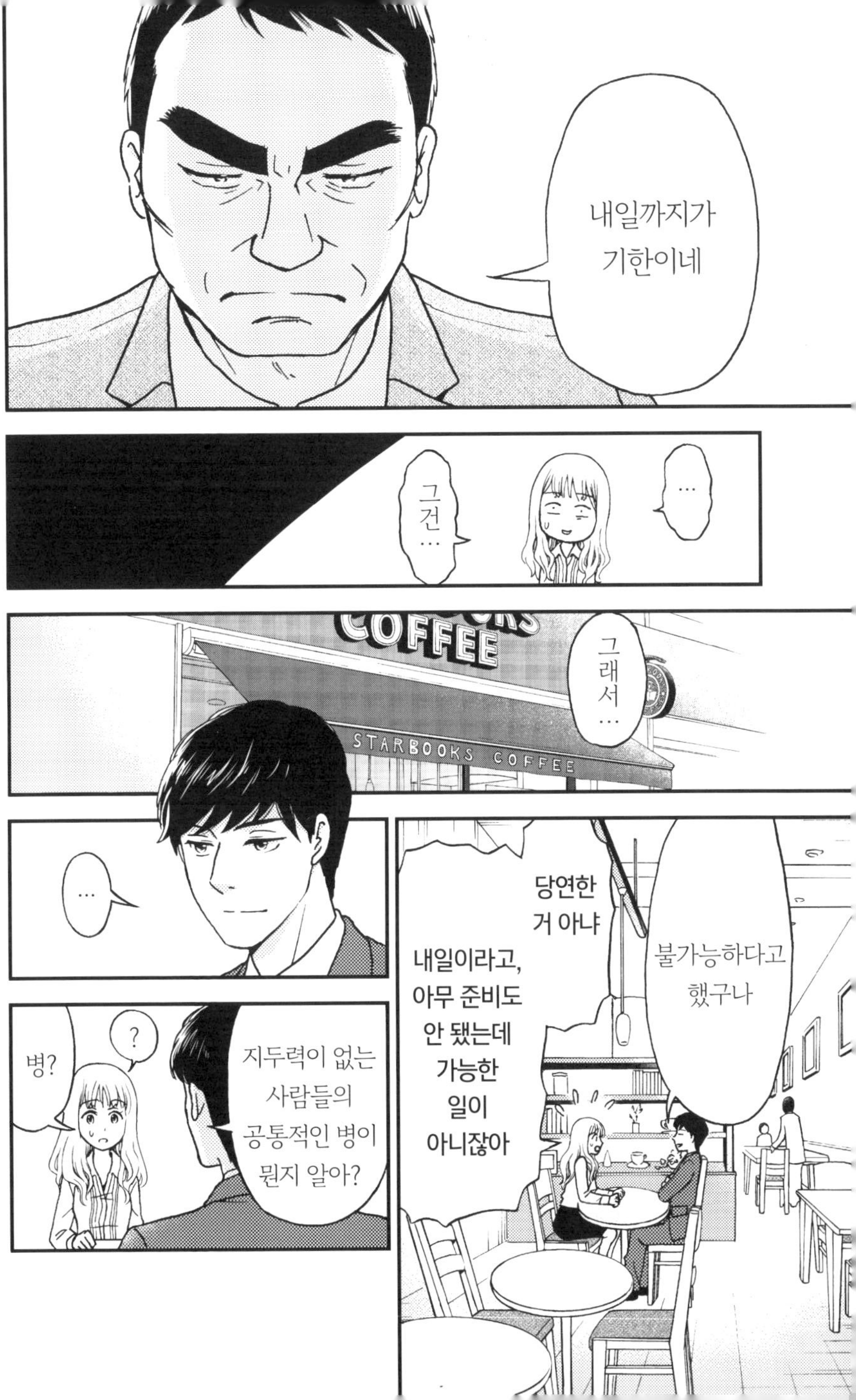

내일까지가 기한이네

그건… …

그래서…

…

당연한 거 아냐

내일이라고, 아무 준비도 안 됐는데 가능한 일이 아니잖아

불가능하다고 했구나

병?

?

지두력이 없는 사람들의 공통적인 병이 뭔지 알아?

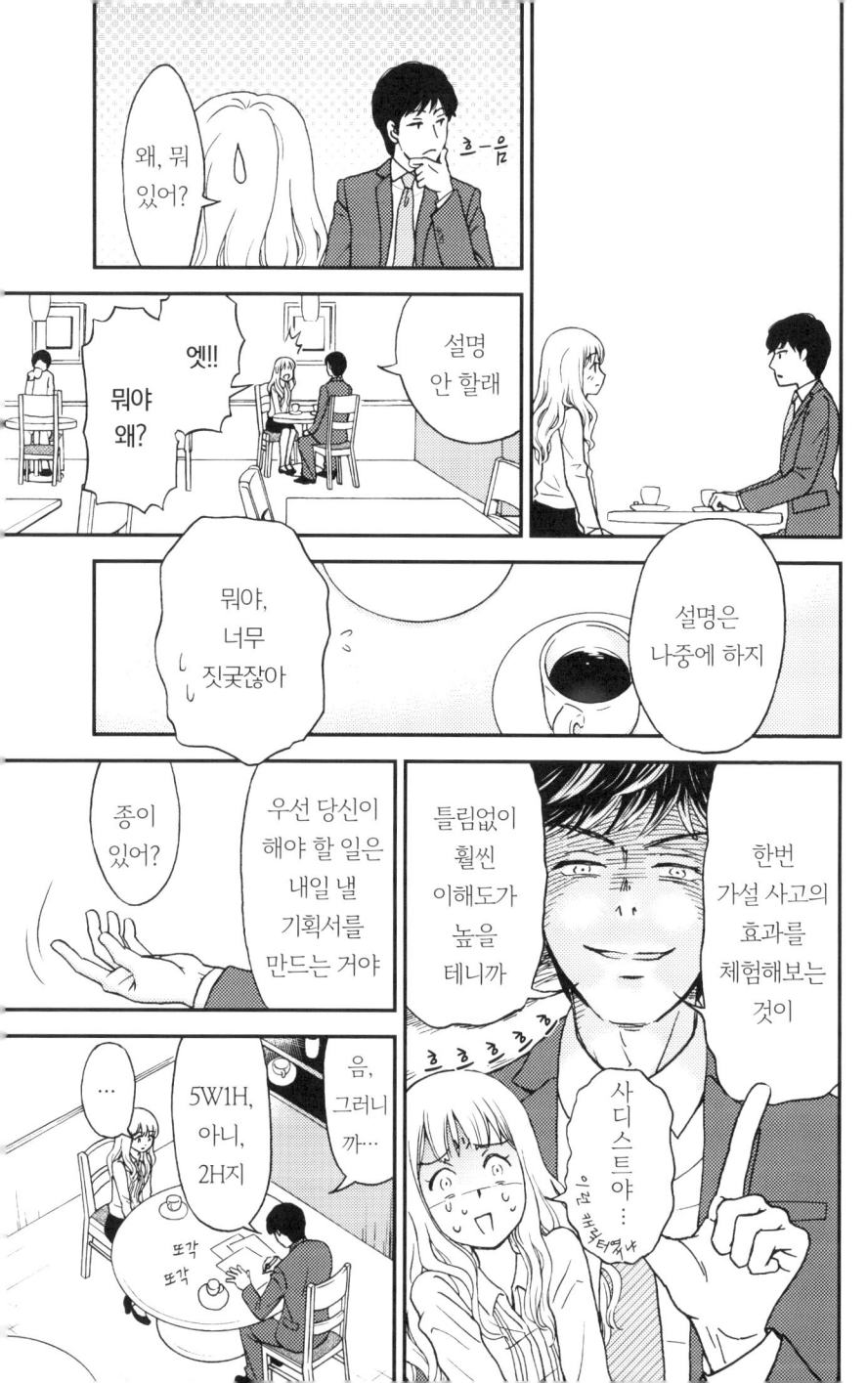

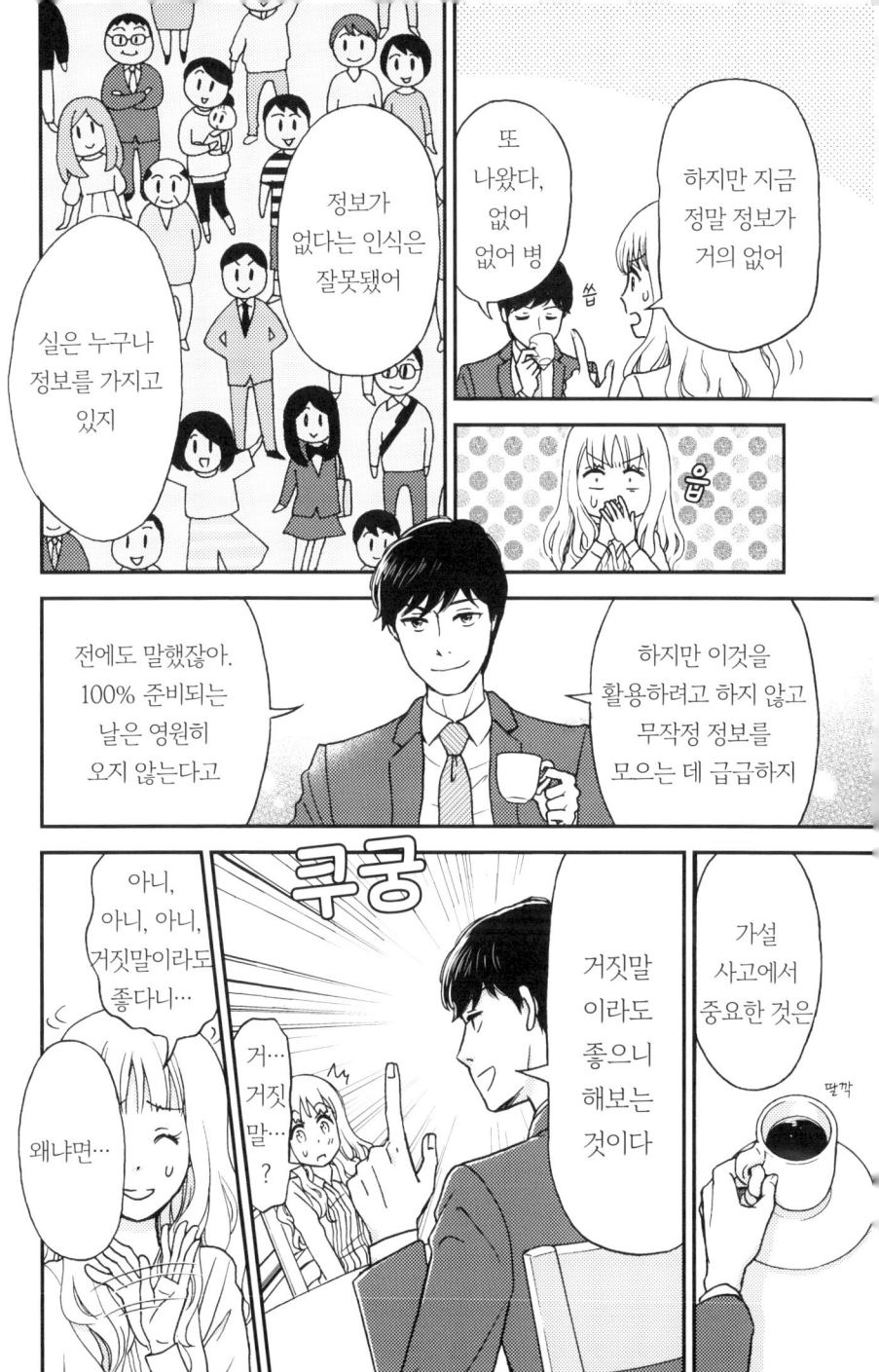

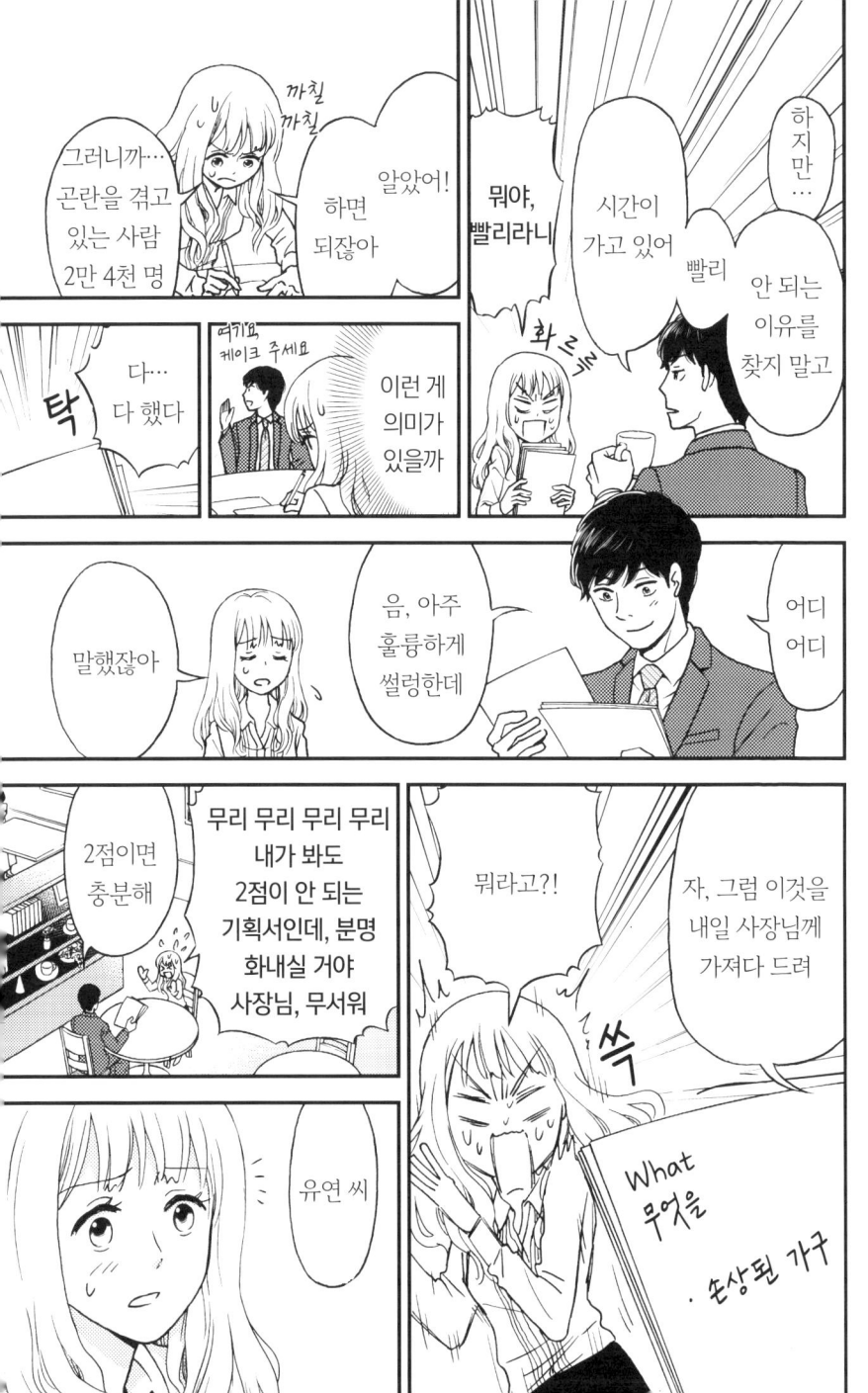

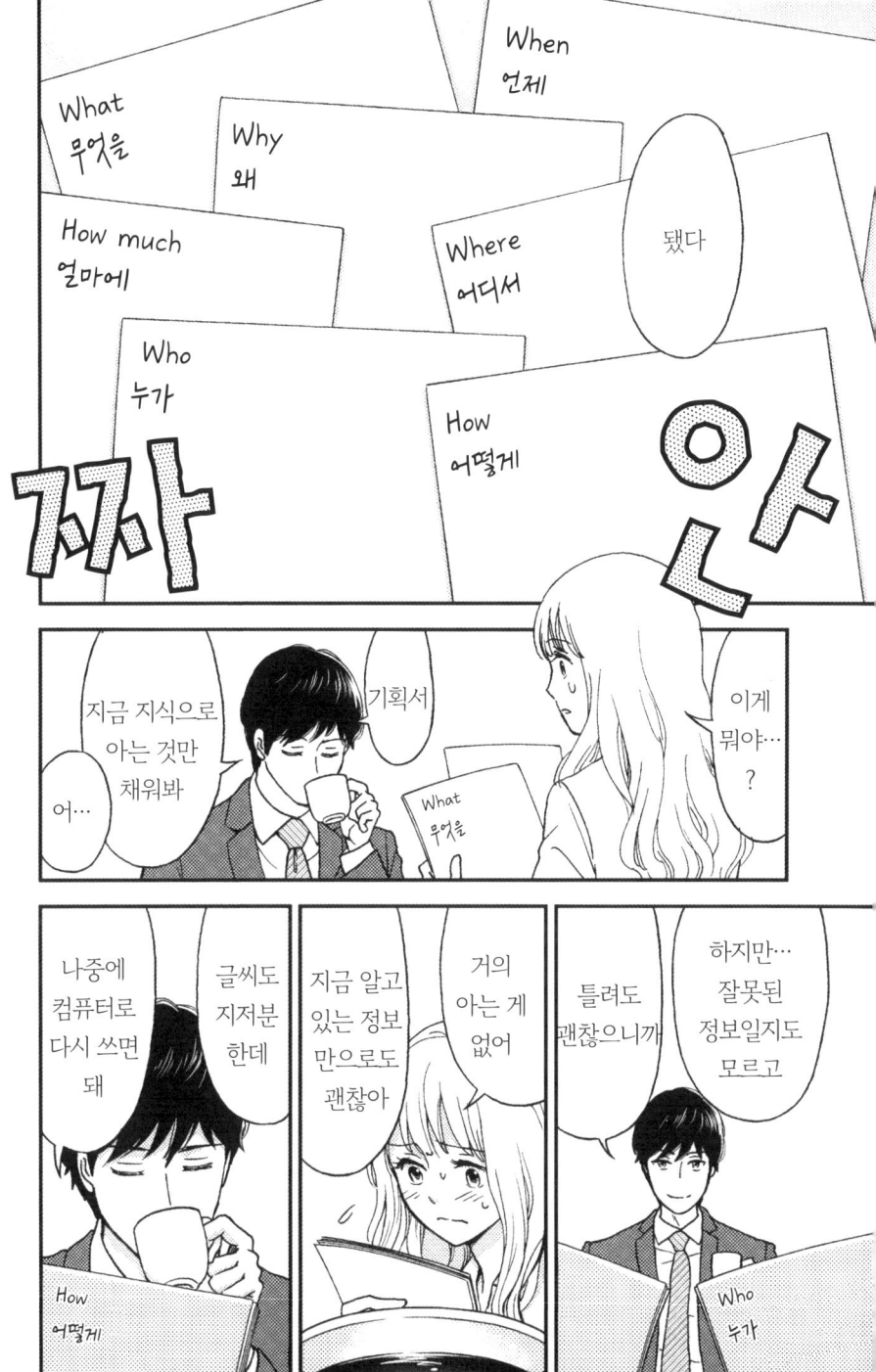

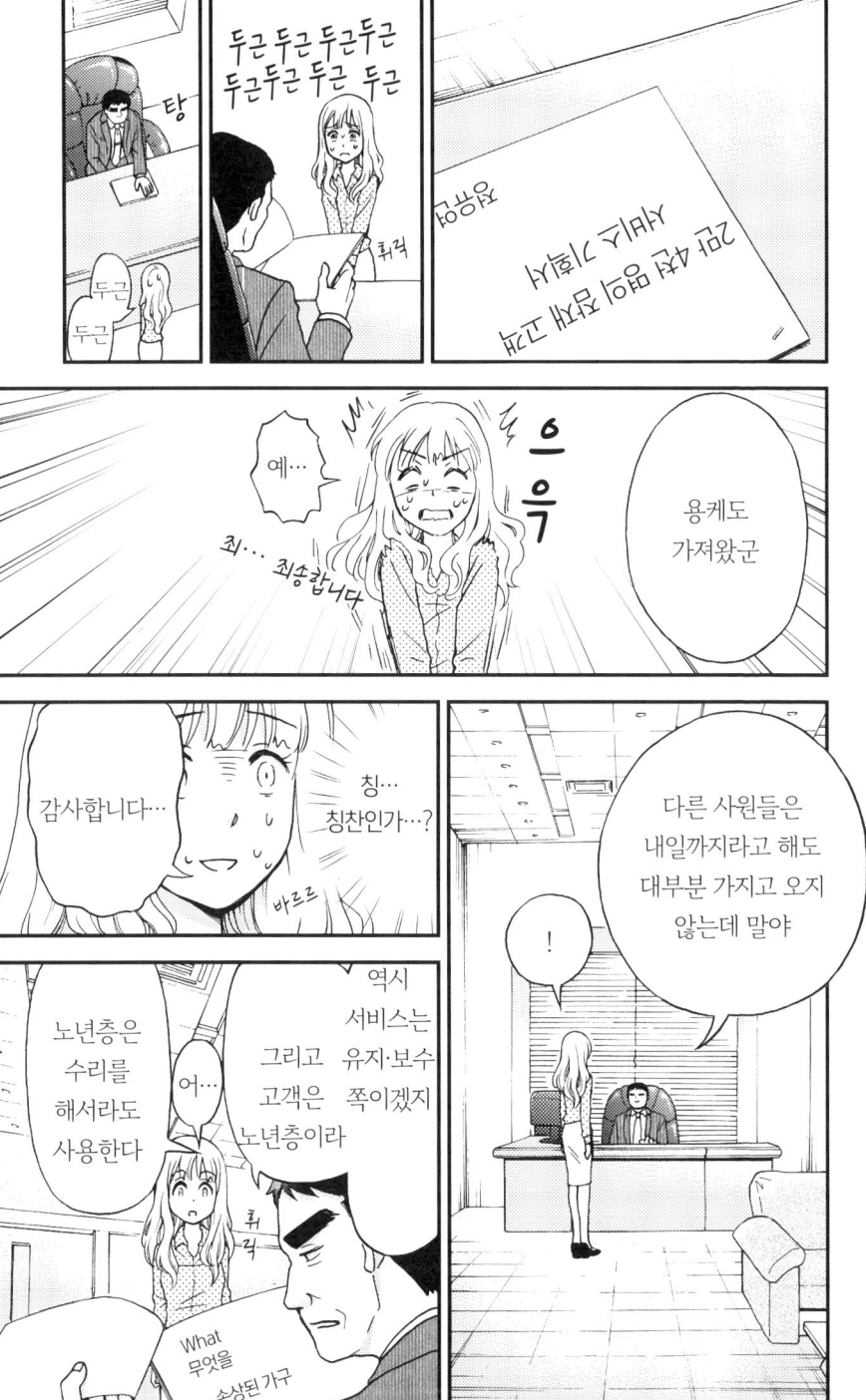

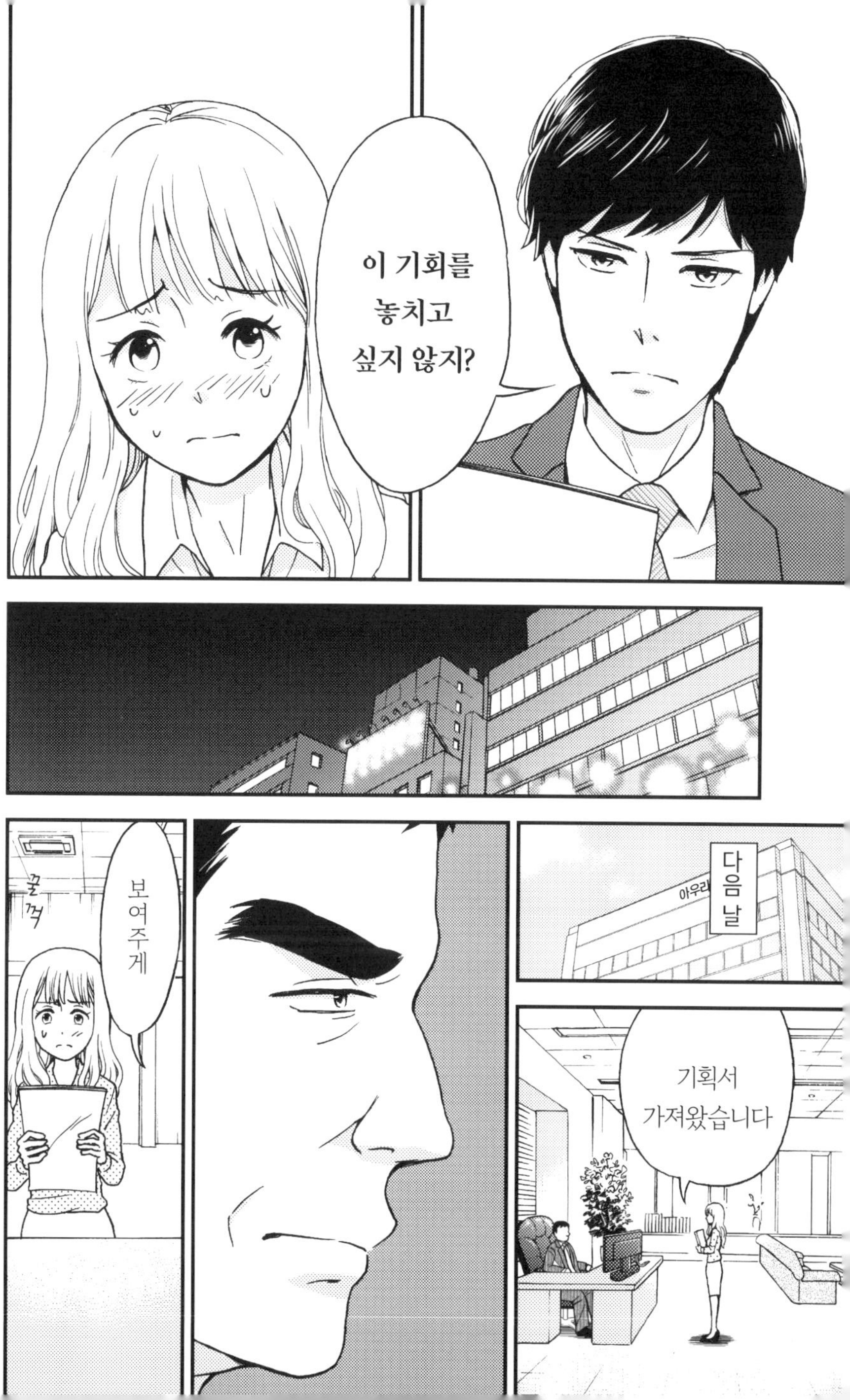

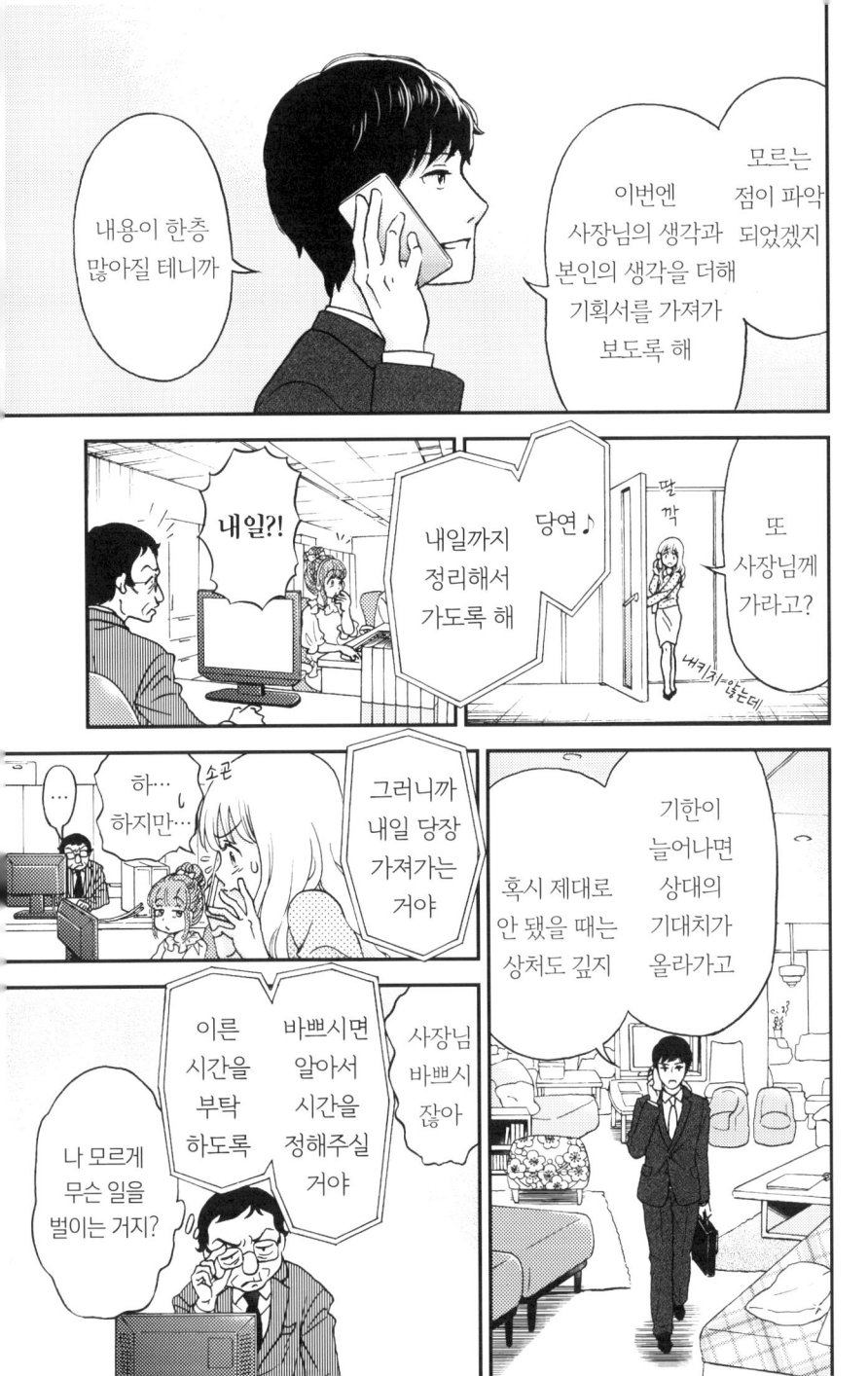

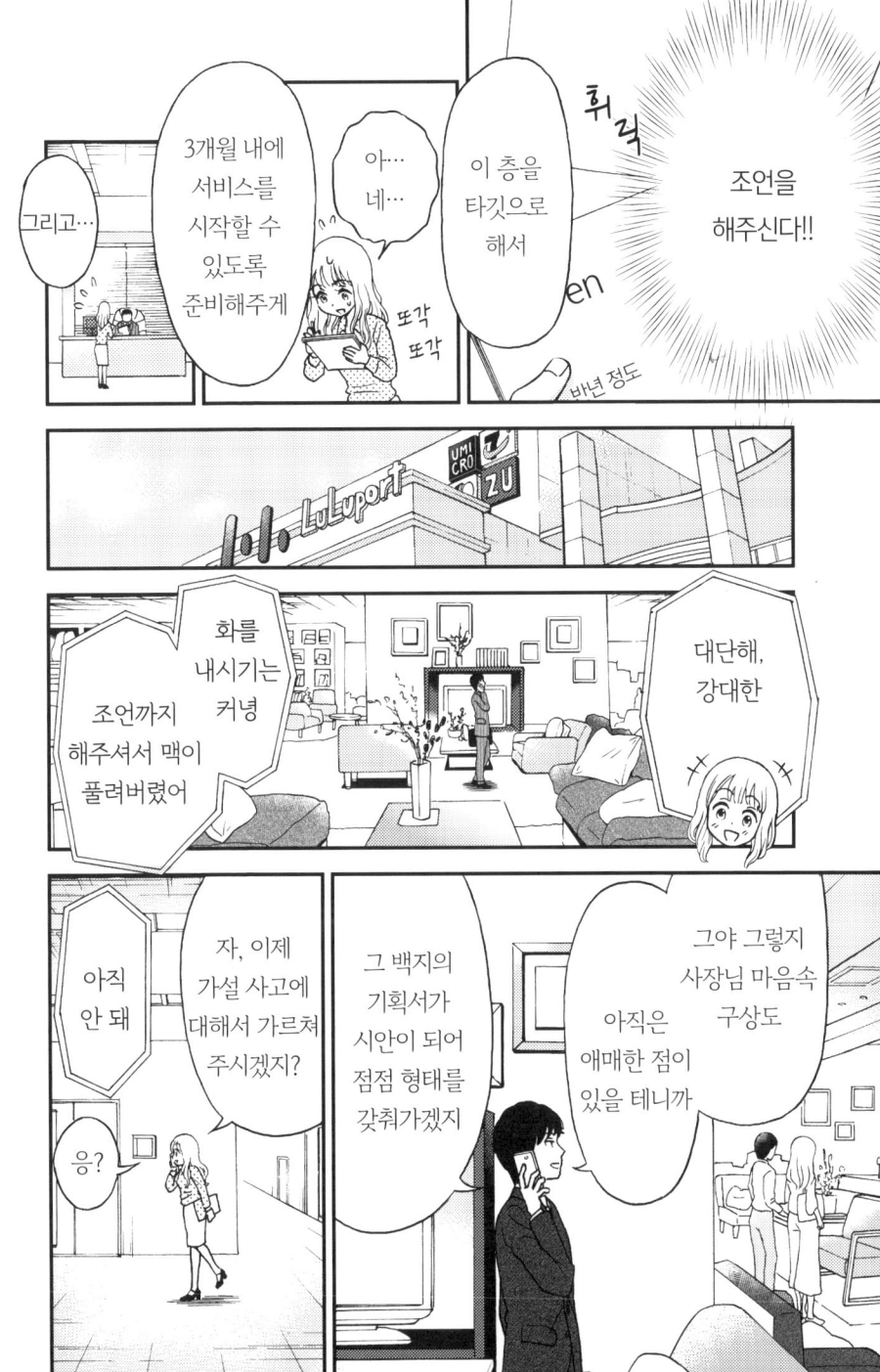

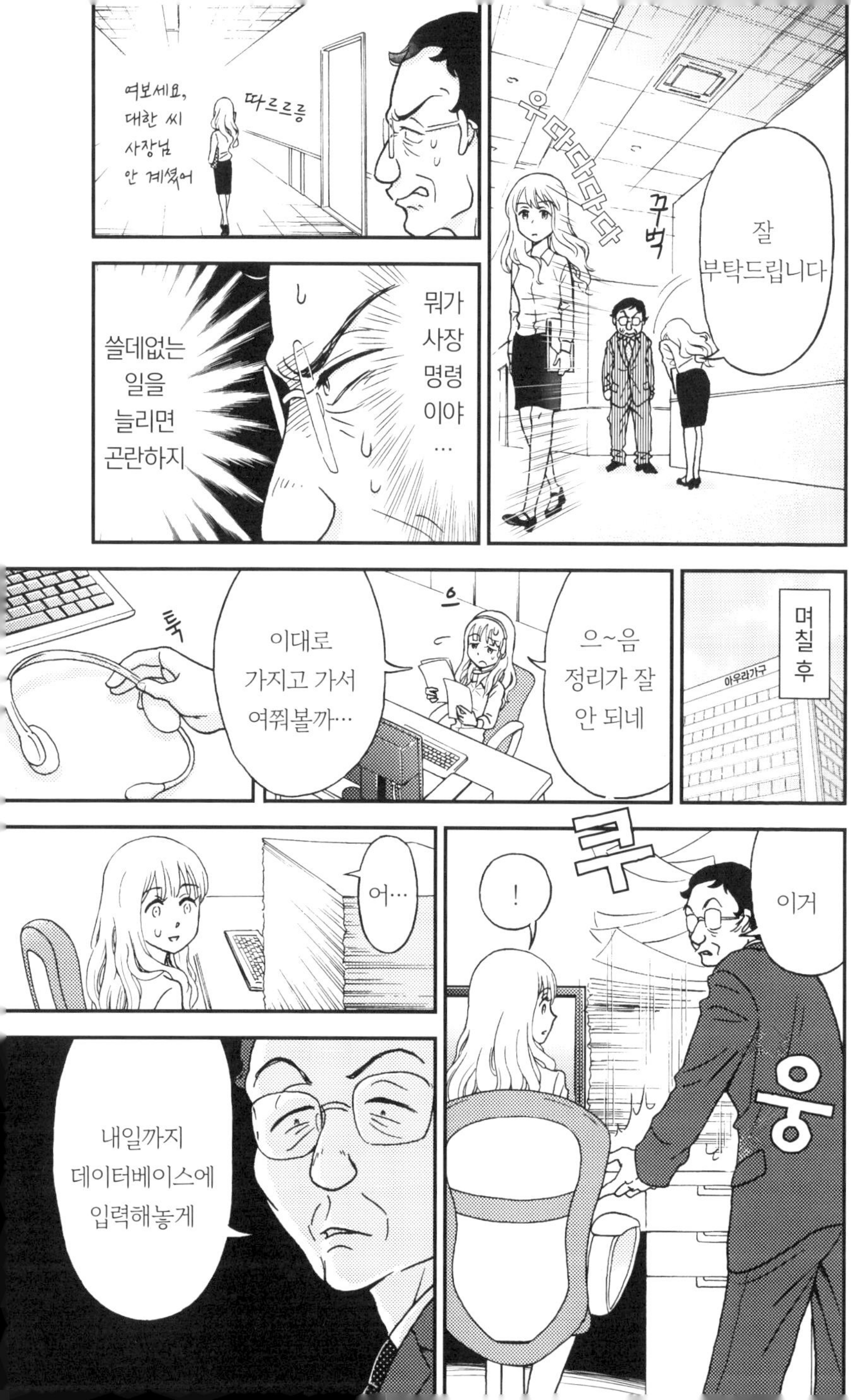

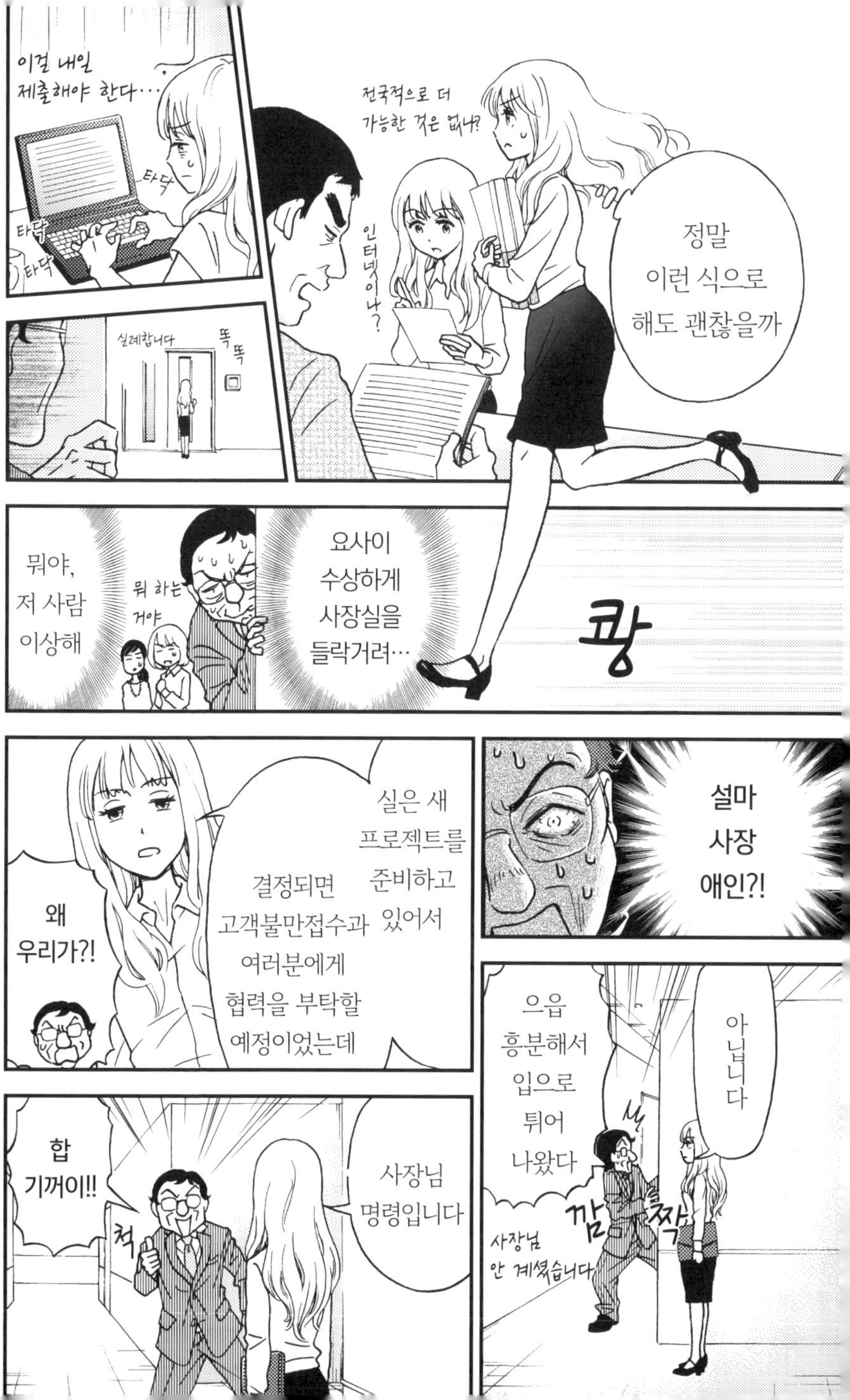

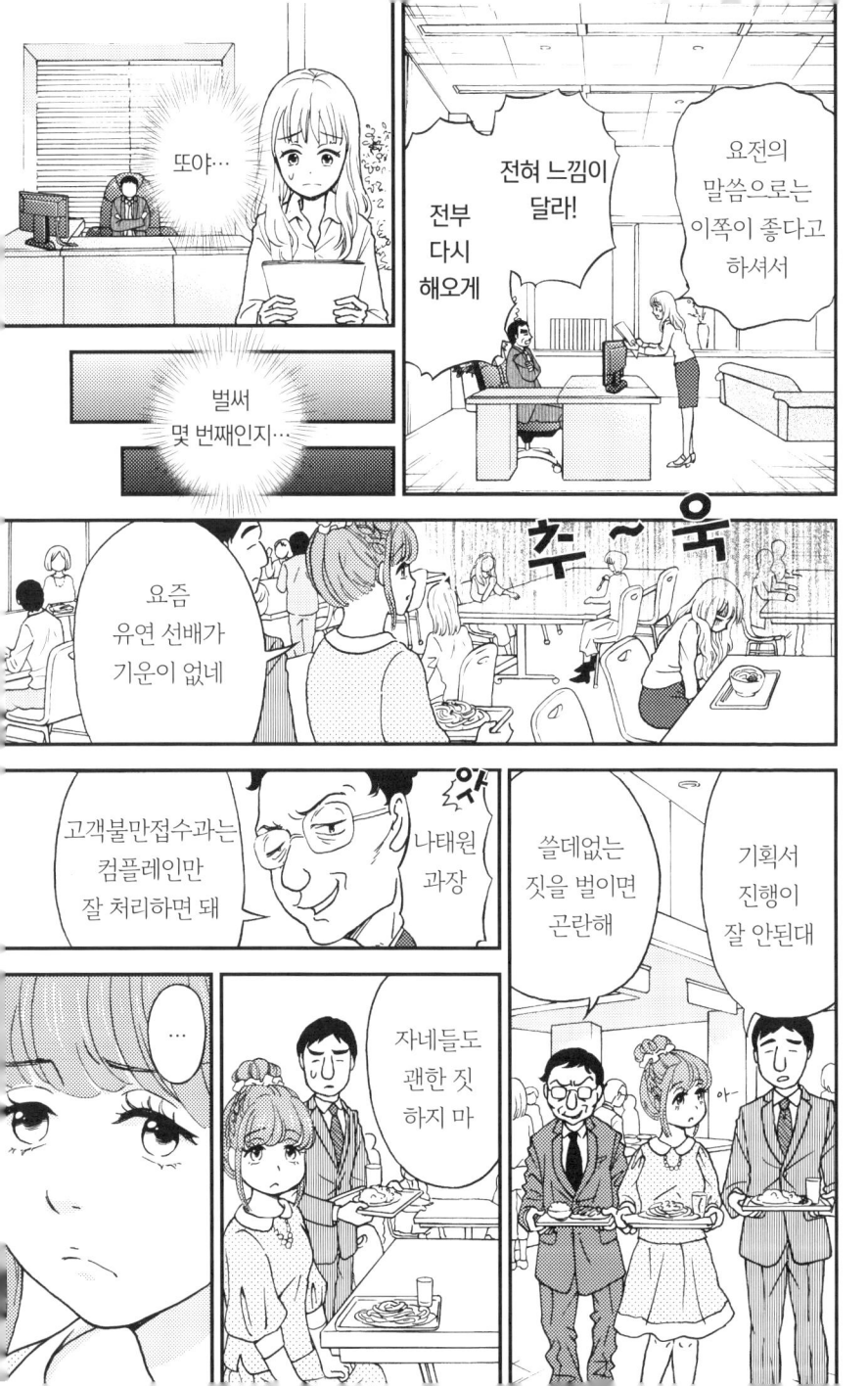

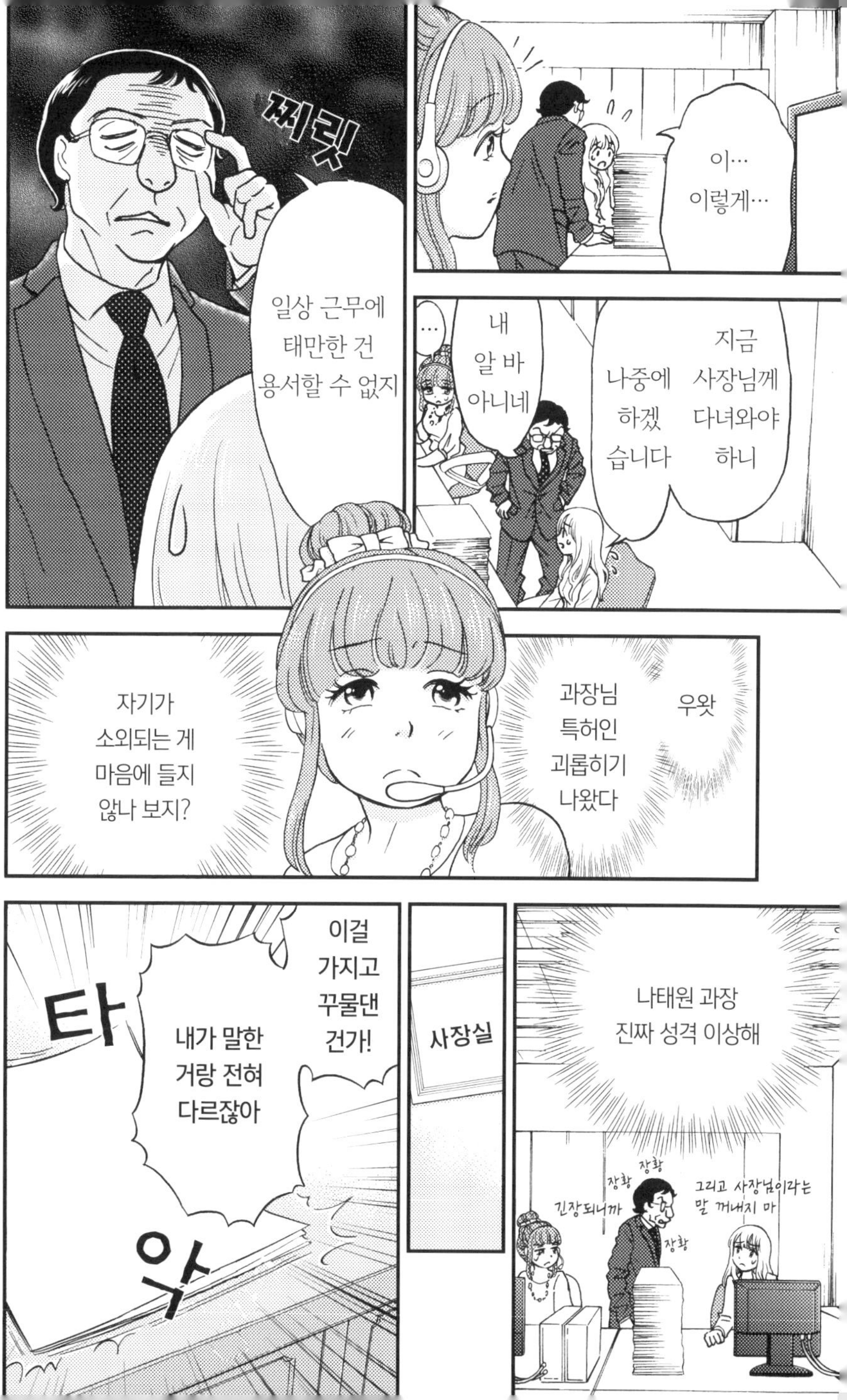

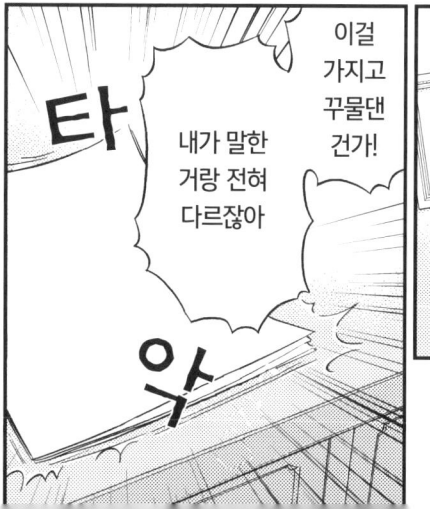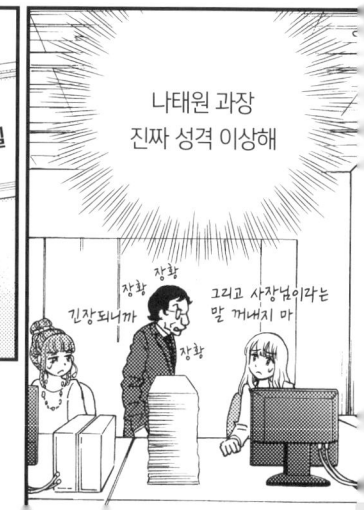

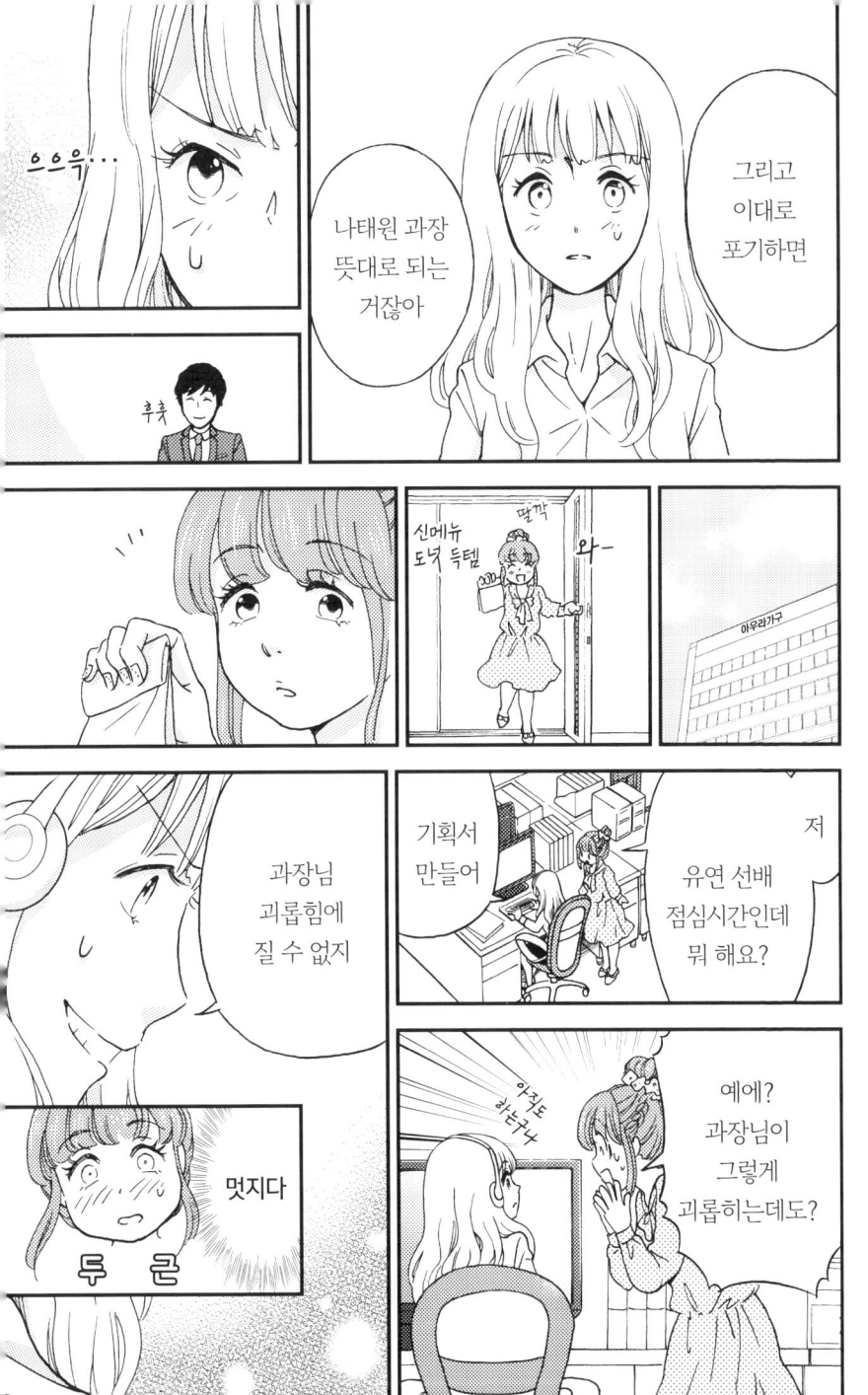

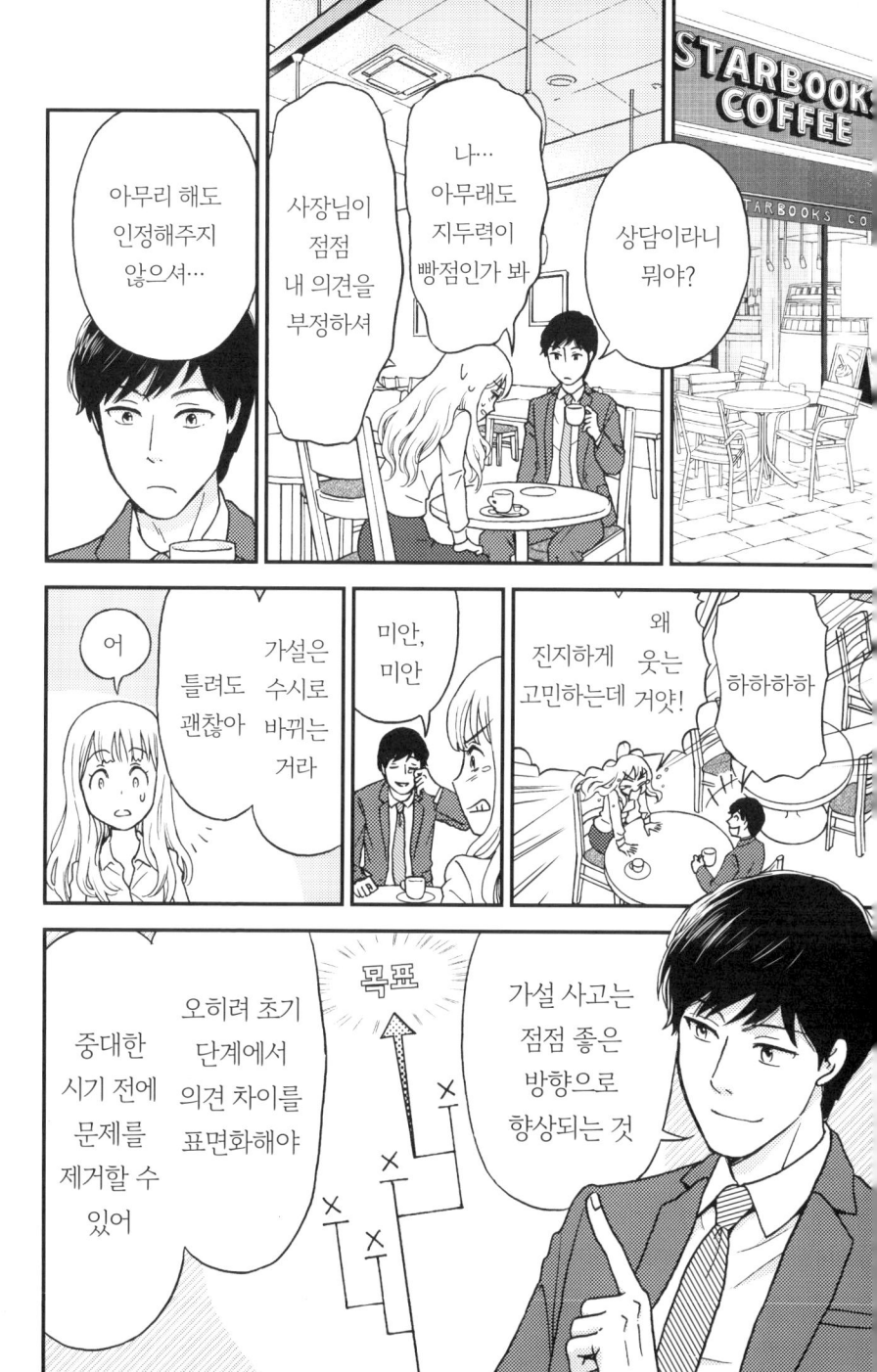

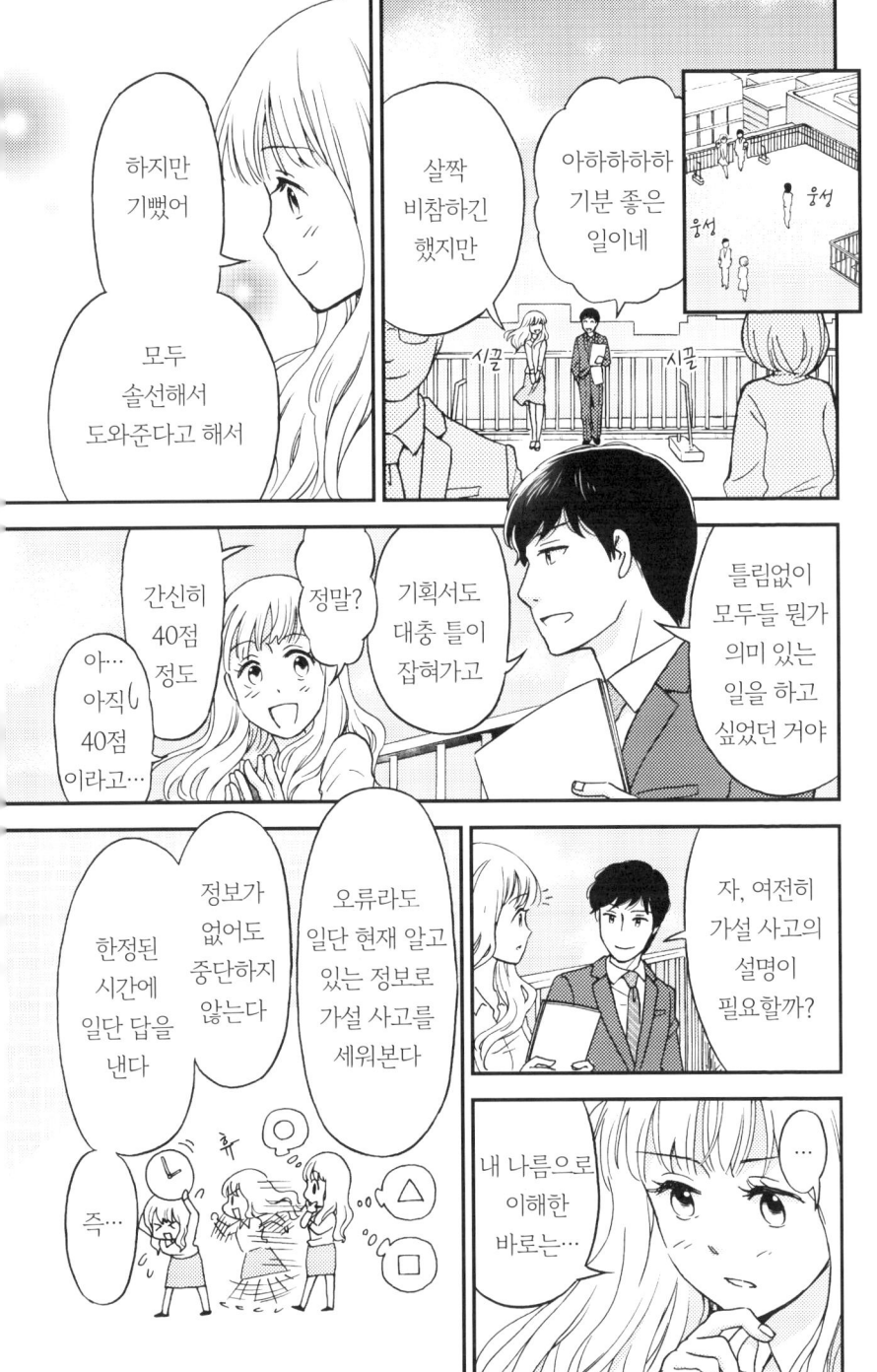

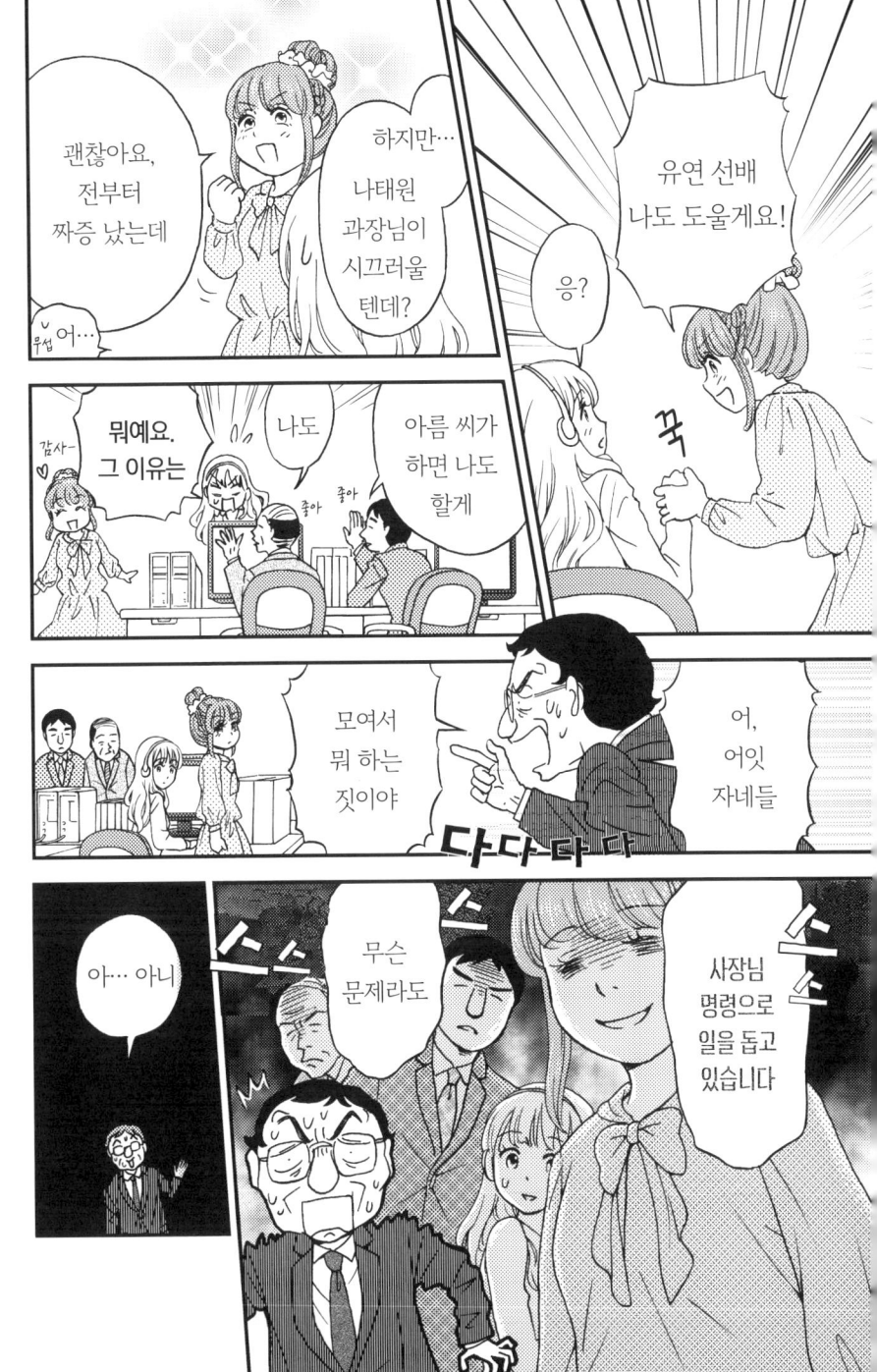

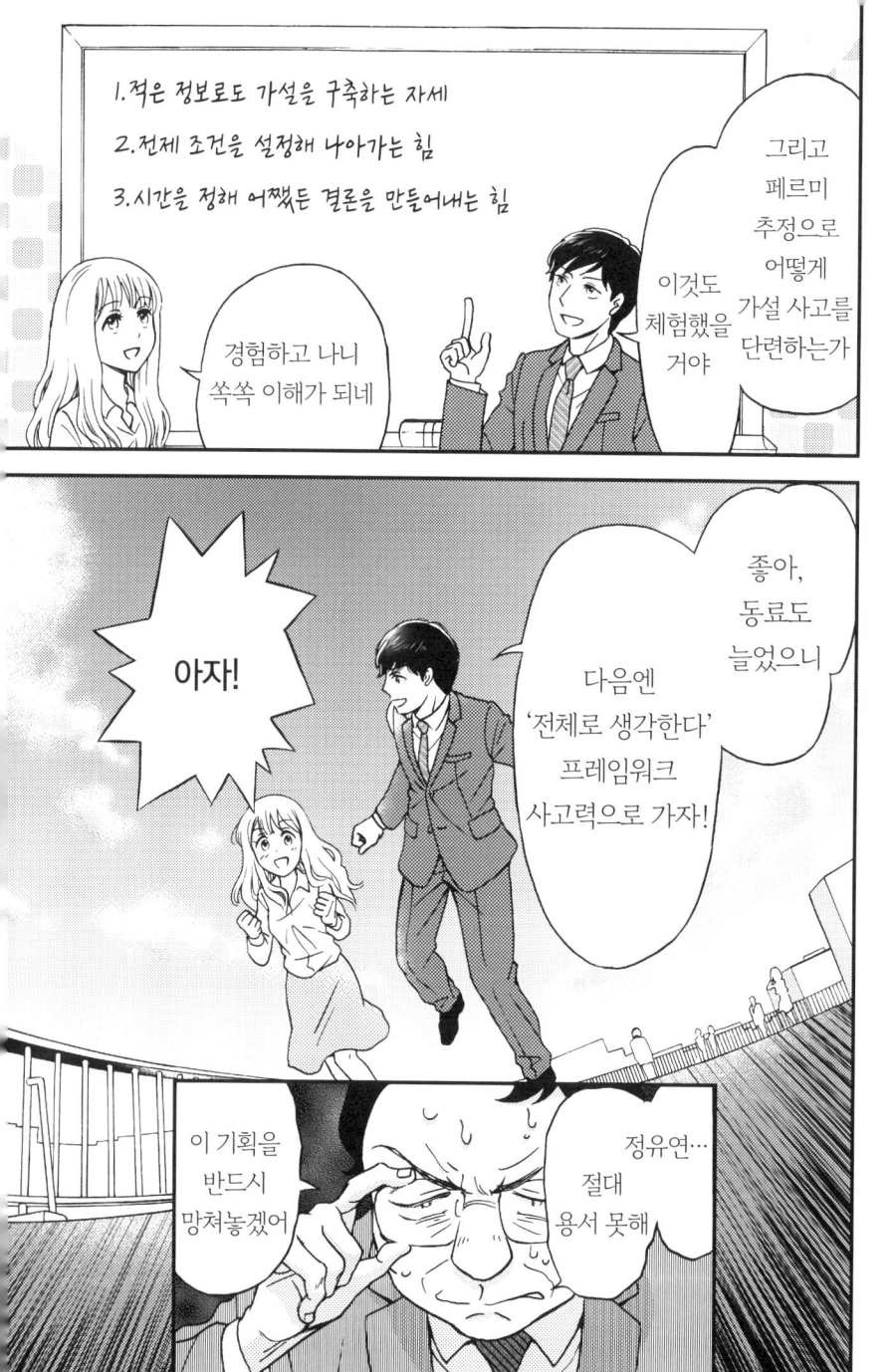

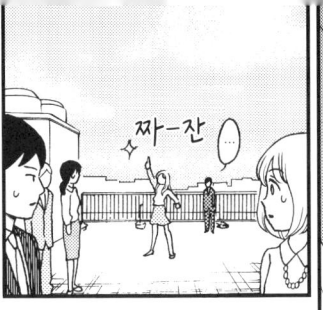
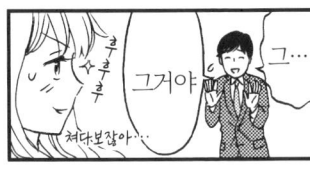
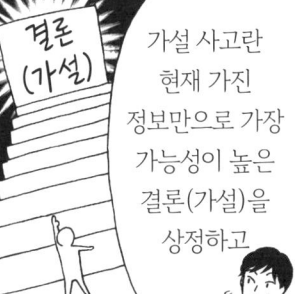
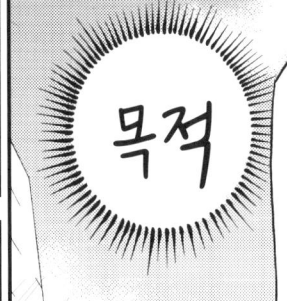

큰 스토리가 만들어짐으로써 최종 목적까지 효율적으로 도달할 수 있다

가설 사고란 현재 가진 정보만으로 가장 가능성이 높은 결론(가설)을 상정하고

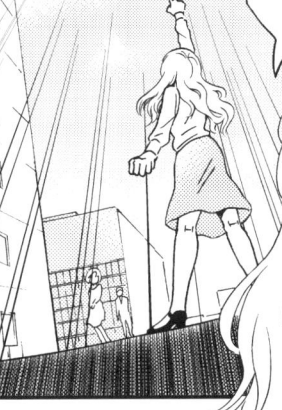
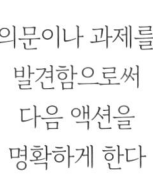
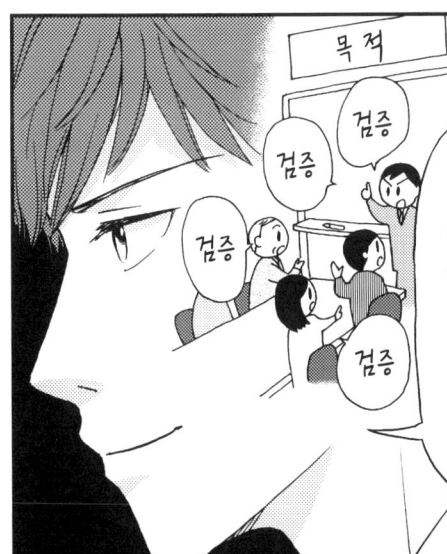

의문이나 과제를 발견함으로써 다음 액션을 명확하게 한다

이렇게 해서 정보의 정밀도를 높이면서 검증을 반복해 가설을 수정하는 사고 패턴을 말한다

01 완벽주의자는 왜 실패할까?

　여자 주인공 정유연이 업무에서 좀처럼 실적을 내지 못하는 이유는 무엇일까.

　한마디로 이것은 완벽주의의 폐단이다. 다음 페이지의 체크리스트를 살펴보자. 7개 이상 해당된다면 일상 업무에서 완벽주의가 오히려 마이너스로 작용하는 경우가 많을 수 있다.

　완벽주의가 전적으로 나쁜 것은 아니다. 마지막 마무리엔 이 같은 성향이 무엇보다 중요하다.

　그런데 문제는 '어떻게 쓰이는가'이다. 예를 들어 어떤 서류(제안서나 시방서 등)를 만들 때 '90점' 수준에서 '100점'으로 만드는 업무 단계라면 완벽주의자의 큰 힘이 발휘된다.

　그러나 아직 구체적인 방향이 잡히지 않아 예측이 힘든 '20점' 단계에서 완벽주의자의 방식은 자칫 부정적으로 작용하기 쉽다.

　전자를 '80점형', 후자를 '20점형'이라 한다면 양자는 정반대의 업무 수행 형태로 표출된다.

- [x] 모르는 것이 있으면 바로 인터넷을 검색한다
- [ ] 충분히 준비될 때까지 행동하지 않는다
- [ ] 타인의 장점보다 단점에 더 쉽게 눈이 간다
- [ ] 완벽하게 알지 못하는 것은 모른다고 말해야 한다
- [ ] 항상 시간과 예산이 부족하다고 느낀다
- [ ] 어중간한 말을 하느니 잠자코 있는다
- [ ] 상사나 고객에게 하는 보고는 자기 나름으로 100점으로 완성한다
- [ ] 실현이 불확실한 꿈에 대해 말하는 것은 시간 낭비다
- [ ] 직접 초안을 내기보다 타인의 초안에 코멘트하는 것을 더 잘한다
- [ ] 노트와 책상 위가 잘 정리 정돈되어 있다

20점형		80점형
• 대략적으로 전체상부터	⟷	• 하나씩 착실하게 진행
• 몇 번이고 수정한다	⟷	• '최종 정답' 한 가지
• 자료는 러프하게	⟷	• 자료는 정돈해서
• '질문'을 위한 대답	⟷	• '대답'을 위한 대답
• '무엇을 모르나?'	⟷	• '무엇을 알고 있나?'

물론 업무에서 탁월한 능력을 발휘하는 사람은 두 상황을 능숙하게 분별한다.

모든 일은 아무것도 결정되지 않은 상태에서 시작돼 큰 방침이 결정되고, 점차 구체화되면서 형태가 만들어진다.

초기에는 '20점형'으로, 막바지에 다다를수록 '80점형'의 업무 방식이 요구되는 것이다.

02 80점보다 20점이 성공하는 이유

 업무를 진행할 때 초기에는 전체상을 포괄적으로 파악하는 것이 중요하다.
 내용 중에 정유연이 기획서를 완벽하게 하기보다 마치 벌레가 먹은 것처럼 곳곳이 미진한 상태로 하루 만에 신속하게 제출하도록 했다. 이것이 바로 '가설 사고'이다.
 그런데 일이 마무리 단계로 들어갈수록 정형성이 높아지고 표준화된다. 이런 종류의 업무 형태는 AI나 로봇으로 대체될 가능성이 높다고 할 수 있다. 아무리 '완벽하게' 일을 완수하는 강점을 가진 사람이라도 실수를 줄이는 문제에선 인간이 기계에 대적하기 힘들다.
 업무 과정에서 사장과 수시로 만나 기획서를 가다듬었다. 이처럼 상대와 중간에 의견을 조율하는 사고방식도 이전과는 대단히 대조적이다.

가설 사고(20점형)		비가설 사고(80점형)
• '결론부터' 생각한다	⟵⟶	• 마지막에 결론이 나온다
• '65점'주의	⟵⟶	• 완벽주의
• 스피드 중시	⟵⟶	• 정확성 중시
• 한정된 시간과 정보로 최선의 답을 도출	⟵⟶	• 모든 정보를 모으고 시간을 충분히 사용한다

    85쪽의 도표는 일정 납기까지 어떤 계획이나 보고서를 만드는 경우 업무 진행 방식을 보여준다.

    그림 속 역 L 자 모양의 굵은 선이 '80점형' 업무 스타일이다. 자기 혼자서 나름으로 깊이 숙고해 마지막의 마지막 시기에 이르러 한 방의 결론을 낸다.

    어느 정도 방식이 정해진 업무라면 마무리 단계에서 일의 방향성을 일일이 조율할 필요가 없으므로 지속적으로 의견을 교환하는 데 시간을 낭비하기보다 묵묵히 완성도를 높여나가는 것이 더 중요하다.

    이에 반해 '20점형'은 여주인공이 한 것처럼 우선은 단시간에 대략적 답을 내서 이를 바탕으로 짧은 사이클로 수차례 상대와 맞춰나

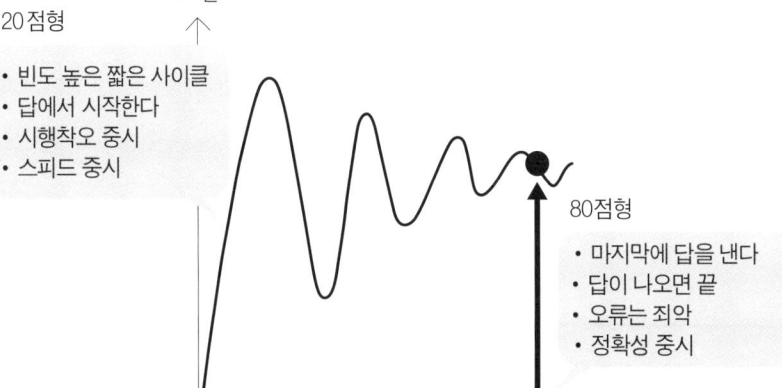

간다. 그 과정에서 오류를 줄이고 합의를 통해 완성도를 높이는 방식이다.

초기에 방향이 제대로 조율되지 않으면 후에 뒤로 퇴보하는 불상사가 발생할 가능성이 높을 뿐 아니라 자칫 전체를 크게 그르칠 위험이 있으므로 이 같은 방식이 주효한다.

03 한정된 시간에 일단 답을 내는 방법

    단, 이때 주의해야 할 점이 있다. 완벽주의자가 가설 사고를 실천하려고 할 때 직면하는 문제가 '아직 설익은 상태'에서 일을 진행한다든지, 상사나 다른 사람에게 계획서나 자료를 보여주는 것에 심리적 저항감이 생긴다.

    완벽주의라 좀처럼 앞으로 쉽게 나아가지 못하는 사람의 '고민'은 전향적 발상에 맞지 않는 성향이 많다는 것이다. 그러나 한정된 시간과 정보에서 가설을 세우는 것이야말로 인간의 창조성이 발현되는 촉매제가 될 수 있다.

    '조금 더 완성도를 높인 뒤 이야기해보자'라고 생각하는 사이에 마감이 코앞에 닥친다든지, 기대치에 어긋난다는 사실을 늦은 타이밍에 발견하게 된다. 어떻게 하면 이런 사태를 막을 수 있을까.

    한 가지 요령은 시간과 정보가 부족한 상황에서 의뢰를 받는 경우 '그 자리에서' 어쨌든 알고 있는 것을 드러내는 것이다.

    시간과 정보가 없는 상황일수록 '우선 조사해보겠으니 시간을 주십시오'라는 말이 나오기 쉽다. 그러나 그보다는 바로 첫 번째 대답을 꺼내는 것이 좋다. 시간이 지날수록 의뢰자의 기대치가 높아지고, 그에 비해서는 고민하는 쪽의 성과가 올라가지 않기 때문에 기대치의 차이가 점점 크게 벌어지고 만다.

최고의 조율 타이밍은 '그 자리에서' 최종적인 성과물에 대한 생각을 맞**추는** 것이다. 의뢰가 이뤄지는 순간이라면 아직 볼을 상대편이 가지고 있다. 이 시점이라면 핀트에 어긋난 질문을 해도 의뢰자는 자신의 설명 방법이 잘못되었다고 생각해 전적으로 내 쪽에 화살을 돌리기 어렵다.

그리고 두 번째 요령은 이런 자리에서는 **답을 내려고 하지 말고 '질문'을 많이 하도록** 명심한다. 이렇게 하면 완벽주의자라도 가설을 내는 것에 대한 저항감이 줄어들 것이다.

가설을 생각할 때 범용적으로 활용하는 것이 '5W2H(누가, 언제, 무엇을, 왜, 어디서, 어떻게, 얼마에)'이다. 이에 기초해 질문을 만들면 어떤 직종, 어떤 경우든 사고의 단초를 잡아낼 수 있을 것이다.

여기에서 낸 임시 정답(가설)은 어디까지나 '수정을 위한 첫 스텝'이므로 수차례 계속 손을 보는 것을 전제한다.

결론부터 생각한다

핵심 정리

- 가설을 세우는 목적은

정답을 내는 것이 아니라,

'과제와 문제를 추출하기' 위해서다

- 가설은 최종 정답이 아니므로

항상 업데이트하고

수정해나간다

PART 2
전체로 생각한다
_ 프레임워크 사고력

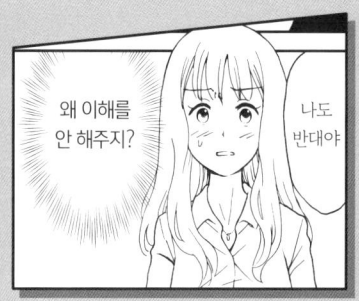

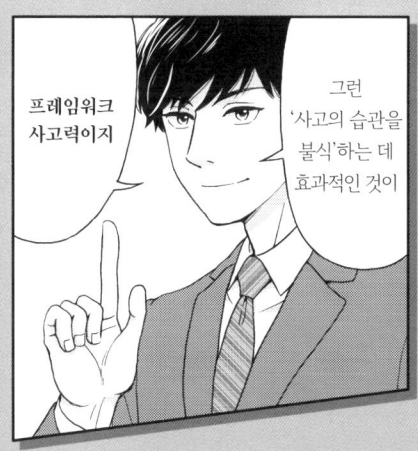

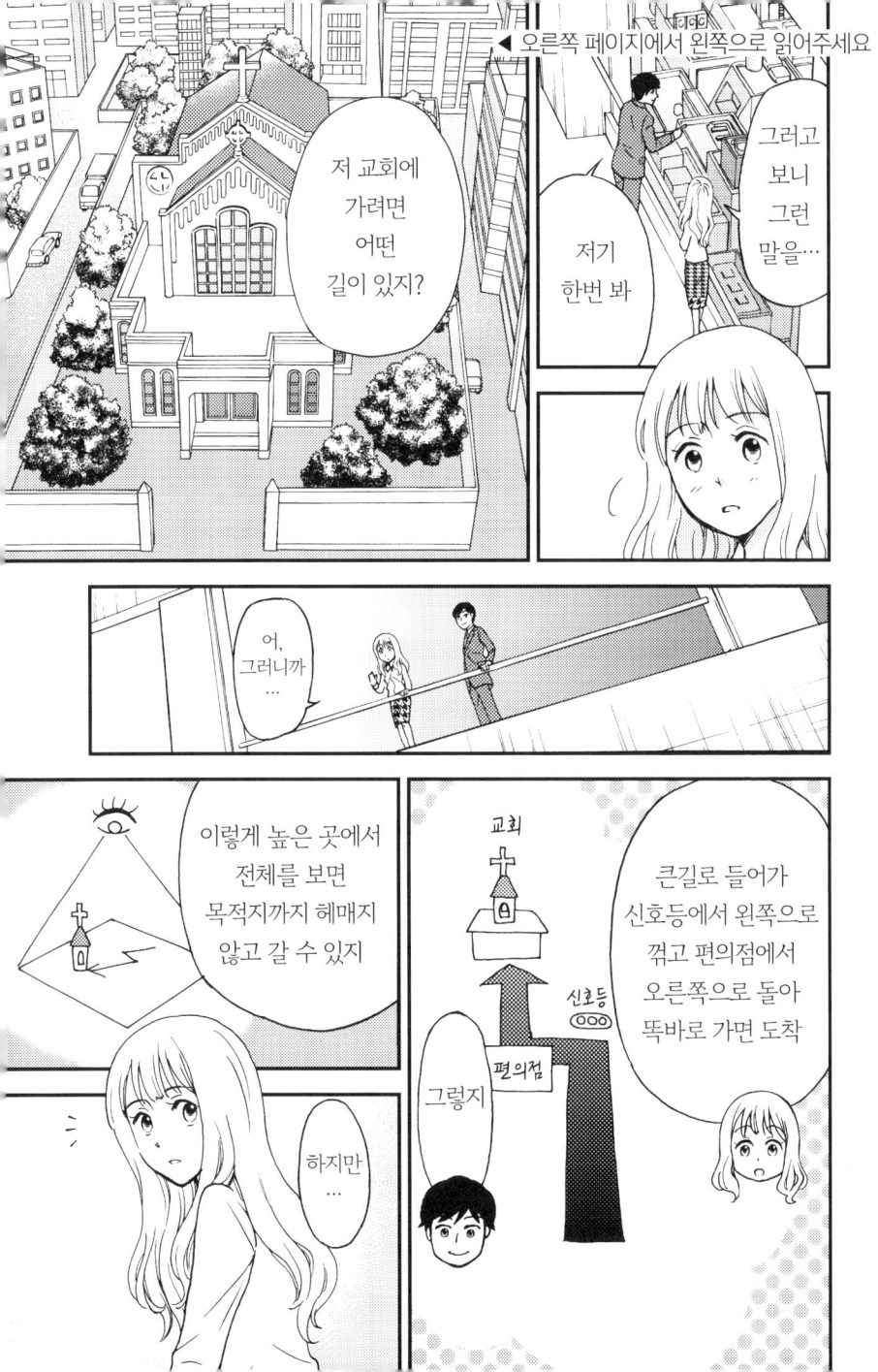

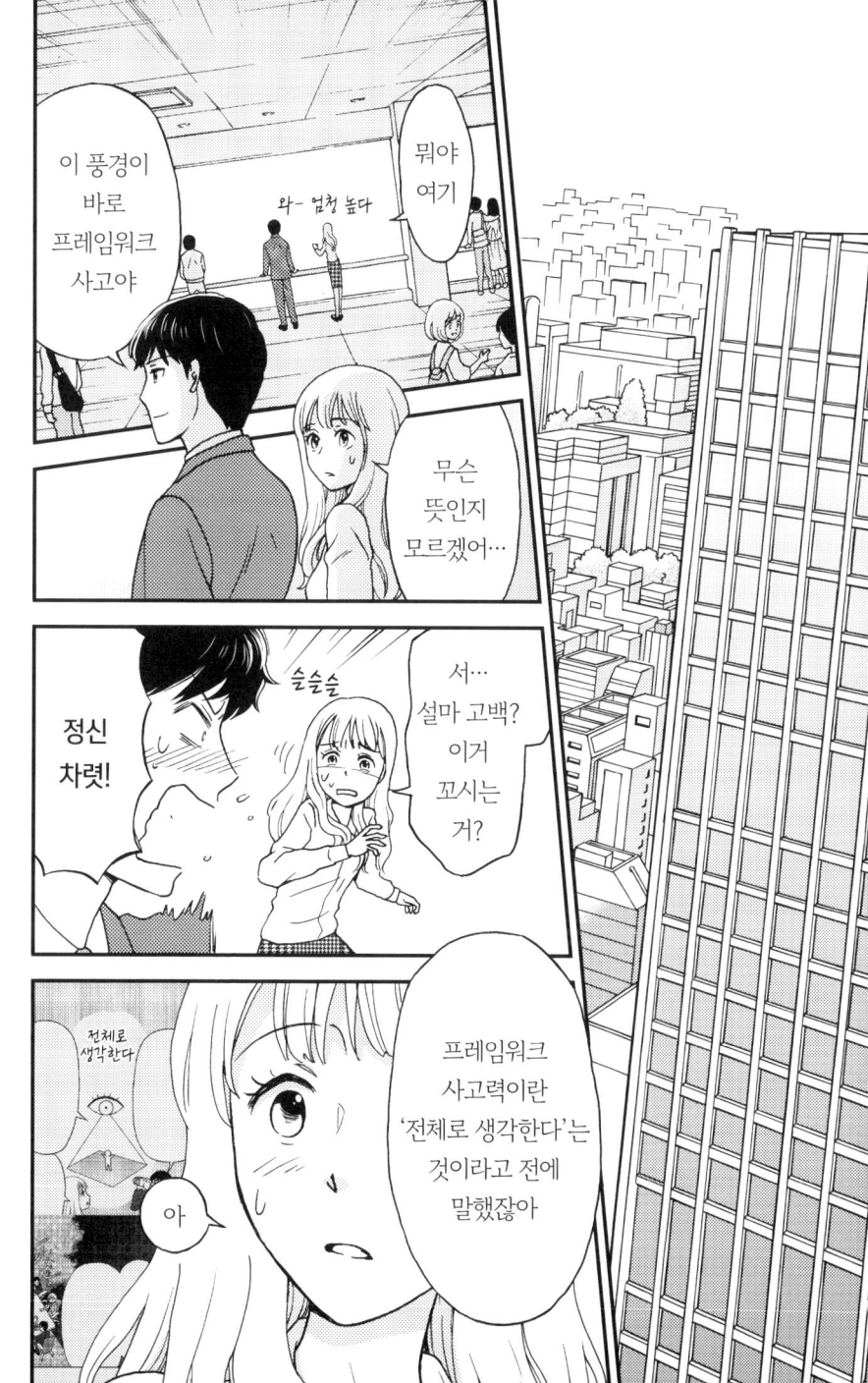

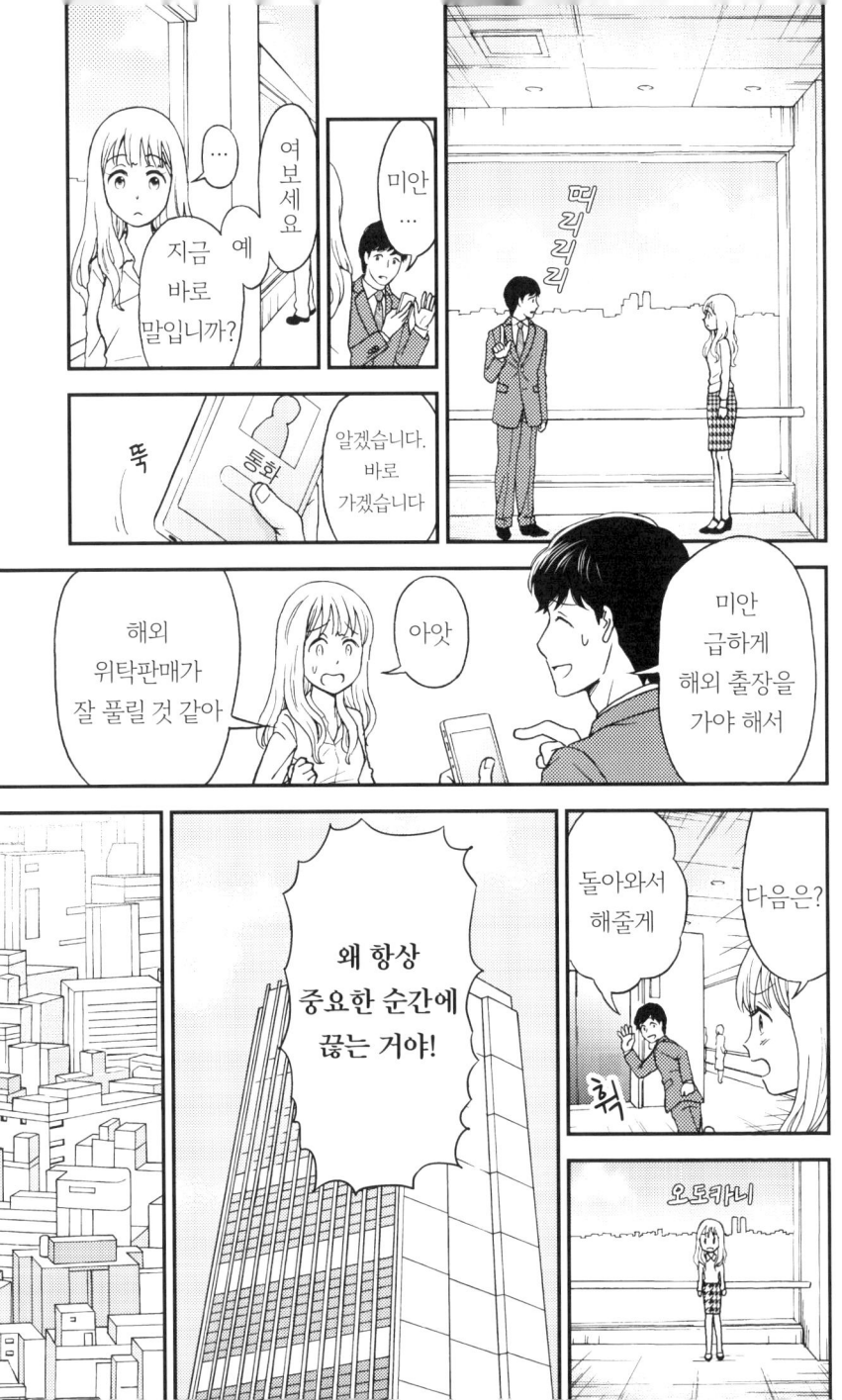

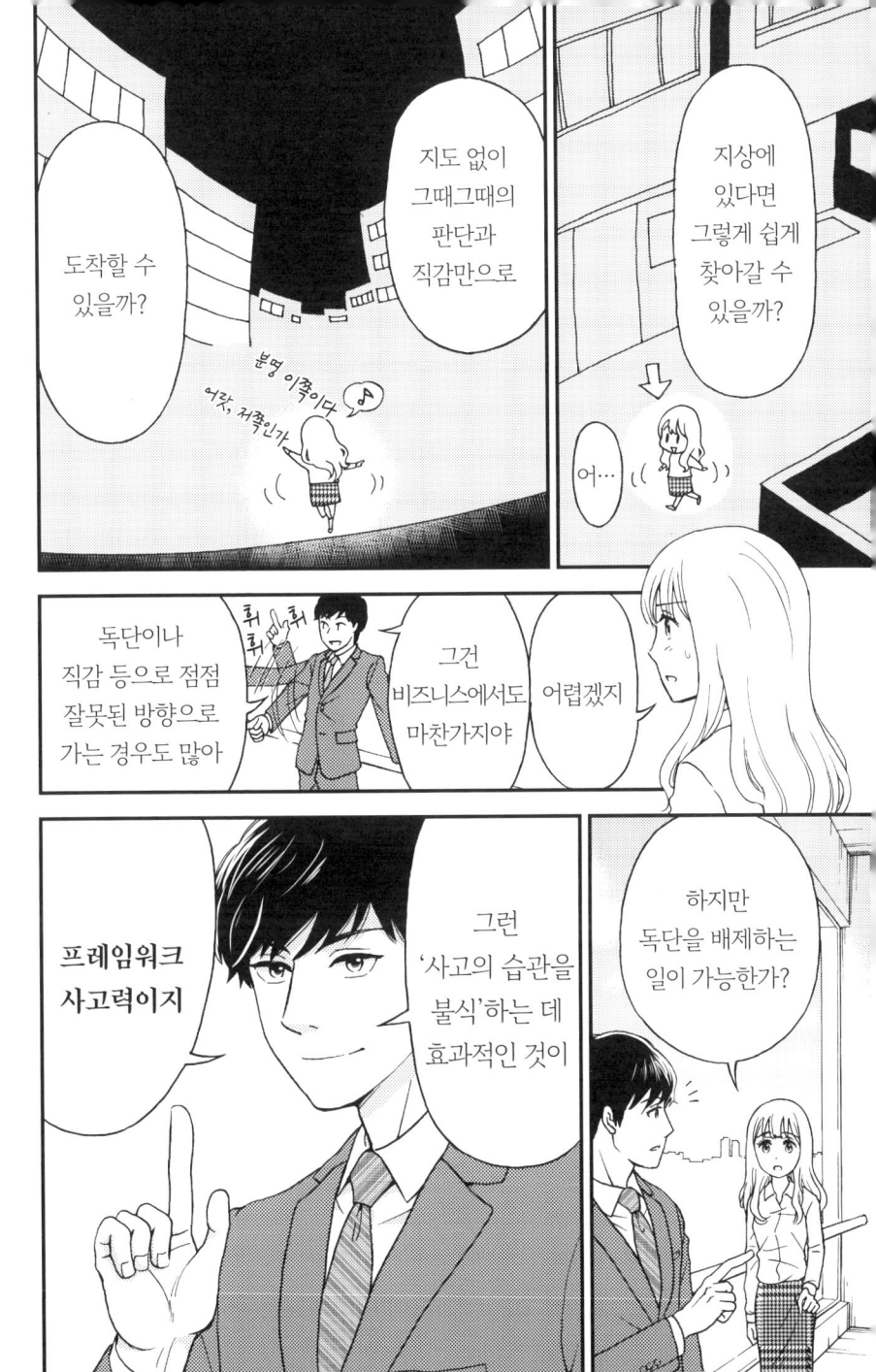

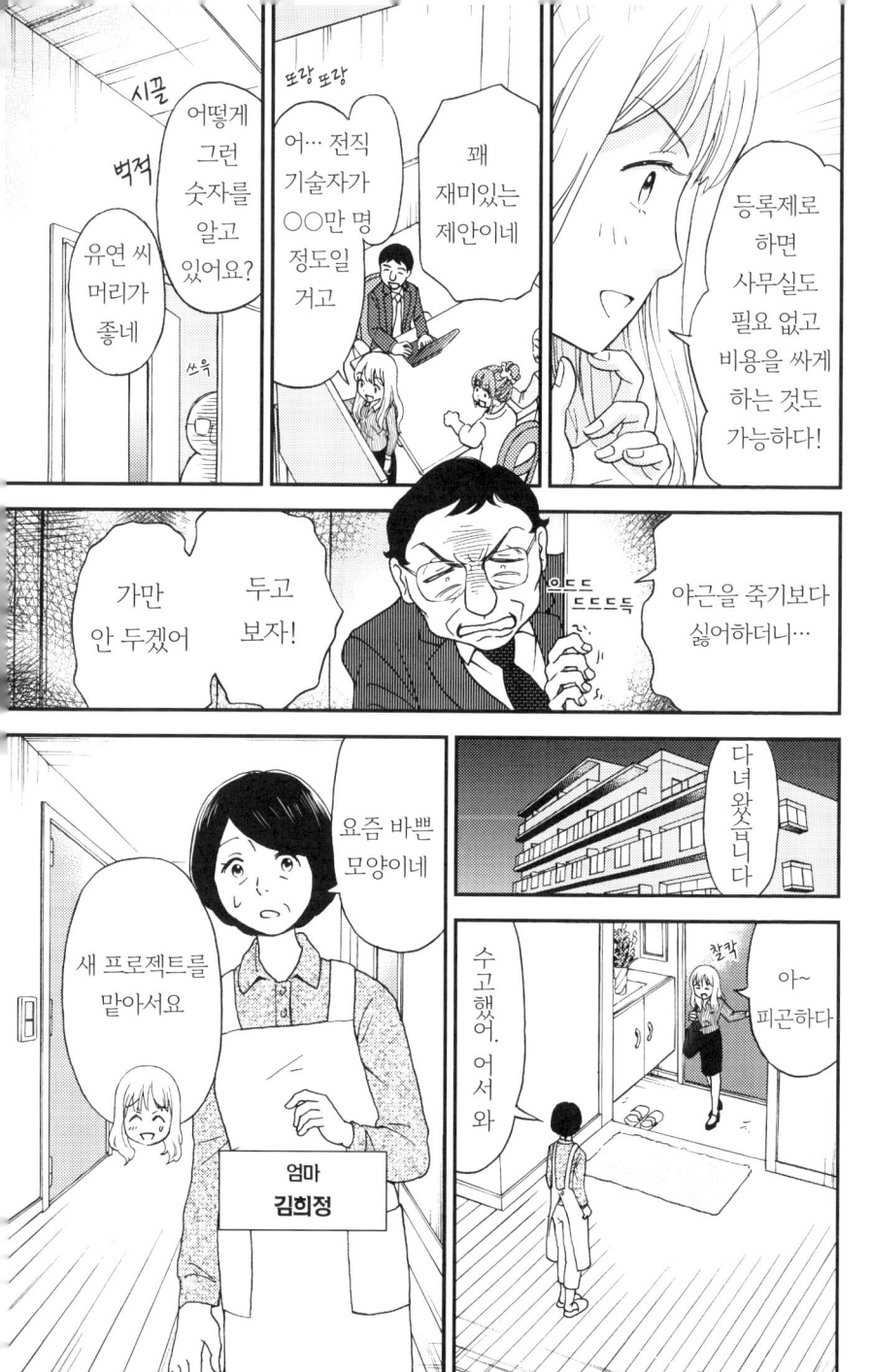

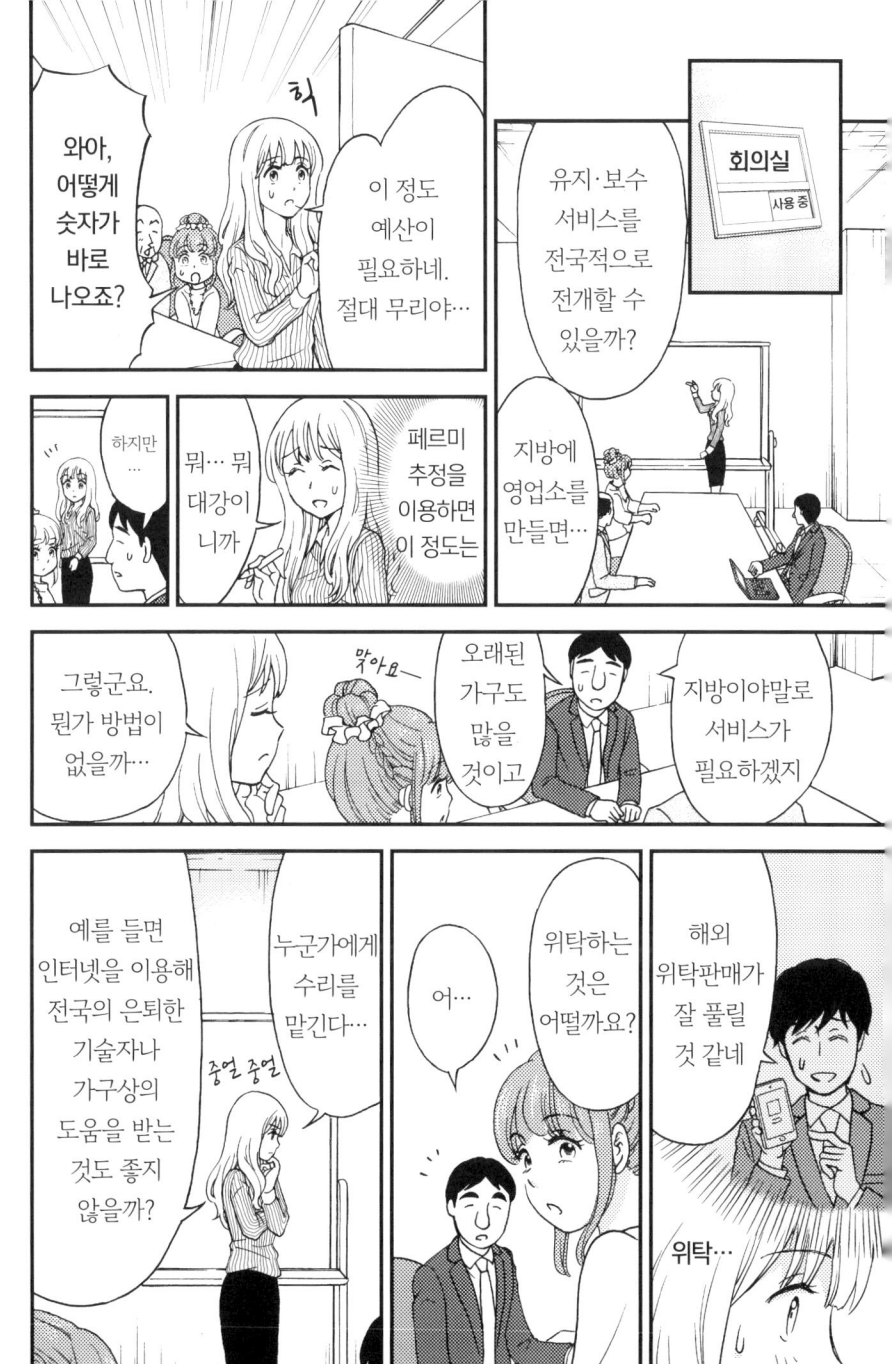

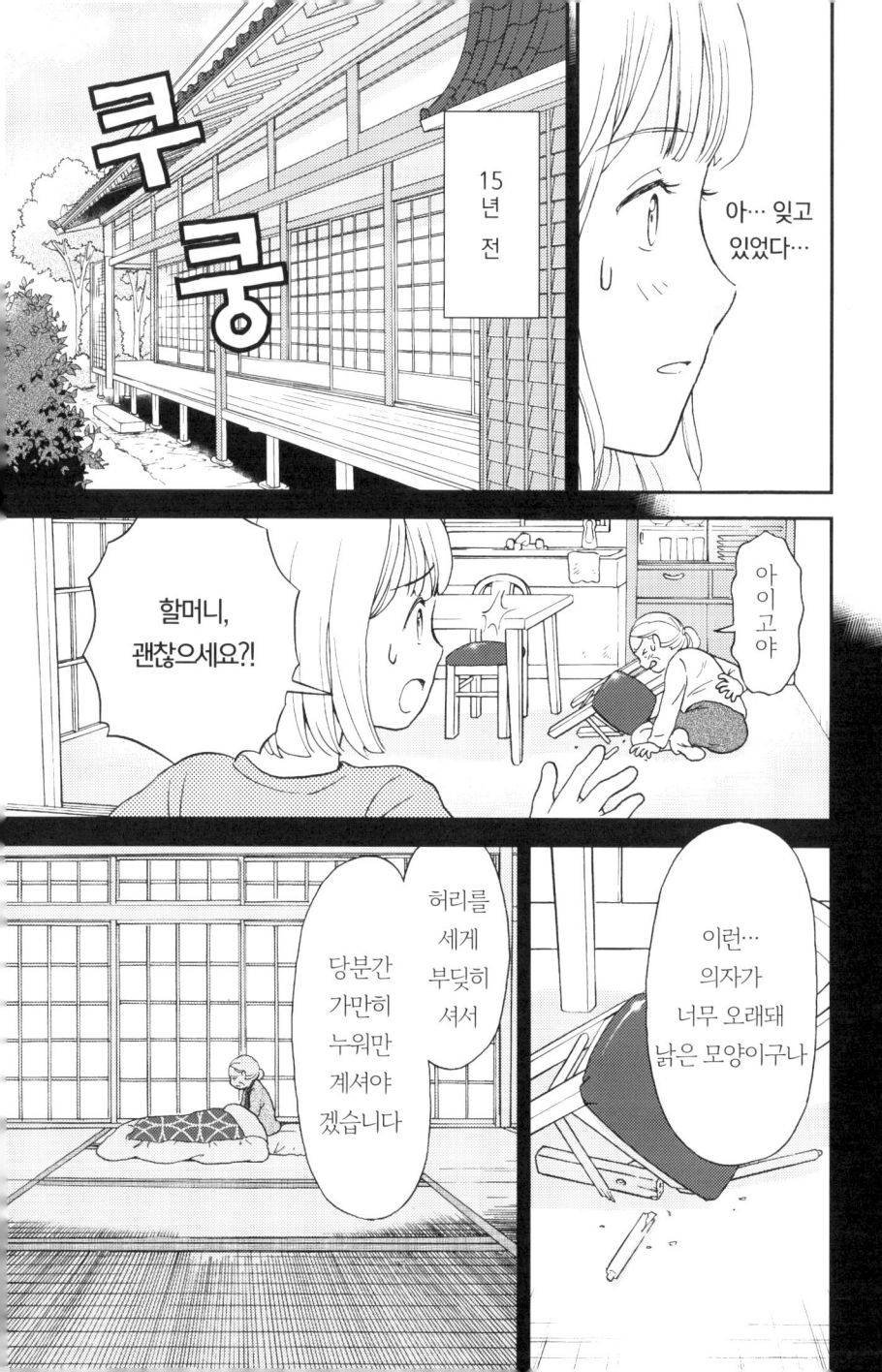

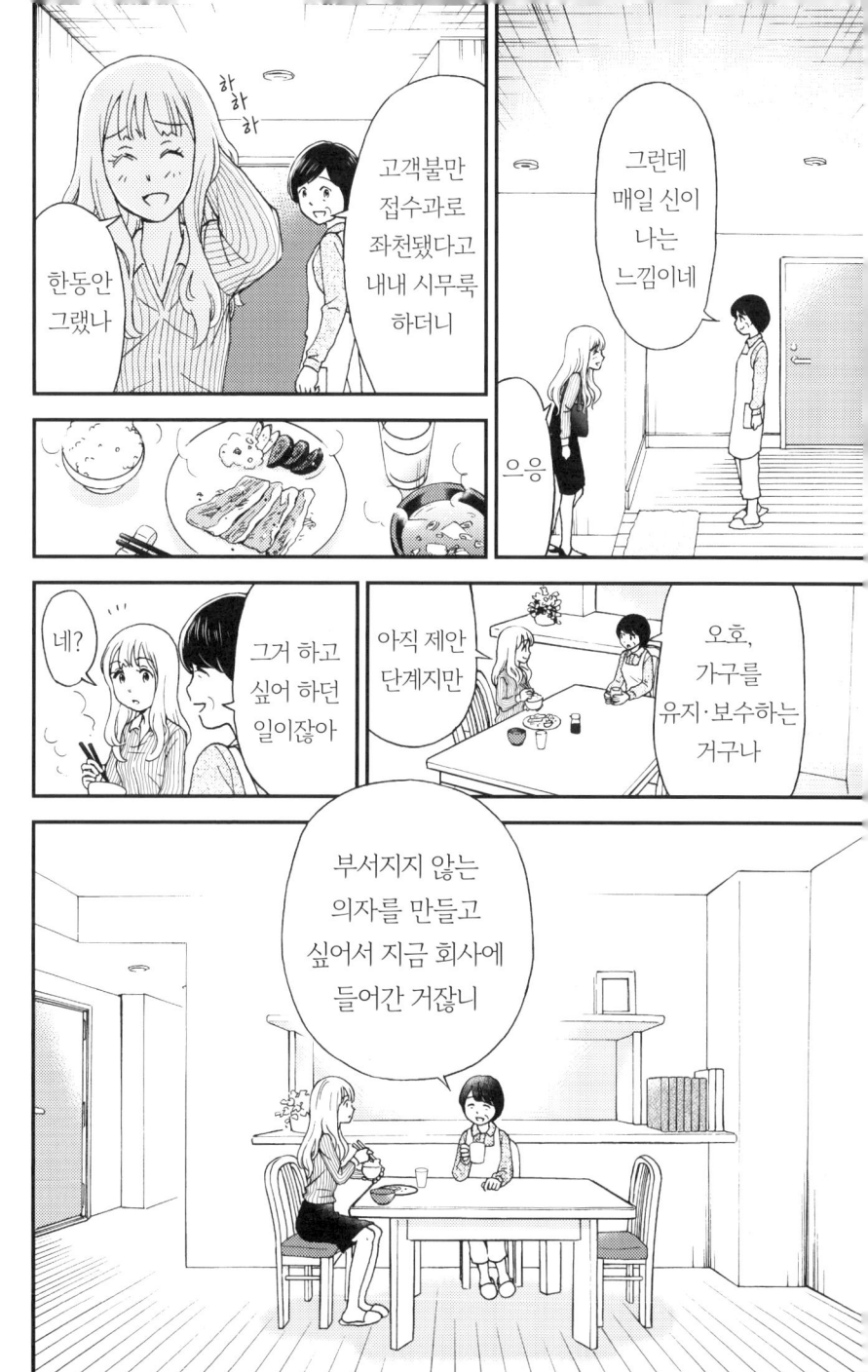

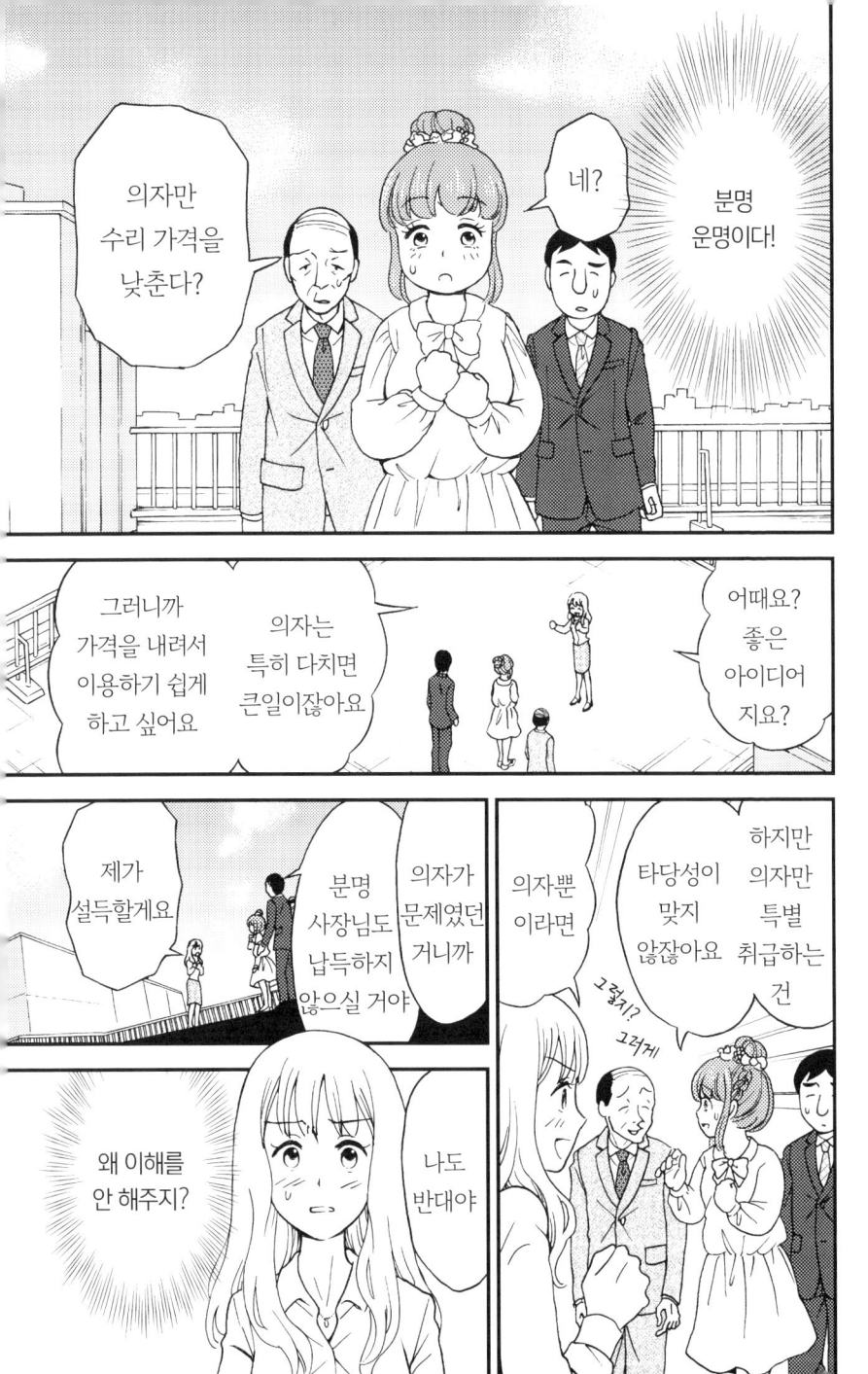

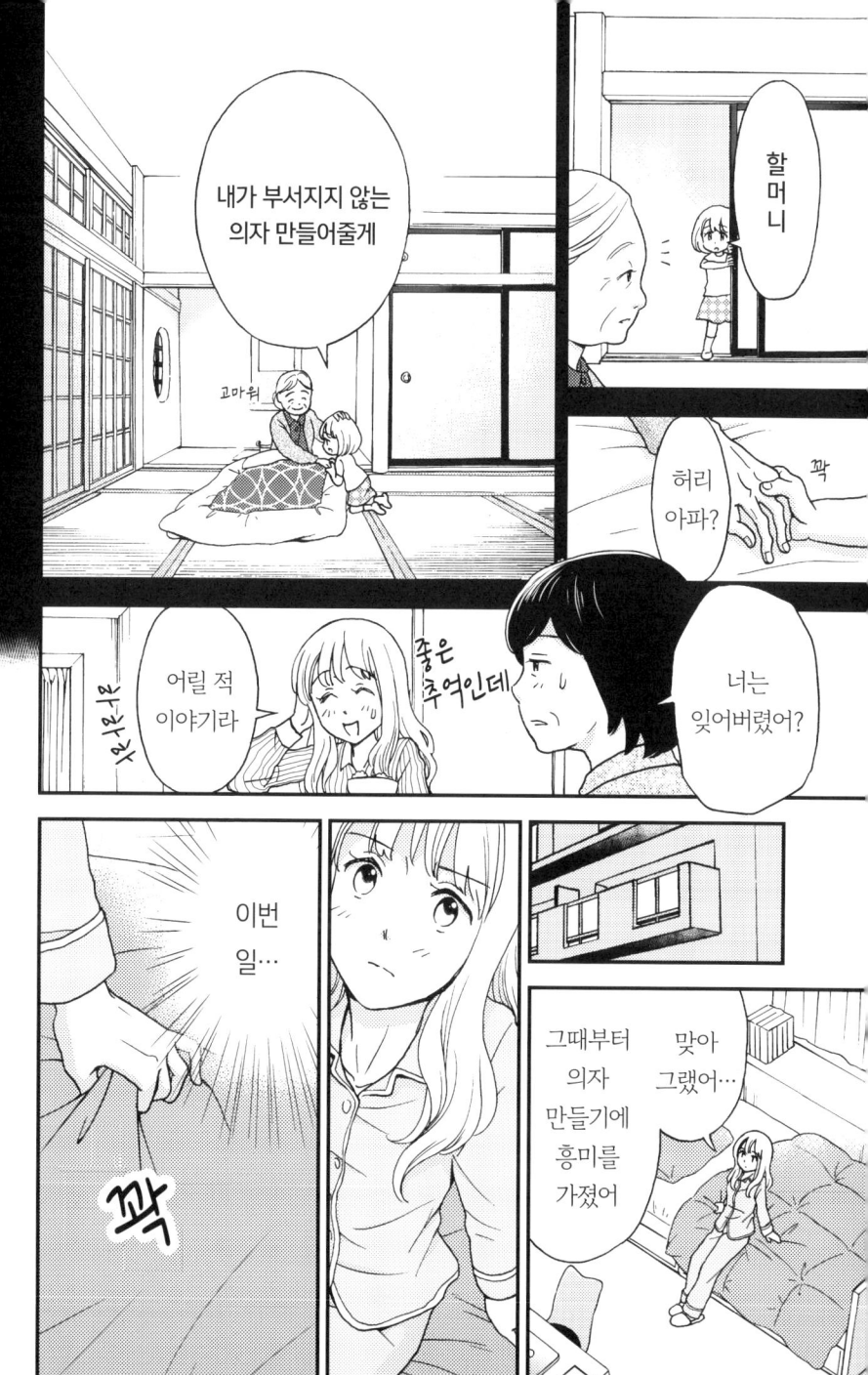

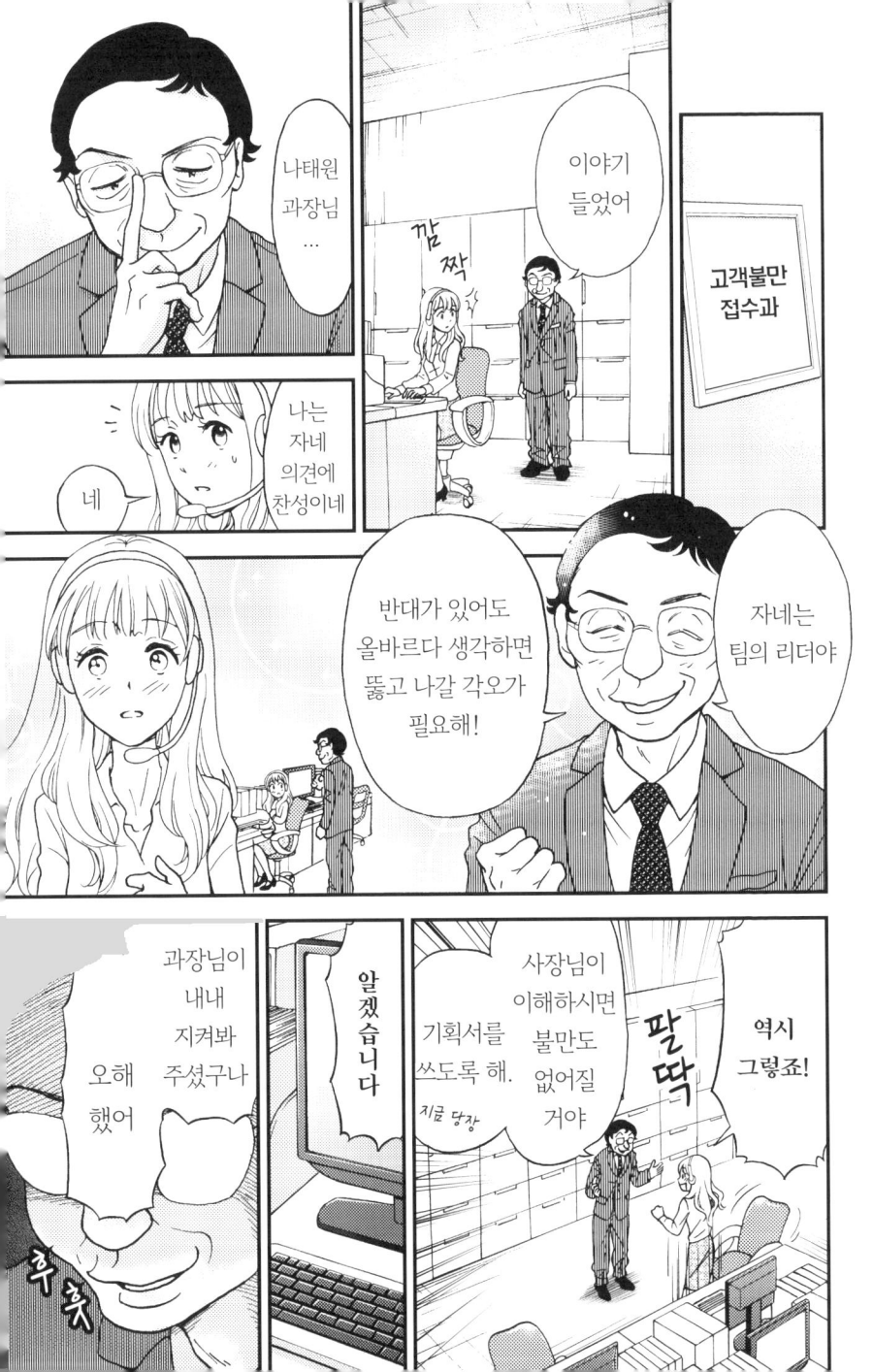

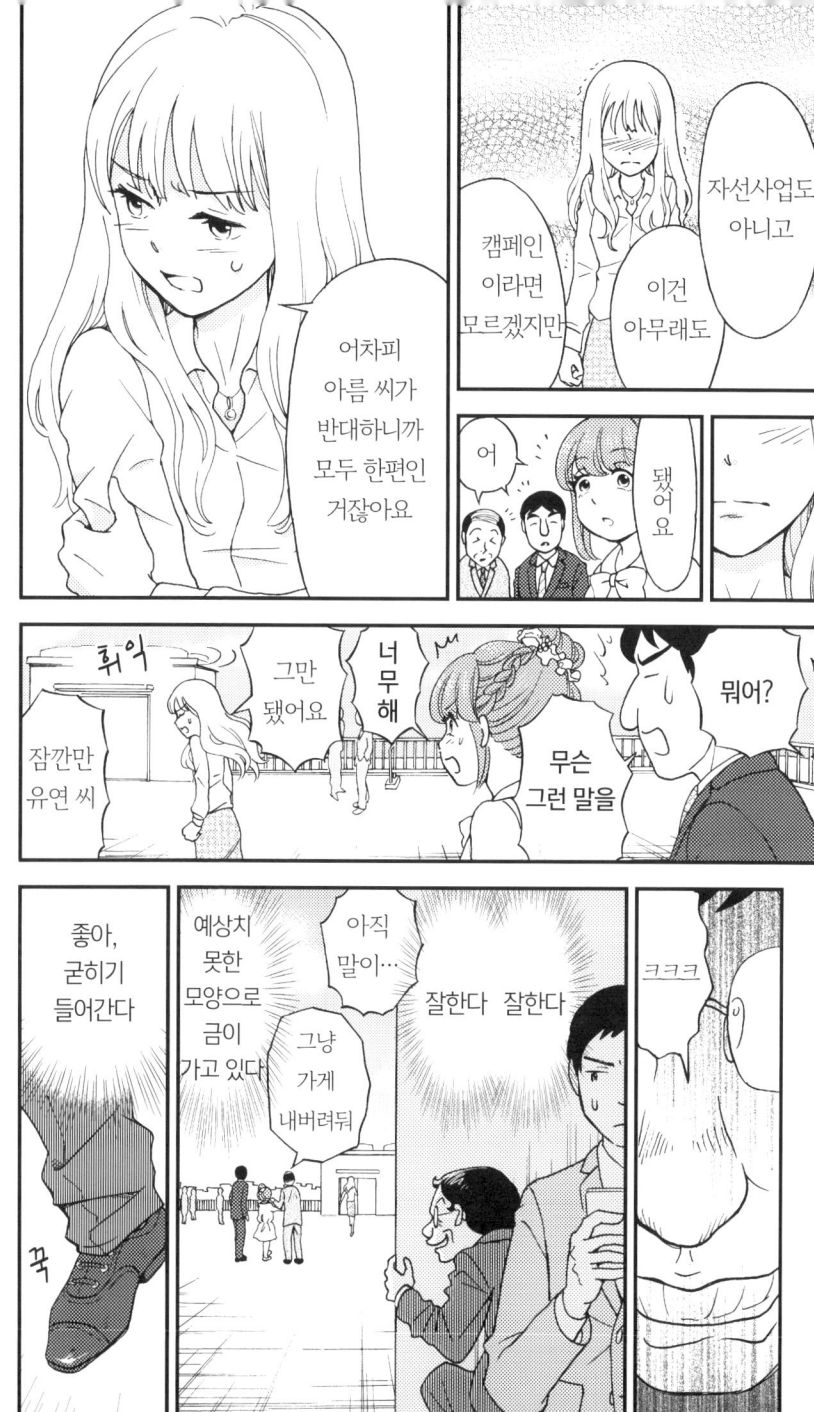

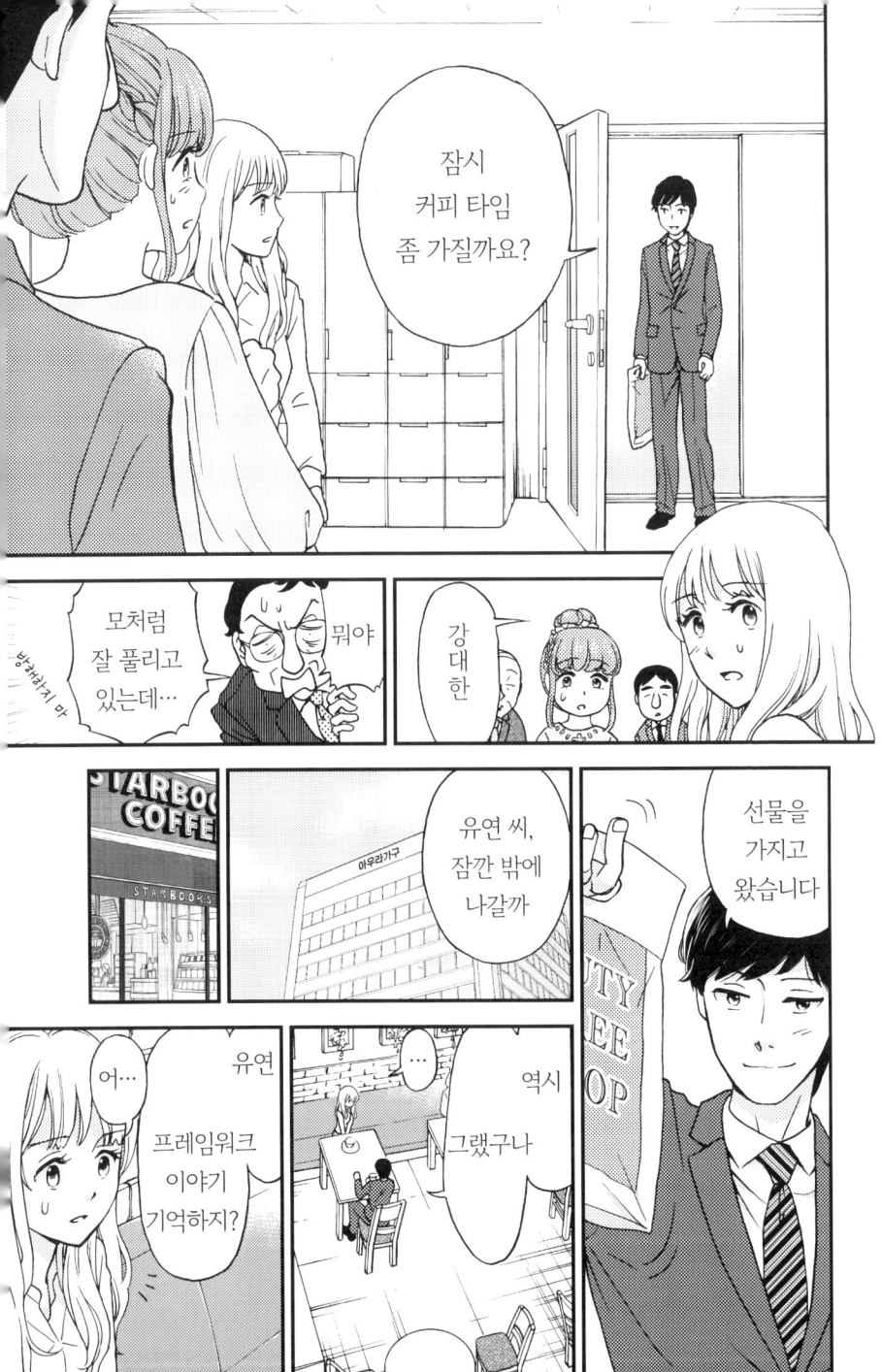

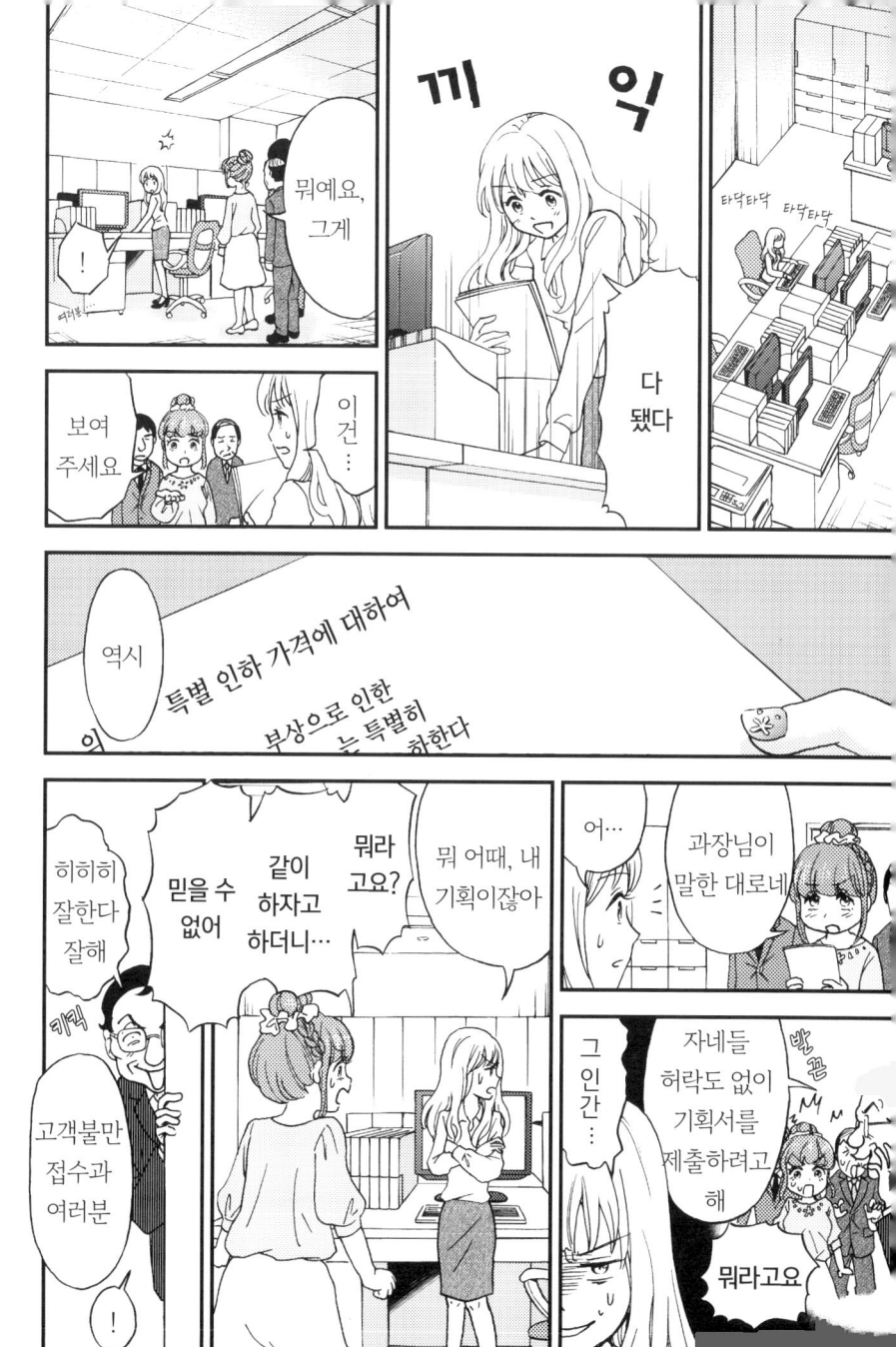

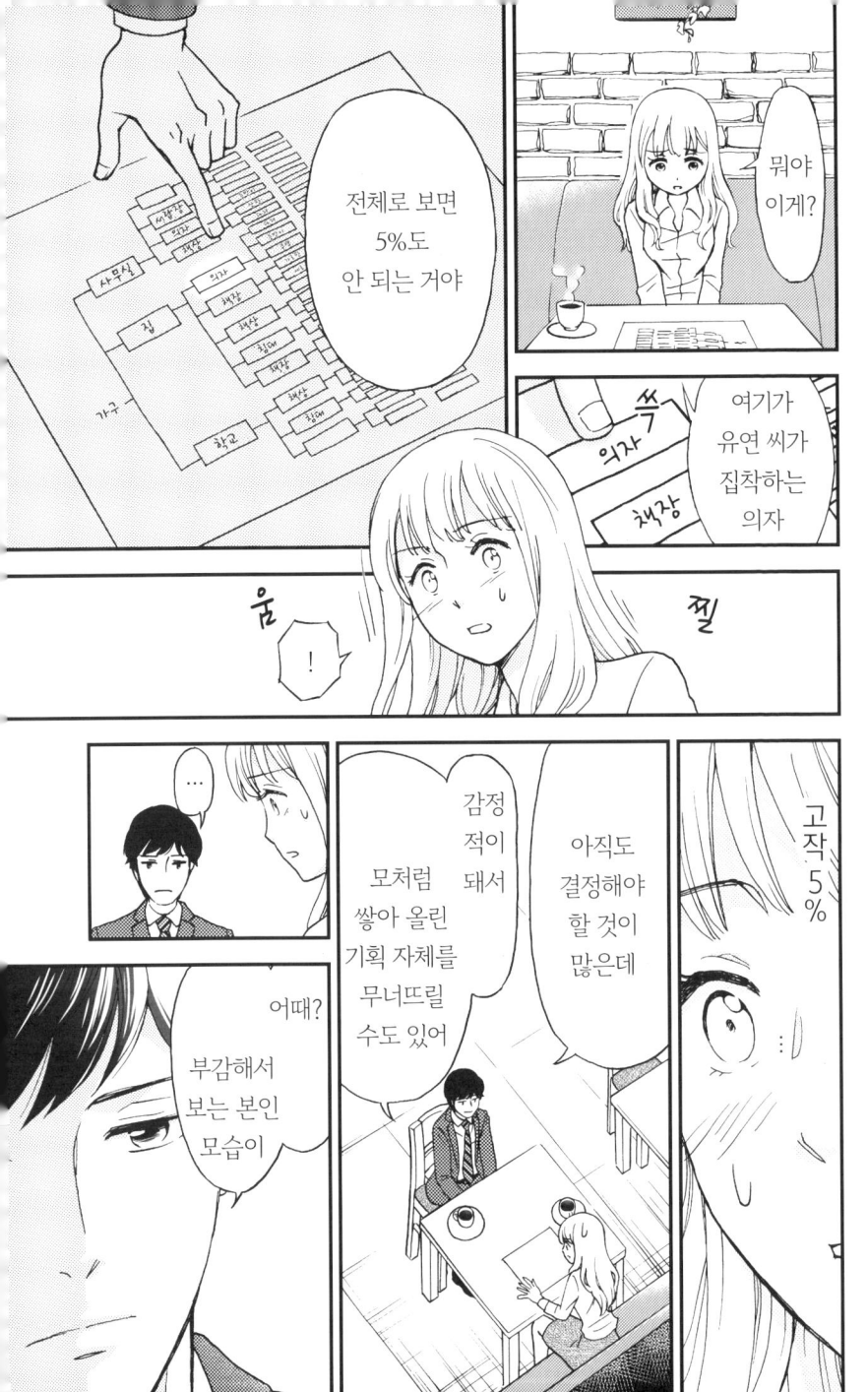

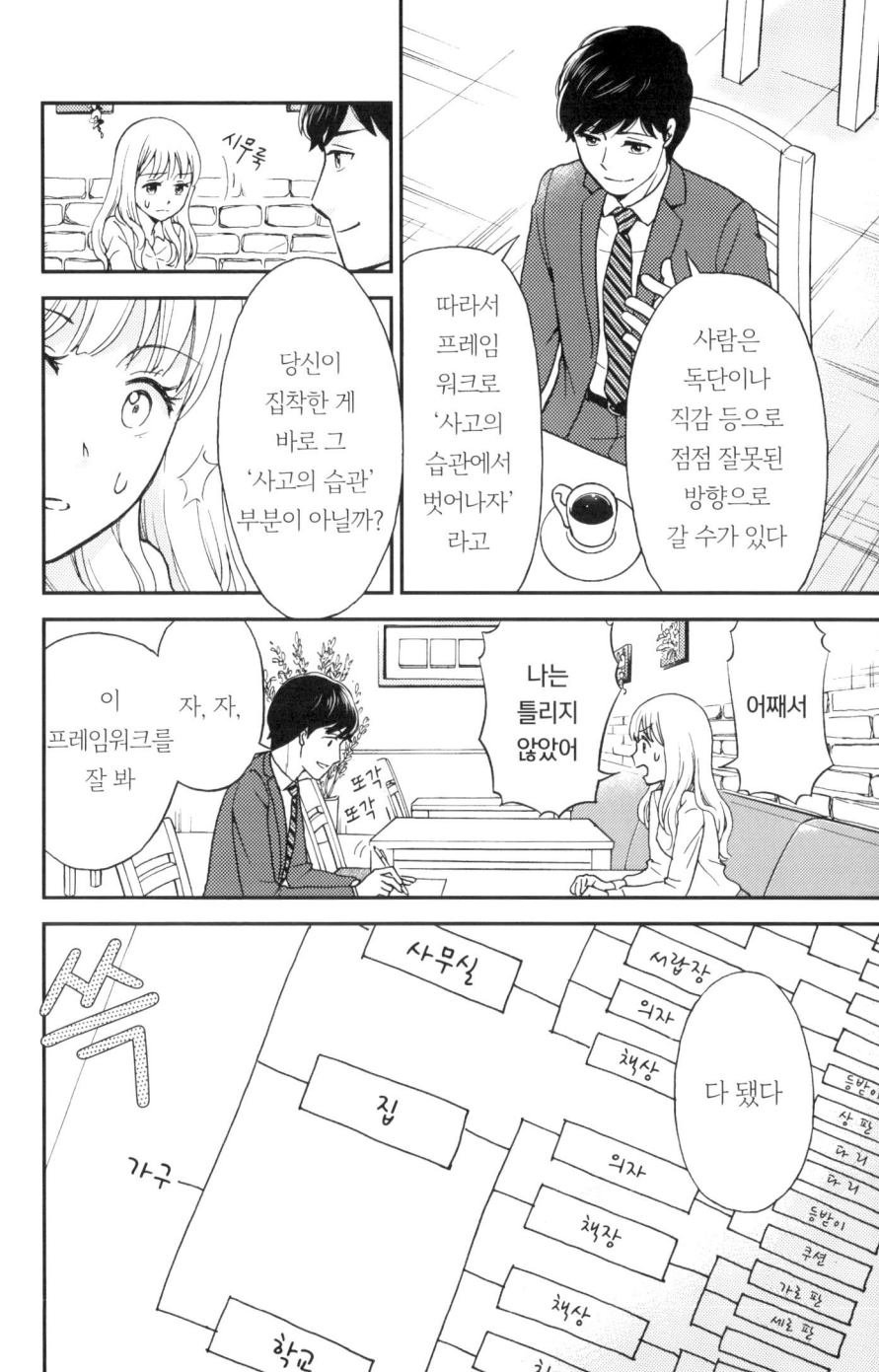

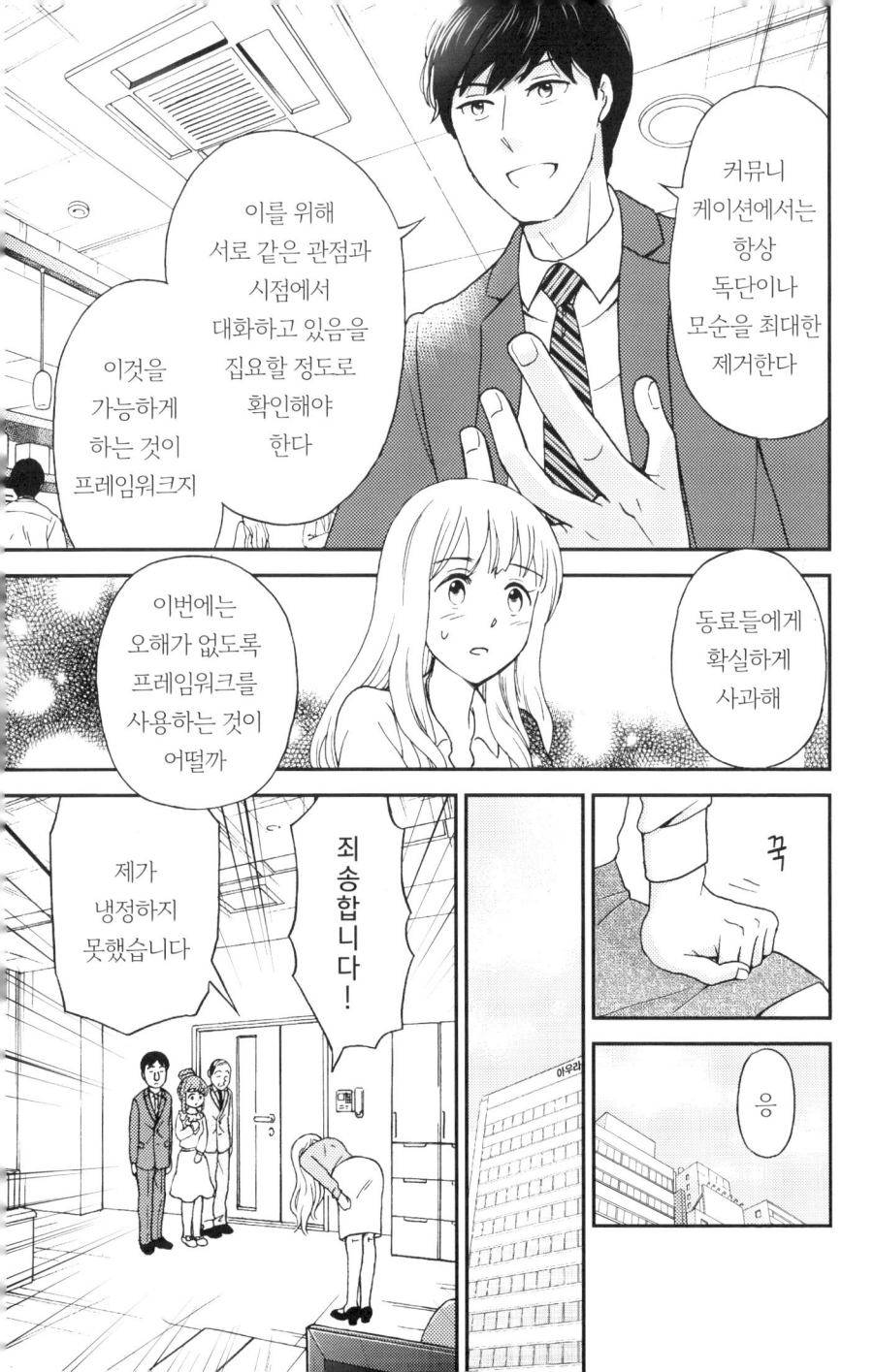

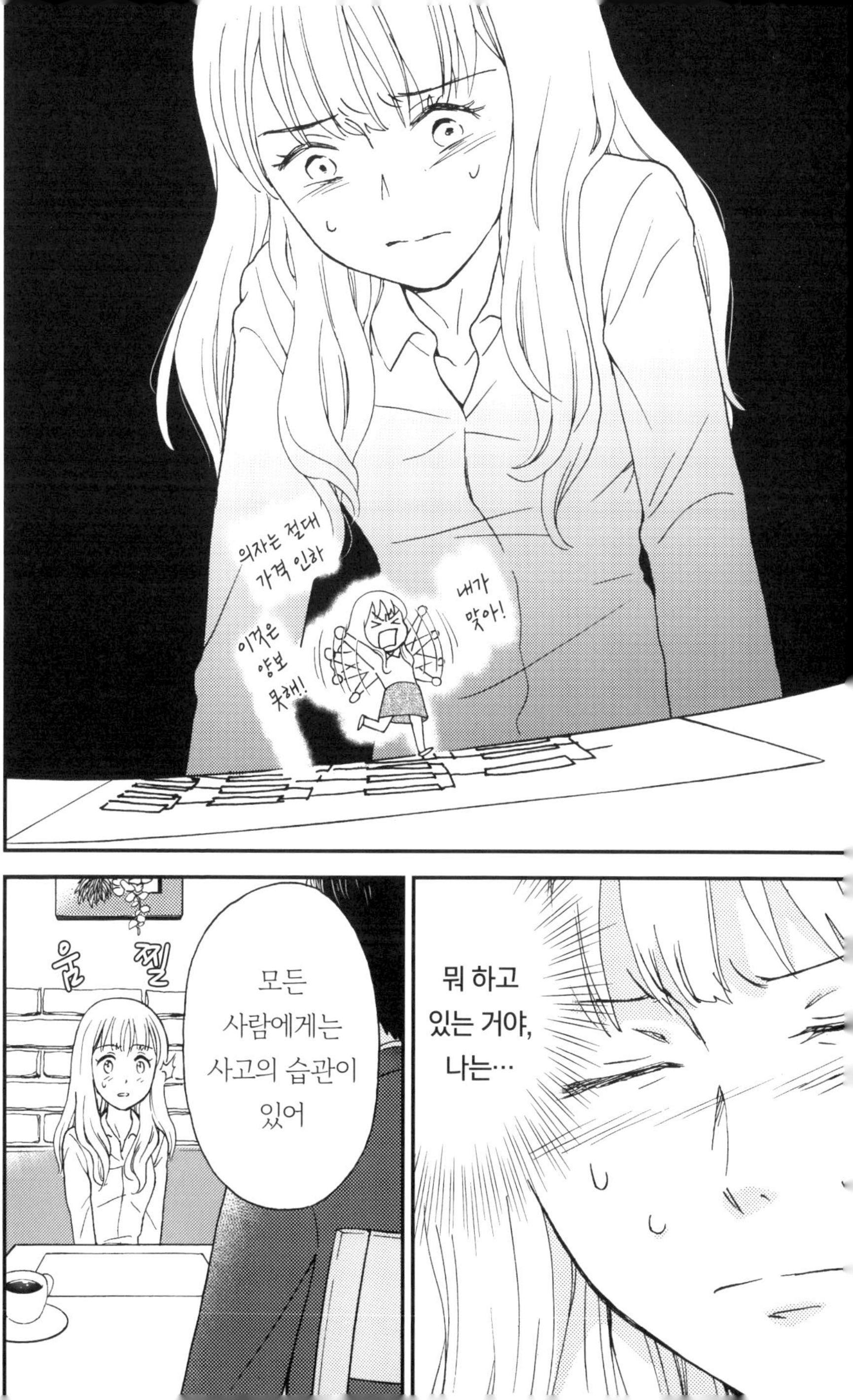

의자는 절대 가격 인하

내가 맞아!

이건 양보 못해!

모든 사람에게는 사고의 습관이 있어

뭐 하고 있는 거야, 나는…

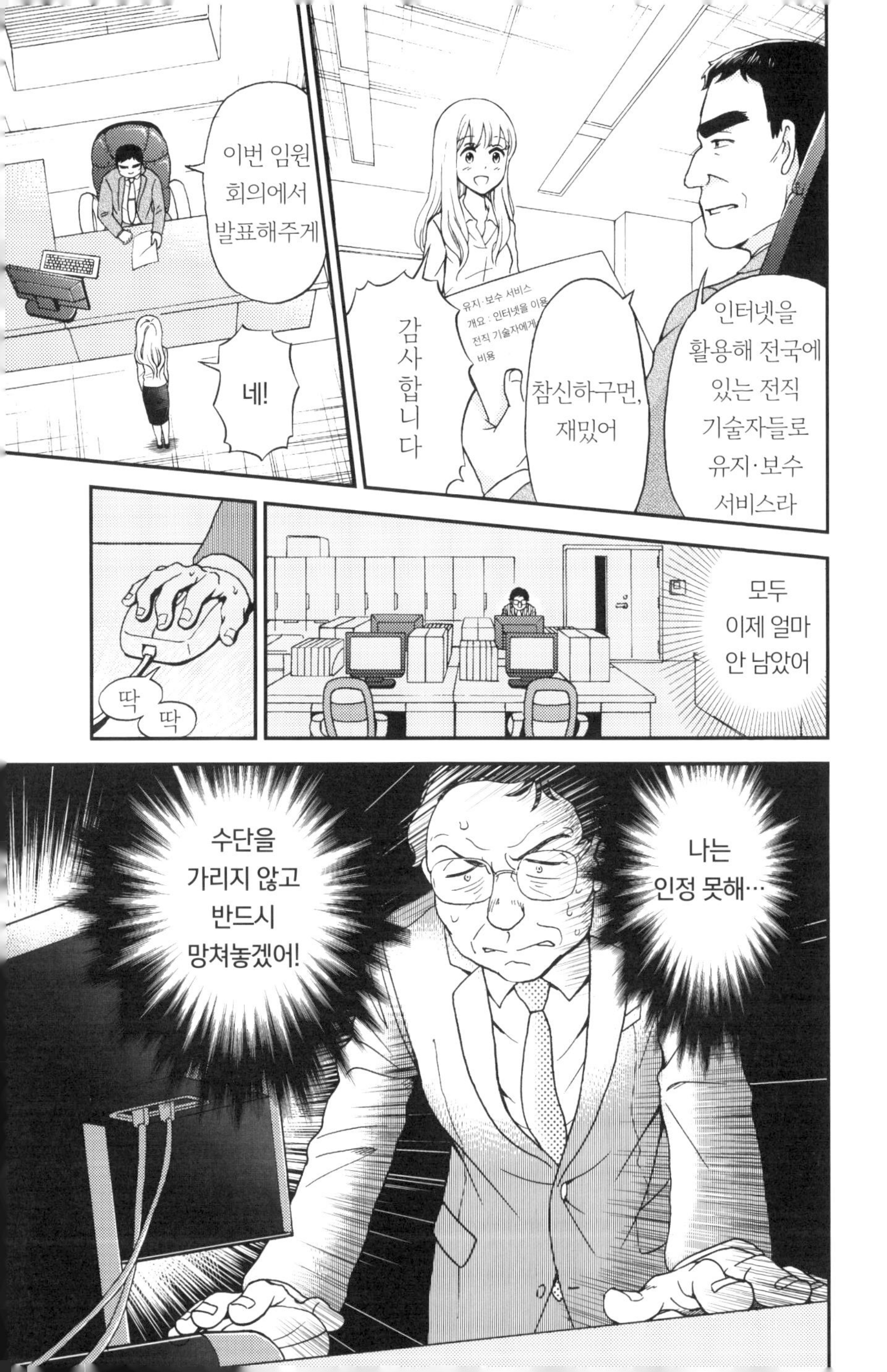

이번 임원 회의에서 발표해주게

네!

감사합니다

유지·보수 서비스 개요 : 인터넷을 이용 전직 기술자에게 비용

참신하구먼, 재밌어

인터넷을 활용해 전국에 있는 전직 기술자들로 유지·보수 서비스라

모두 이제 얼마 안 남았어

딱 딱

수단을 가리지 않고 반드시 망쳐놓겠어!

나는 인정 못해…

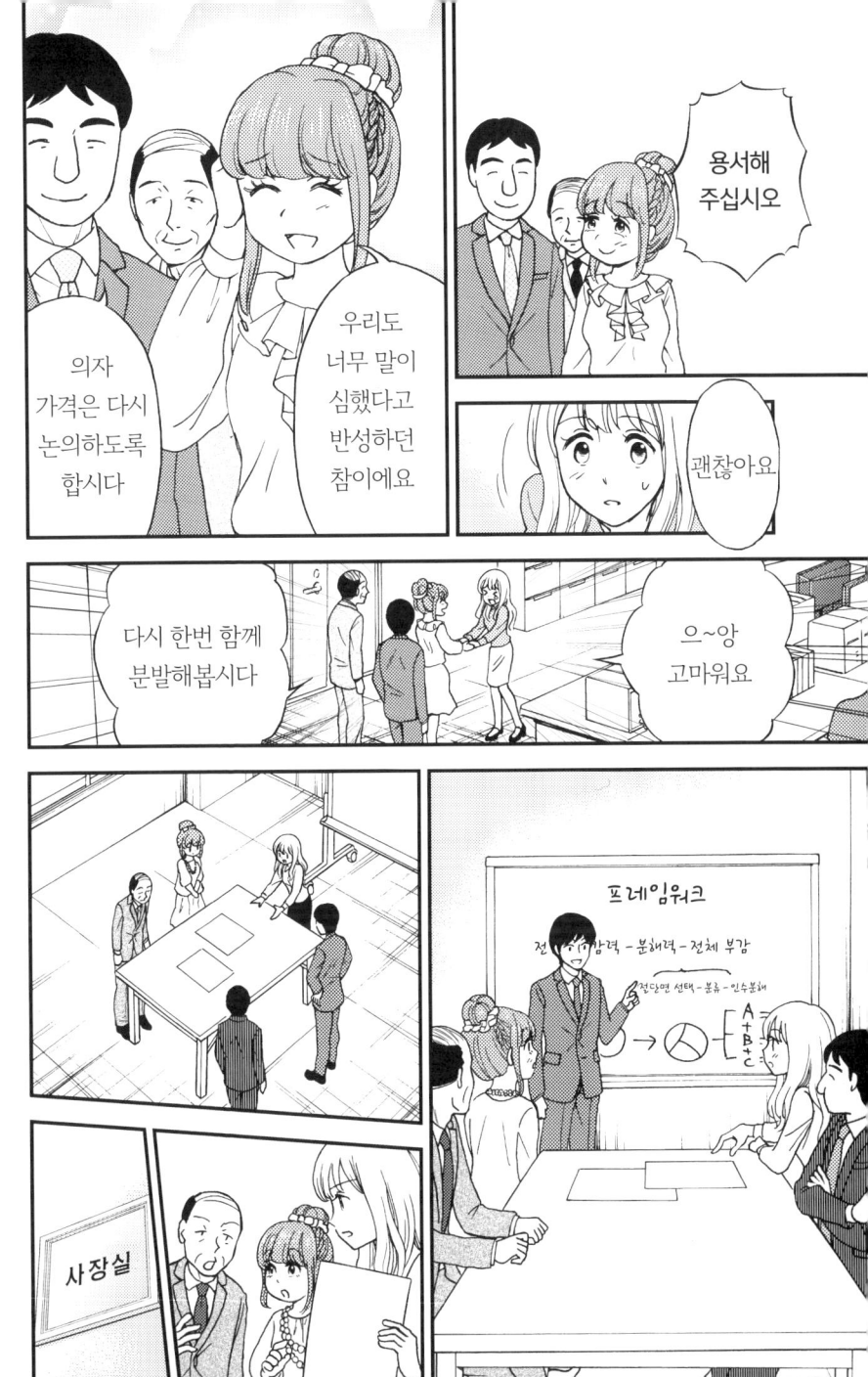

01 확고한 생각일수록 위험하다

주변에서 '독단적인 사람'을 흔히 볼 수 있다.

자신이 믿고 있는 길로만 돌진하고, 주위의 말에는 전혀 귀를 기울이지 않는다. 어떤 의미에서 한결같은 순수함이라 하겠지만, 함께 일하기에는 껄끄럽다.

다음 페이지의 체크리스트를 살펴보자. '독단적인' 사람의 문제는 자각하지 못하는 것이 가장 심각한 증상이다. 그런데 자기 채점에서 해당 수가 많다는 것은 스스로 냉정하게 평가했다는 의미이므로 사실 그다지 '중증'은 아닐 수 있다. 그럼에도 7개 이상 해당된다면 일단 경각심을 가지는 것이 좋다.

독단적이라는 것 자체는 큰 문제가 아니다. 독단을 긍정적으로 생각한다면 '생각이 강한 것'이라 할 수 있다. 또한 아무리 자신을 객관적으로 보려고 해도 우리는 다소간의 독단에서 자유로울 수 없다.

다만 **'독단적인 사람'에서 나타나는 큰 결점, 즉 자신이 얼마나 고집불통인지 알지 못하는 태도**만큼은 주의하는 것이 좋다.

- [x] 사람들의 이야기를 듣는 시간보다 자신이 말하는 시간이 길다
- [ ] 설명할 때 시간순으로 한다
- [ ] 주위에 나를 이해하지 못하는 사람이 많다
- [ ] 논리보다 감정과 직감으로 행동한다
- [ ] 어린 사람들을 보면 이해가 안 되는 점이 많다
- [ ] 아이디어를 수렴하기보다는 내는 쪽에 소질이 있다
- [ ] 과거의 지식과 경험을 무엇보다 중시한다
- [ ] 생각이 떠오르면 바로 행동을 시작한다
- [ ] 뷔페에서 전체 요리를 보기 전에 일단 줄부터 선다
- [ ] 우선순위를 정하는 일이 어렵다

02 사고의 습관을 알면 문제의 절반은 해결된다

그렇다면 '사고의 습관'을 알려면 어떻게 해야 할까?

한 가지 실마리는 바로 **자신을 위에서 바라보는 것**이다. 이것이 가능하면 문제의 대부분은 해결한 것이나 다름없다.

예를 들면 어떤 아이디어나 현황을 항목별로 써가는 상황이 있을 것이다. 새로운 프로젝트를 위한 구상이라든지, 회의록일 수도 있다. 이런 상황에서 나온 개별 내용은 자기중심 시점의 산물이다.

브레인스토밍과 같이 아이디어를 내는 경우 구상을 양적으로 확보하는 점에서는 의미가 있으나 반면 약점도 있다. 그것은 많이 끄집어내는 데 몰두하느라 생각의 습관, 맹점을 깨닫기 어렵다는 것이다.

또한 회의나 인터뷰 등의 발언을 모은 기록에는 '무엇을 말했는가'가 빠짐없이 남는다. 그런데 이후에 고찰할 때는 '무엇을 말하지 않았는가'가 특별히 중요하다. 무엇을 놓치고 있는지가 한층 의미 있는 경우가 많기 때문이다.

프레임워크 사고	직관적 사고
• 대략의 윤곽 위에 나열 ⟷	• 단순하게 나열
• 사고의 습관을 의식한다 ⟷	• 사고의 습관에 무관심하다
• '지금 부족한 것'에 주목한다 ⟷	• '지금 있는 것'의 집합이 전부
• 타인과 공유가 원활하다 ⟷	• 타인과 공유가 어렵다

이 같은 경우에는 보완을 위한 방편으로 프레임워크 사고가 도움이 된다.

'전체로 생각한다'의 시점을 가지는 것이 프레임워크 사고에서 대단히 중요하다.

03 우선순위를 정하는 단 한 가지 포인트

전체를 부감하는 것의 장점은 대단히 많다.

뷔페를 상상해보자. 접시를 가지고 사람들이 줄을 수십 미터나 서 있는 초대형 식당에 와 있다. 줄이 있으므로 접시를 가지고 끝에 서면 어떻게 될까.

아마도 전체를 보지 못한 채 요리를 담기 시작하므로 도중에 추가하기 위해 뒤로 이동하는 일이 벌어진다든지 원하는 음식을 충분히 담지 못하는 등 후회하기 쉽다. 이것이 전체를 보지 않고 달려가는 것의 단점이다.

줄을 서기 전에 우선 전체를 대강 살펴보면 요리의 우선순위를 정해놓을 수가 있다.

'무엇을 할까'와 동시에 '무엇을 하지 않을까'를 함께 고려하는 것이 '전체로 생각한다'는 태도의 본질이다. 프레젠테이션이나 커뮤니케이션에서도 단순히 '이 테마의 상품을 만들고 싶다'고 주장하기보다 전체적으로 이 상품이 어째서 우수한지 어필하는 것이 테마를 선택한 이유에

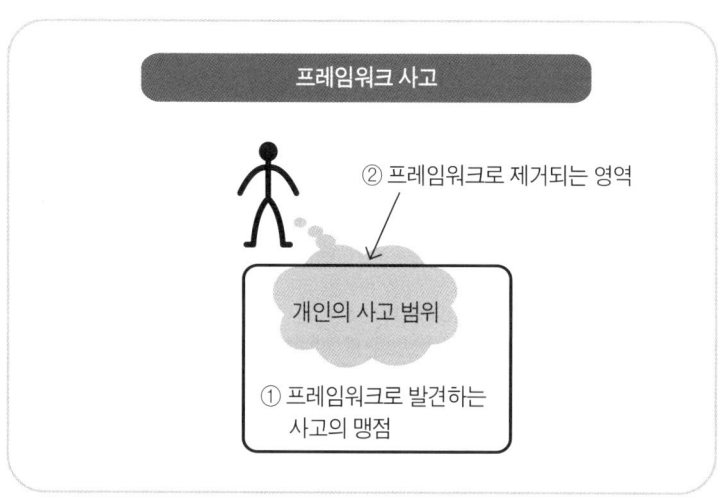

대해 상대가 이해하기 쉽고 질문이나 토론도 원활해진다.

한편에선 '프레임워크는 사고를 고정화하므로 도움이 되지 않는다'는 의견도 있다. 어떤 측면에서는 이 의견도 맞지만, 이 역시 일부 측면에 기초한 편협한 시각이라고 할 수 있다.

위의 그림은 개인의 발상에서 나오는 아이디어 영역에 프레임워크를 적용하는 이미지이다.

①에서 보여주는 영역이 프레임워크를 적용함으로써 발견하는 사고의 맹점이다.

그런데 이로 인해 '틀 밖으로' 빠져나오는 ②의 영역도 발생한다. 이것이 프레임워크의 폐해임은 분명하다.

즉 대단히 '뾰족한' 개성적인 부분이 깎이는 것이다.

그러나 현실에서는 예술의 세계나 세계 최초의 아이디어 등 대단히 개성적인 발상이 중요한 경우를 제외하면 대부분은 이 같은 폐해보다 책에서 말한 장점이 훨씬 많다.

회사 업무 등 여러 사람이 함께 일하는 실전에서는 프레임워크의 장점을 압도적으로 많이 체감하게 될 것이다.

전체로 생각한다

핵심 정리

- 프레임워크 사고는 전체를 부감하고 객관적으로 보는 것이다

- 프레임워크를 활용하면 전체 내에서 우선순위가 명확해지며, 이것을 타인과 공유하기가 쉽다.

PART 3
단순하게 생각한다
_추상화 사고력

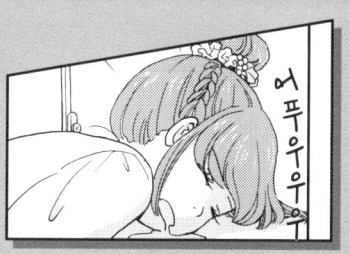

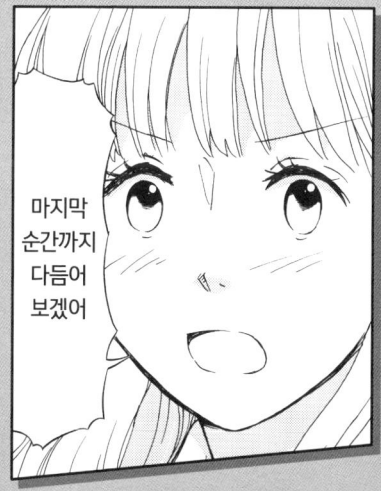

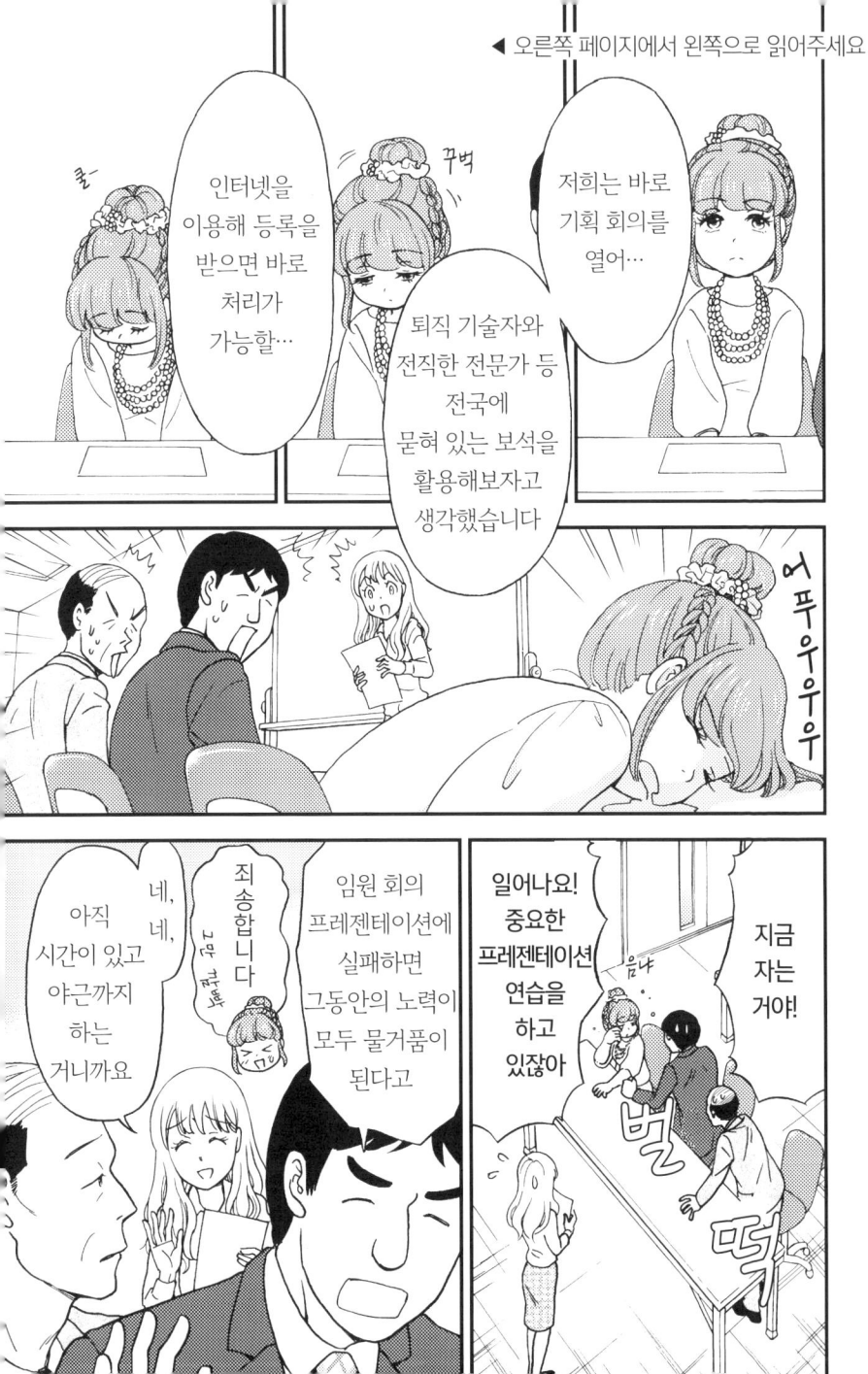

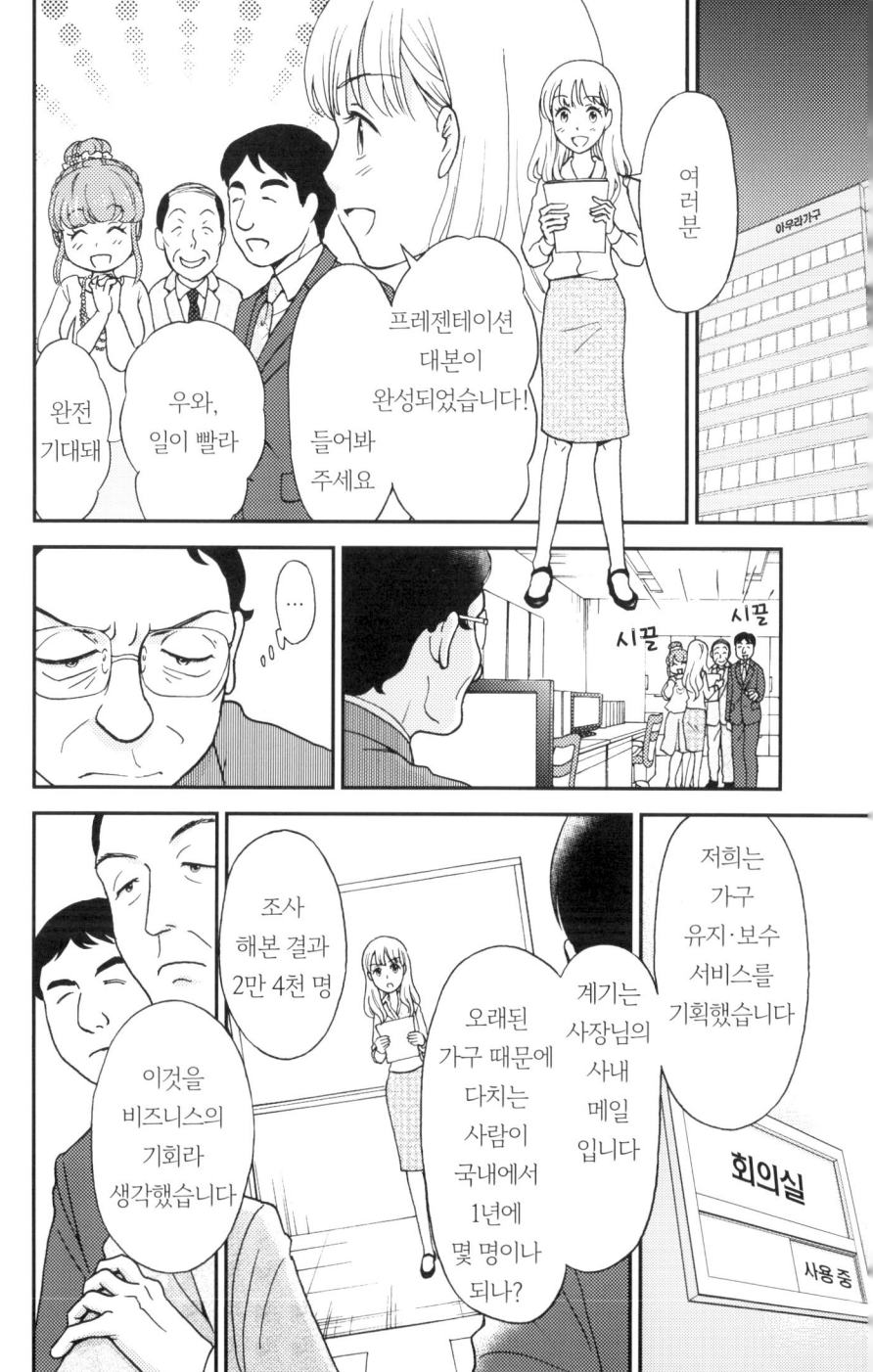

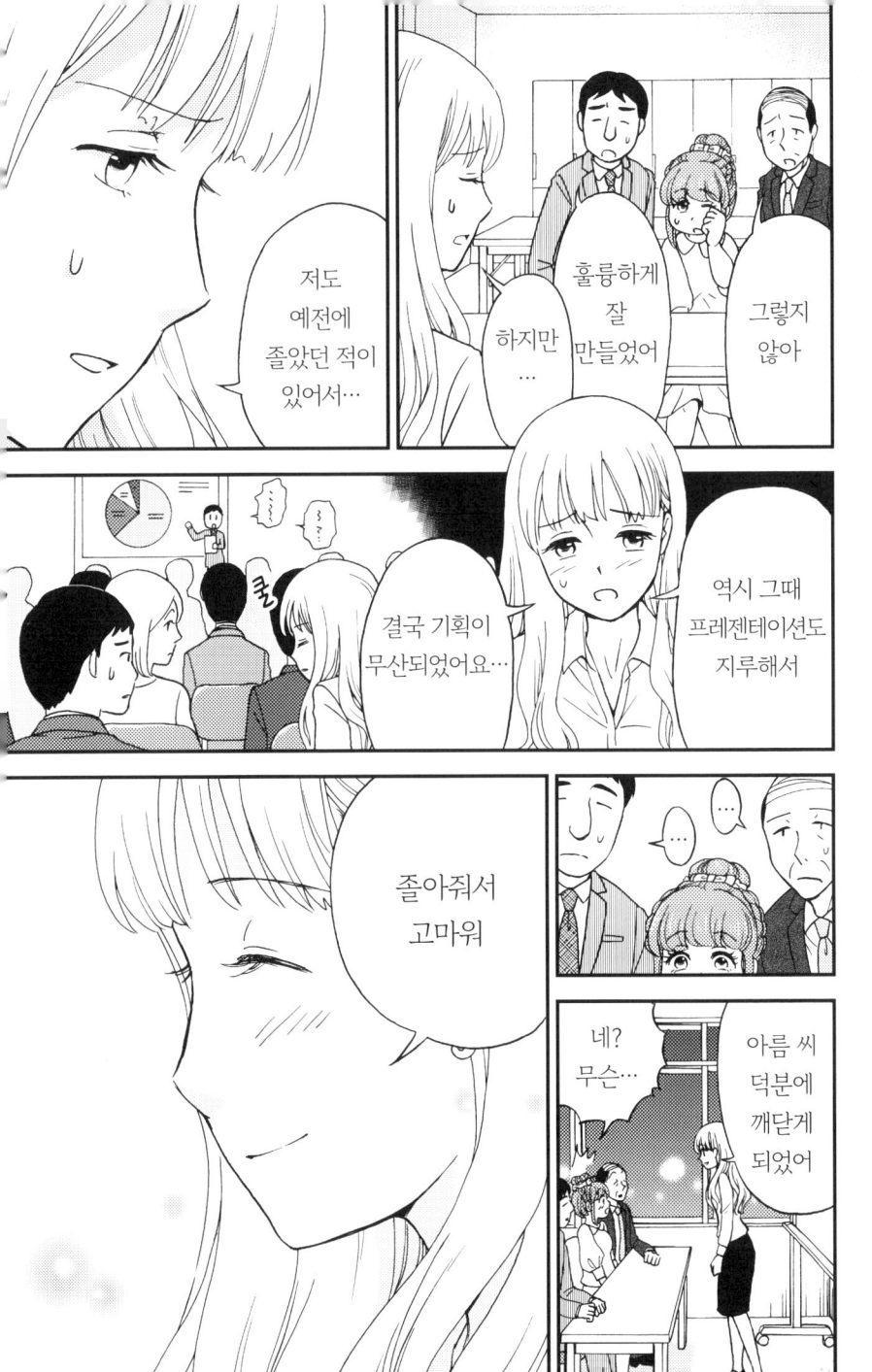

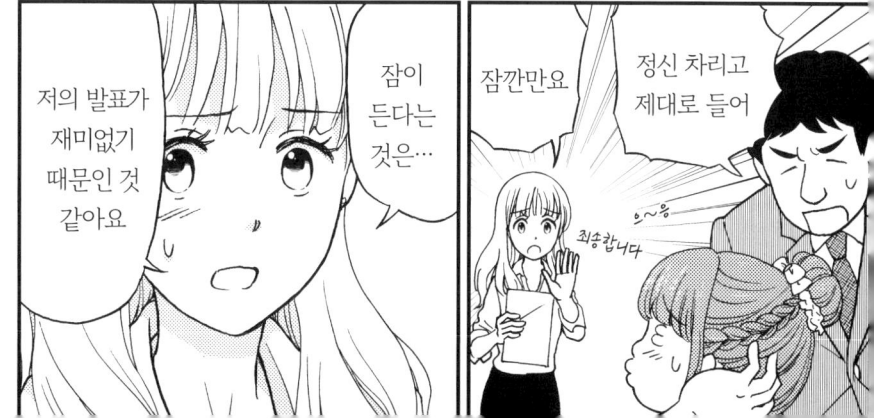

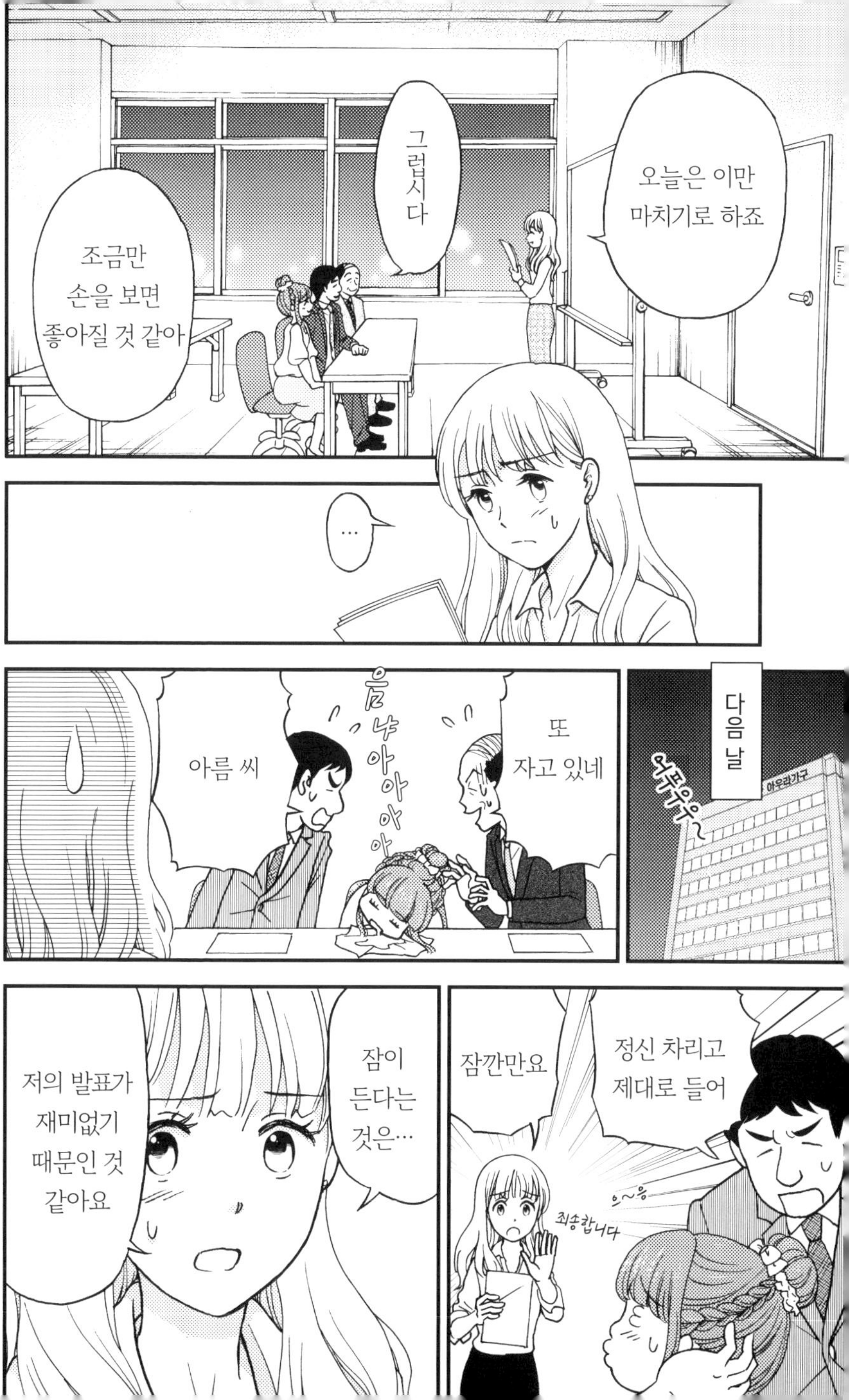

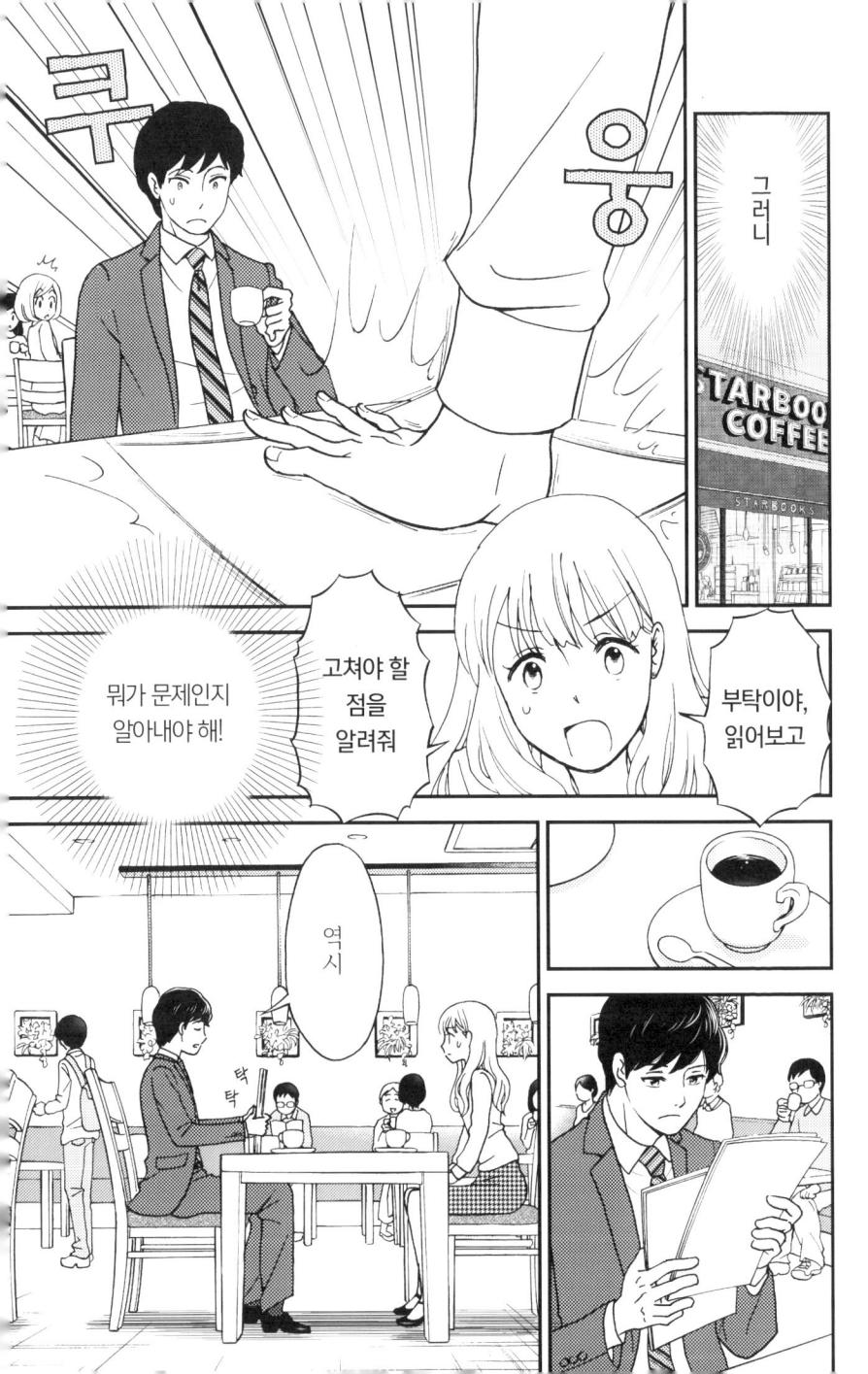

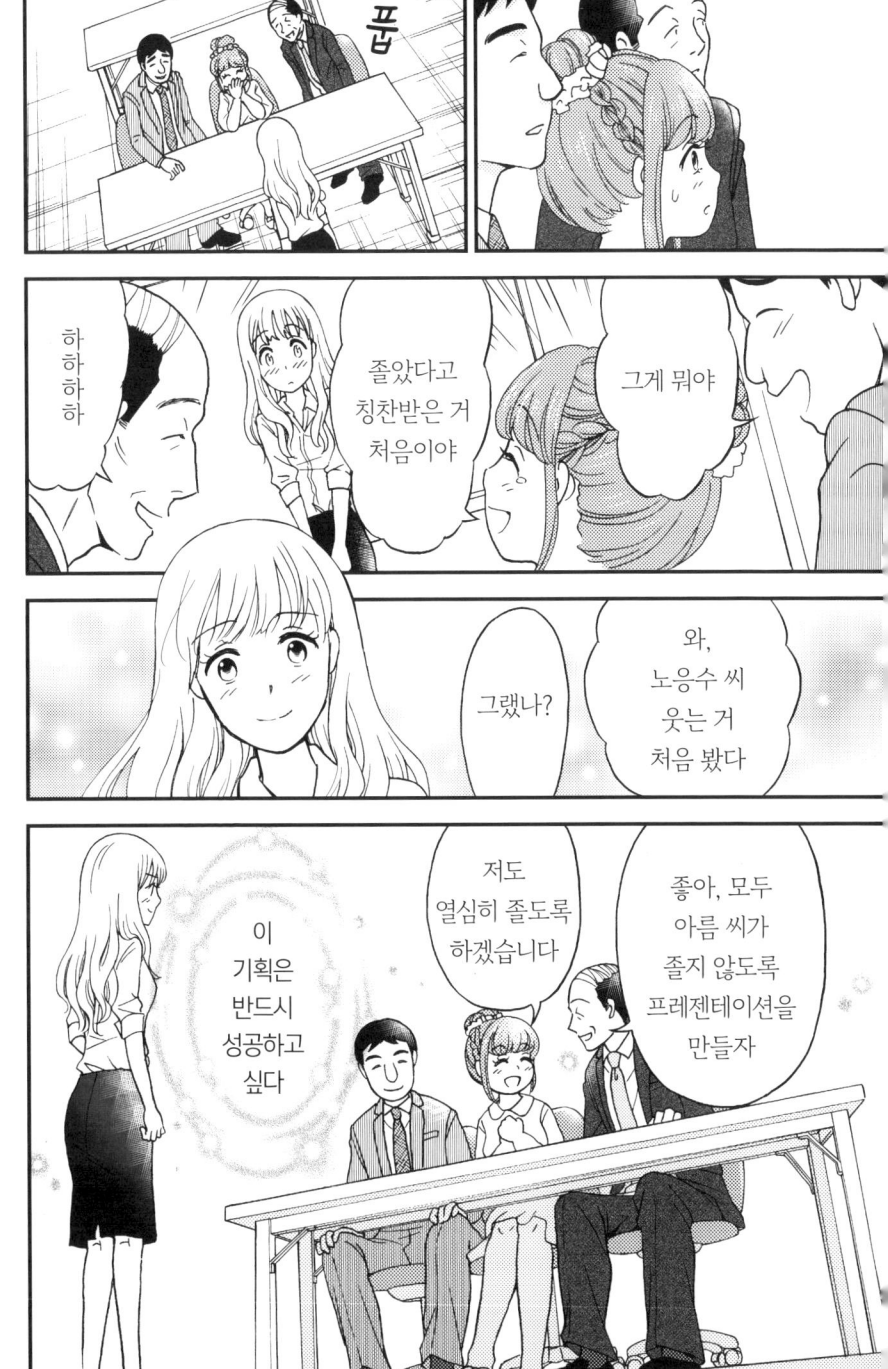

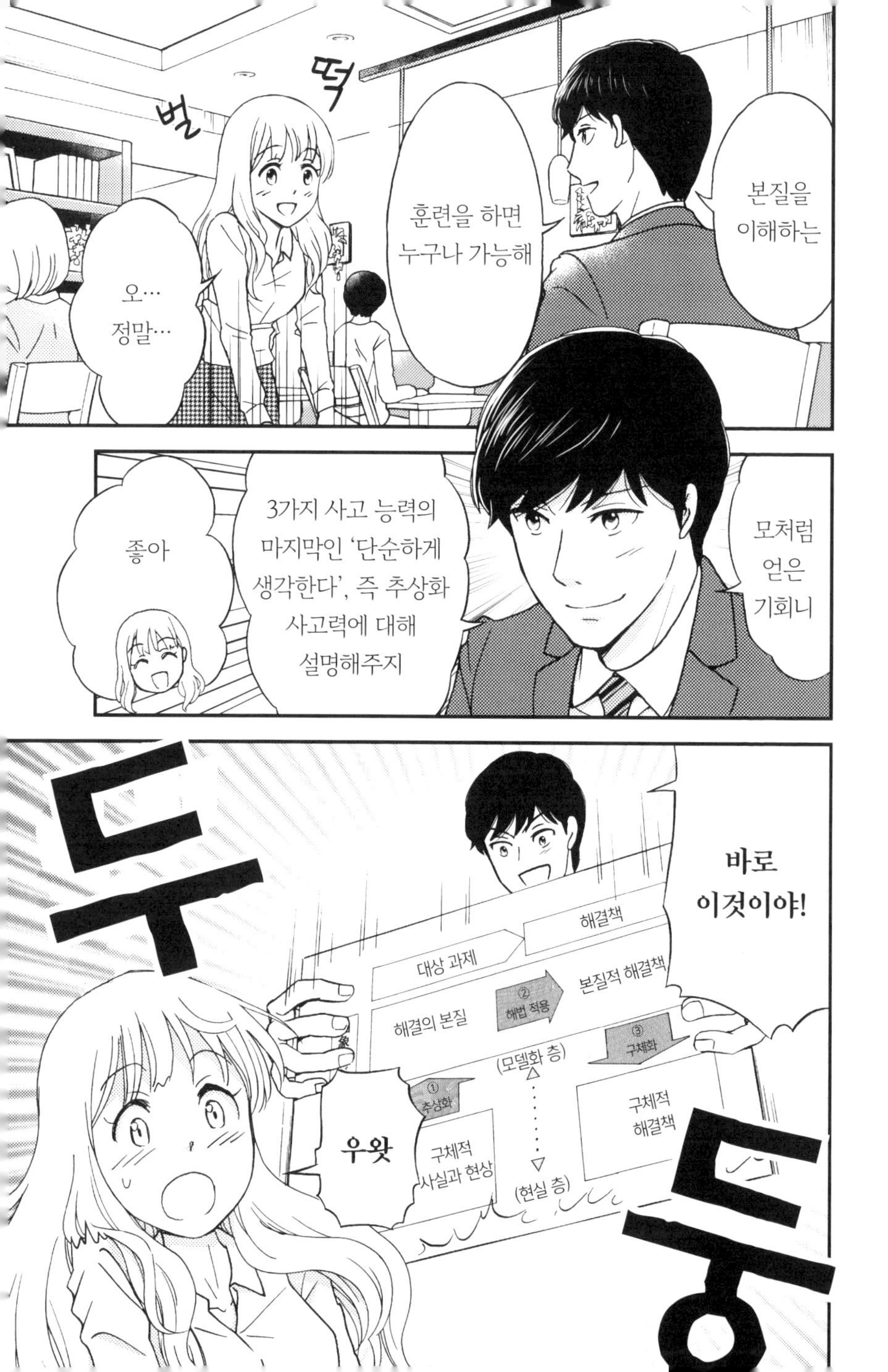

오... 정말...

훈련을 하면 누구나 가능해

본질을 이해하는

좋아

3가지 사고 능력의 마지막인 '단순하게 생각한다', 즉 추상화 사고력에 대해 설명해주지

모처럼 얻은 기회니

바로 이것이야!

대상 과제	→	해결책
해결의 본질	② 해법 적용	본질적 해결책

① 추상화
(모델화 층)
③ 구체화
(현실 층)

구체적 사실과 현상

구체적 해결책

우왓

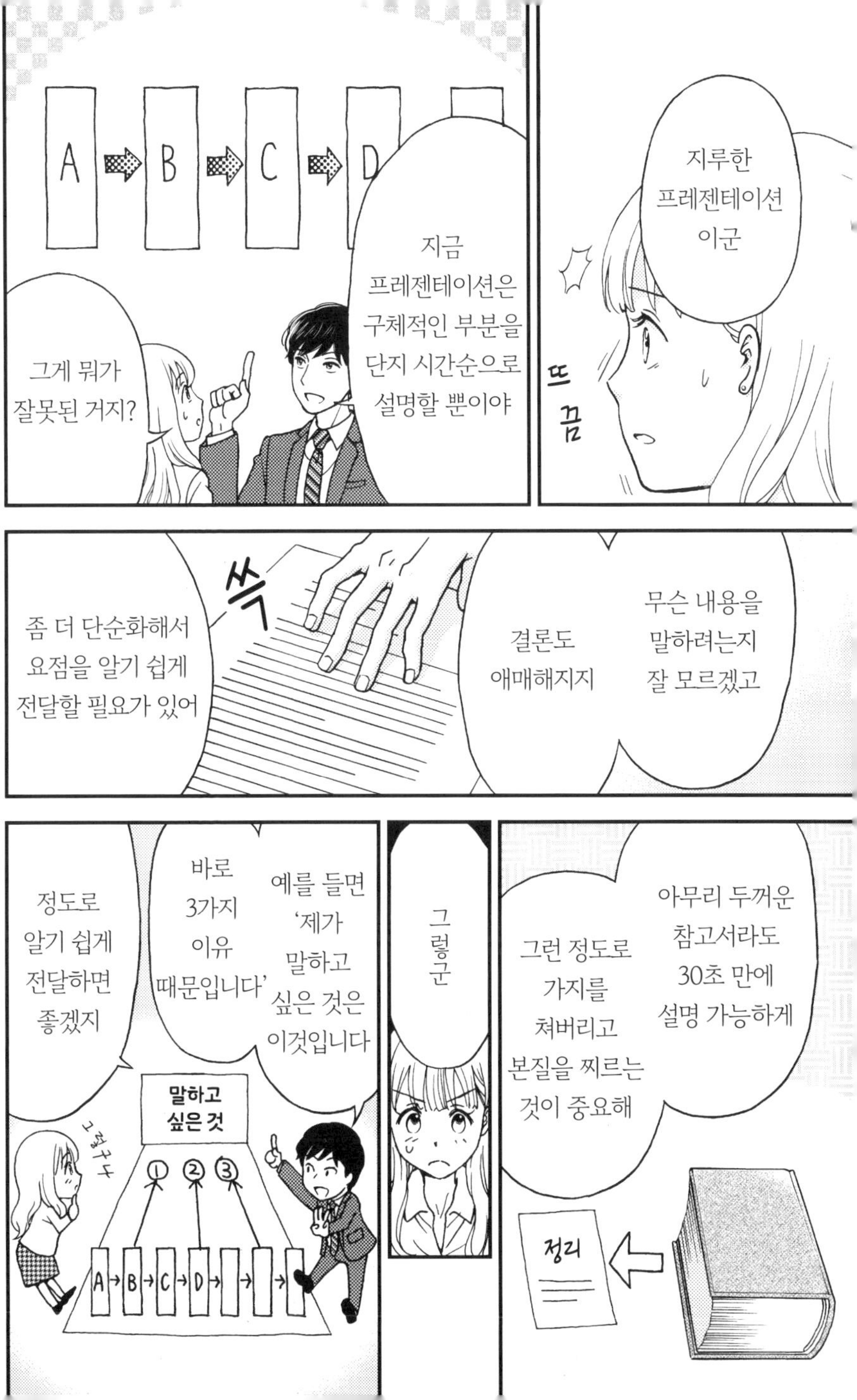

지루한 프레젠테이션이군

지금 프레젠테이션은 구체적인 부분을 단지 시간순으로 설명할 뿐이야

그게 뭐가 잘못된 거지?

뜨끔

무슨 내용을 말하려는지 잘 모르겠고

결론도 애매해지지

좀 더 단순화해서 요점을 알기 쉽게 전달할 필요가 있어

쏙

아무리 두꺼운 참고서라도 30초 만에 설명 가능하게

그런 정도로 가지를 쳐버리고 본질을 찌르는 것이 중요해

그렇군

예를 들면 '제가 말하고 싶은 것은 이것입니다'

바로 3가지 이유 때문입니다

정도로 알기 쉽게 전달하면 좋겠지

그렇구나

말하고 싶은 것
① ② ③
A→B→C→D→→

정리

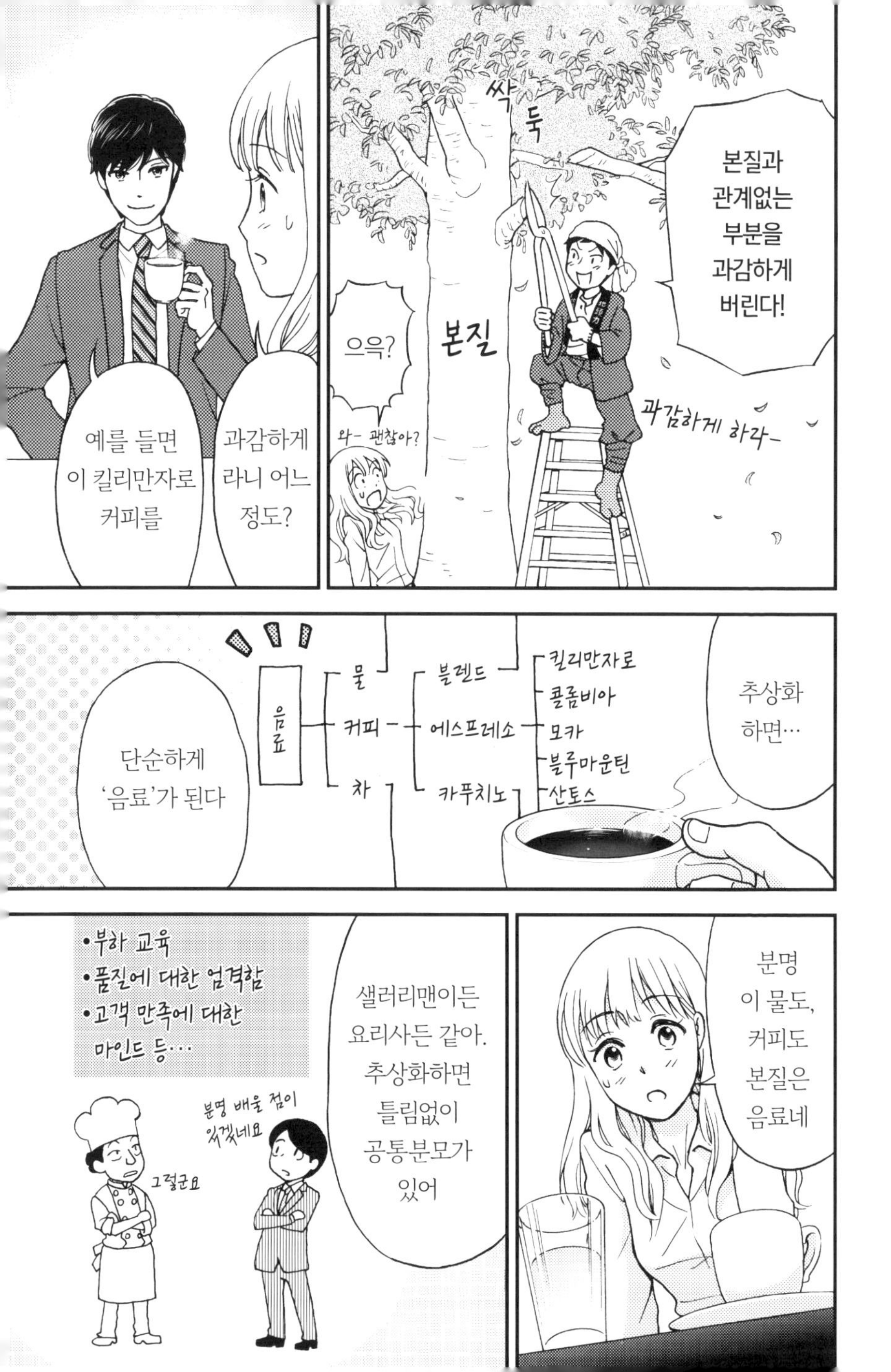

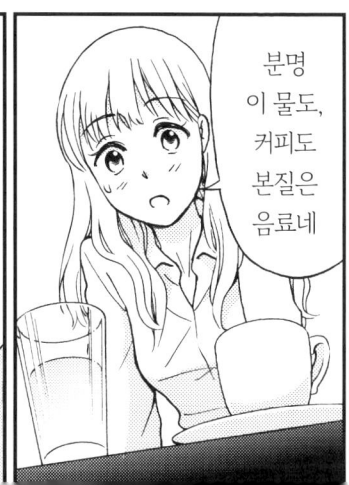

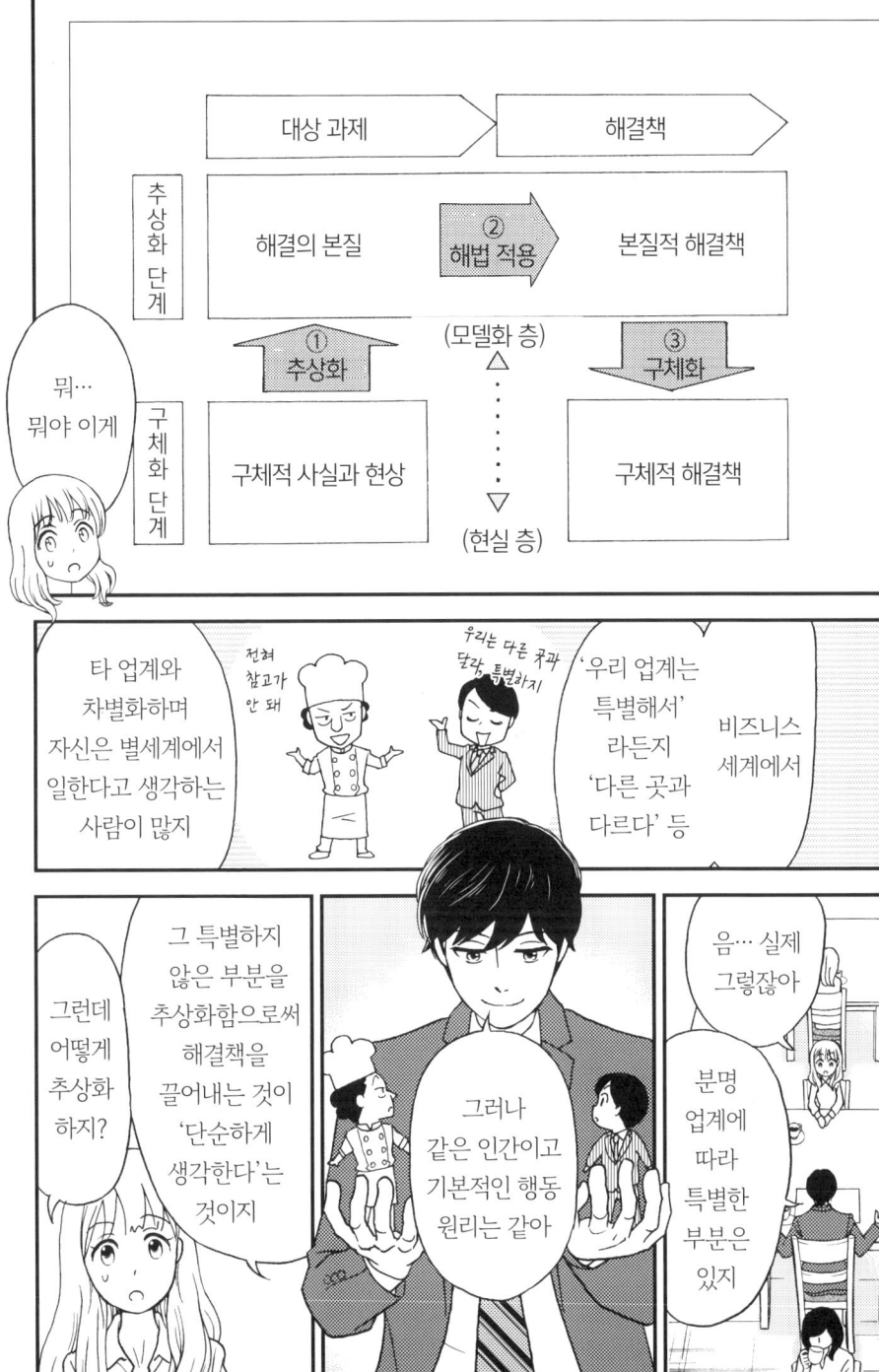

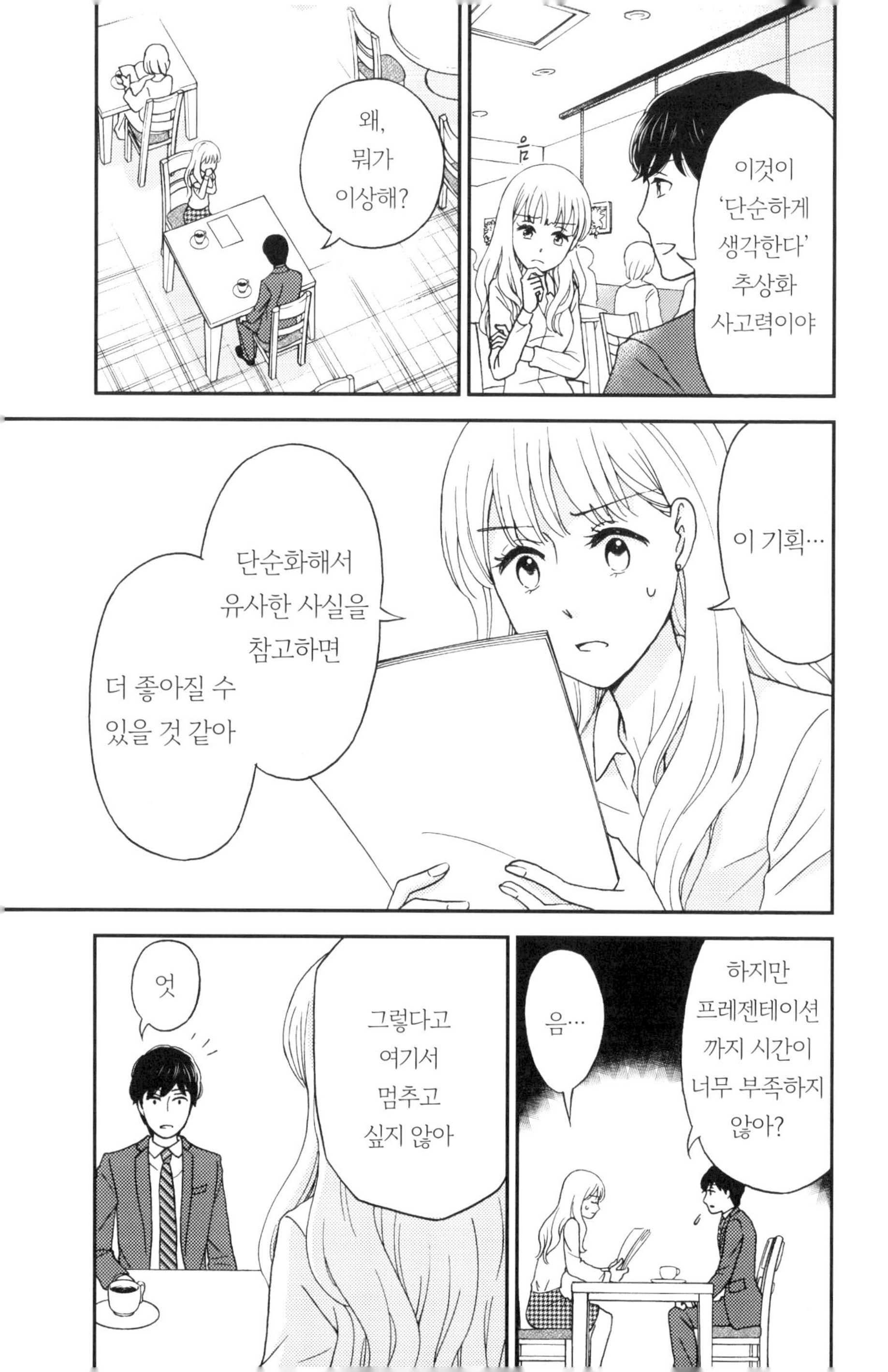

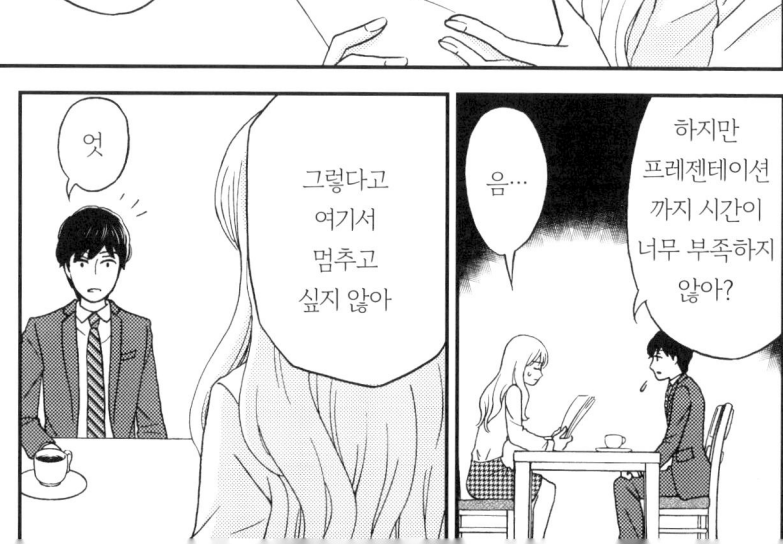

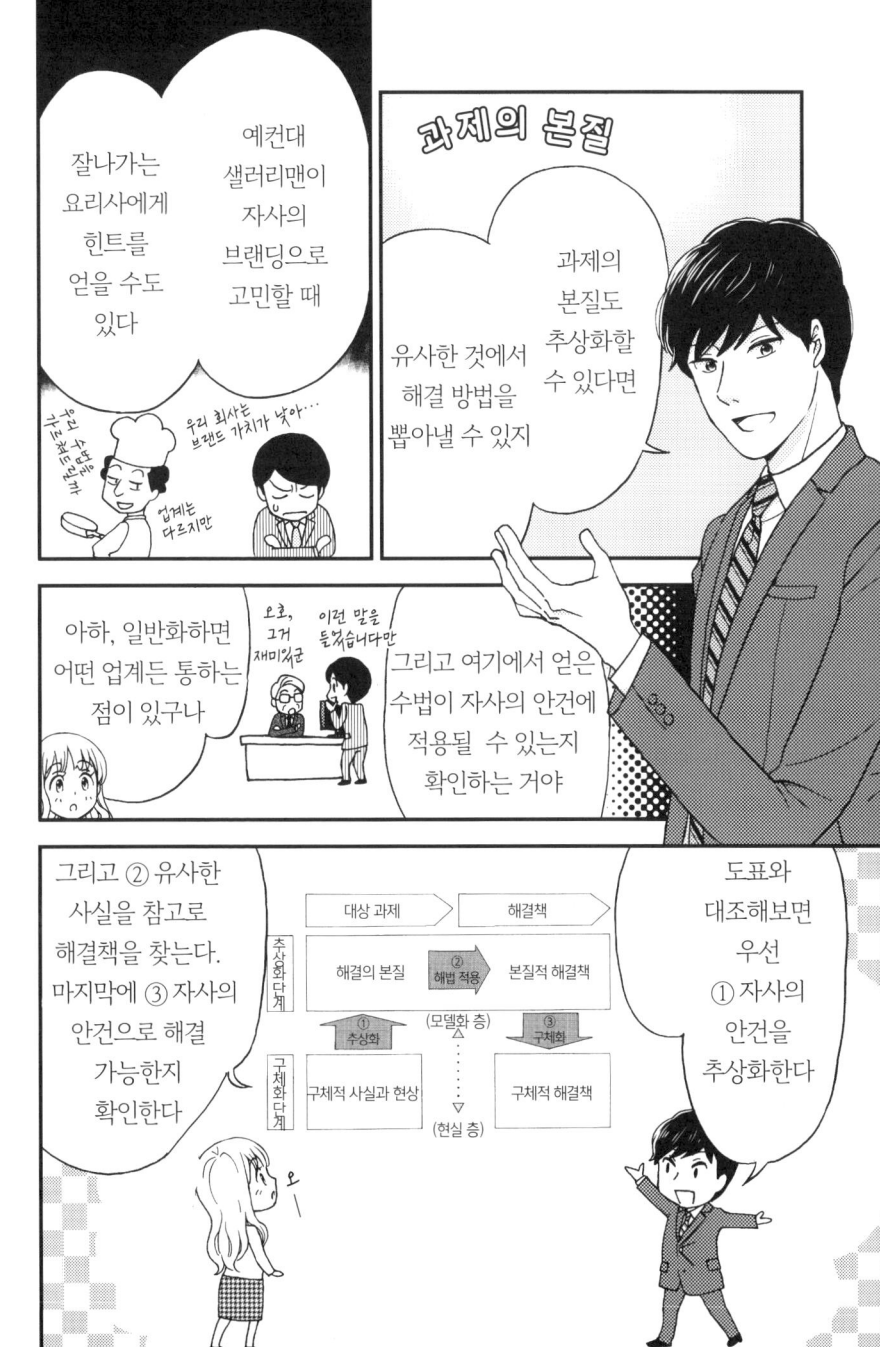

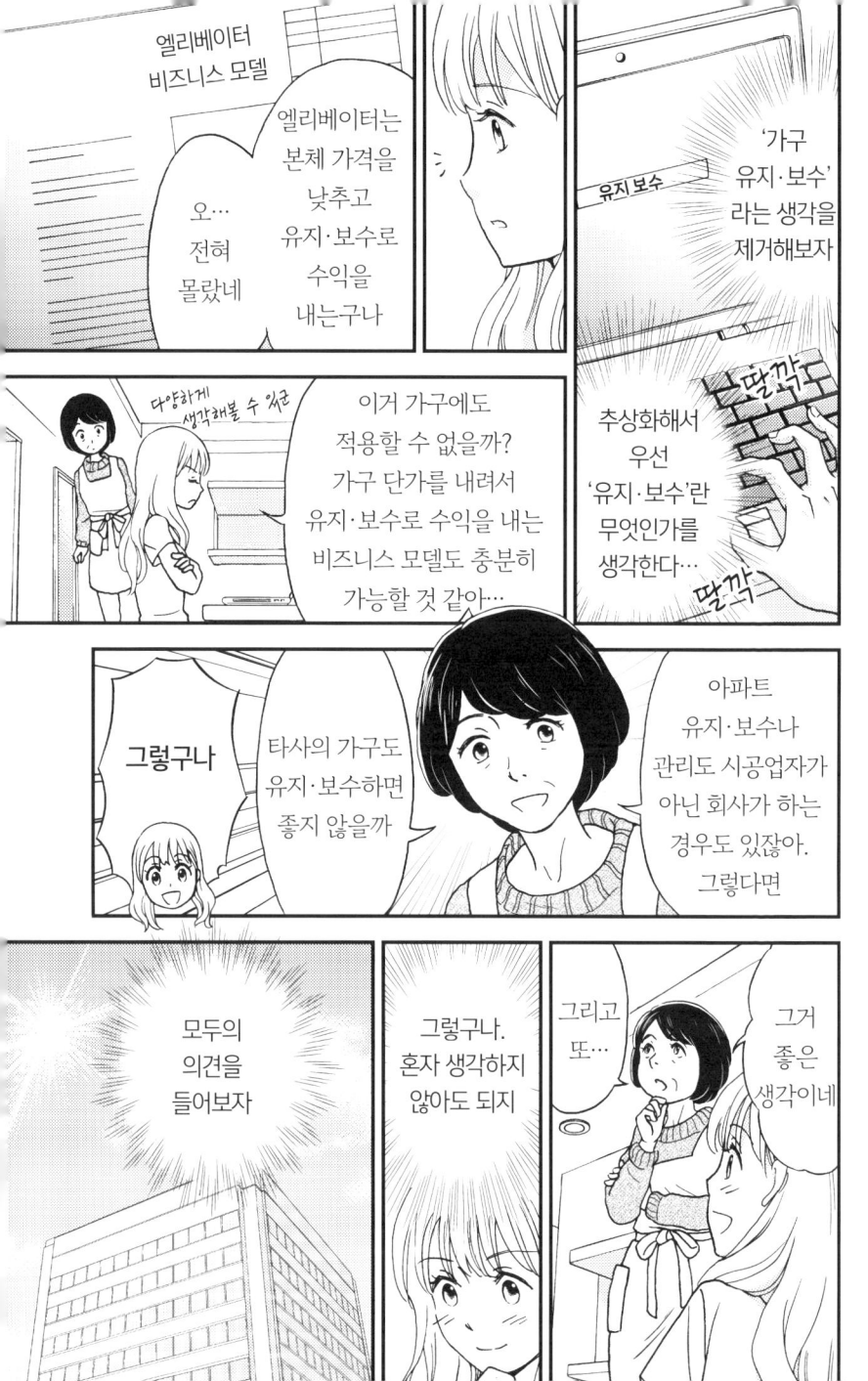

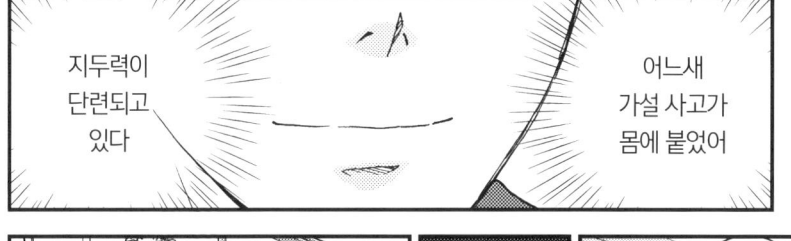

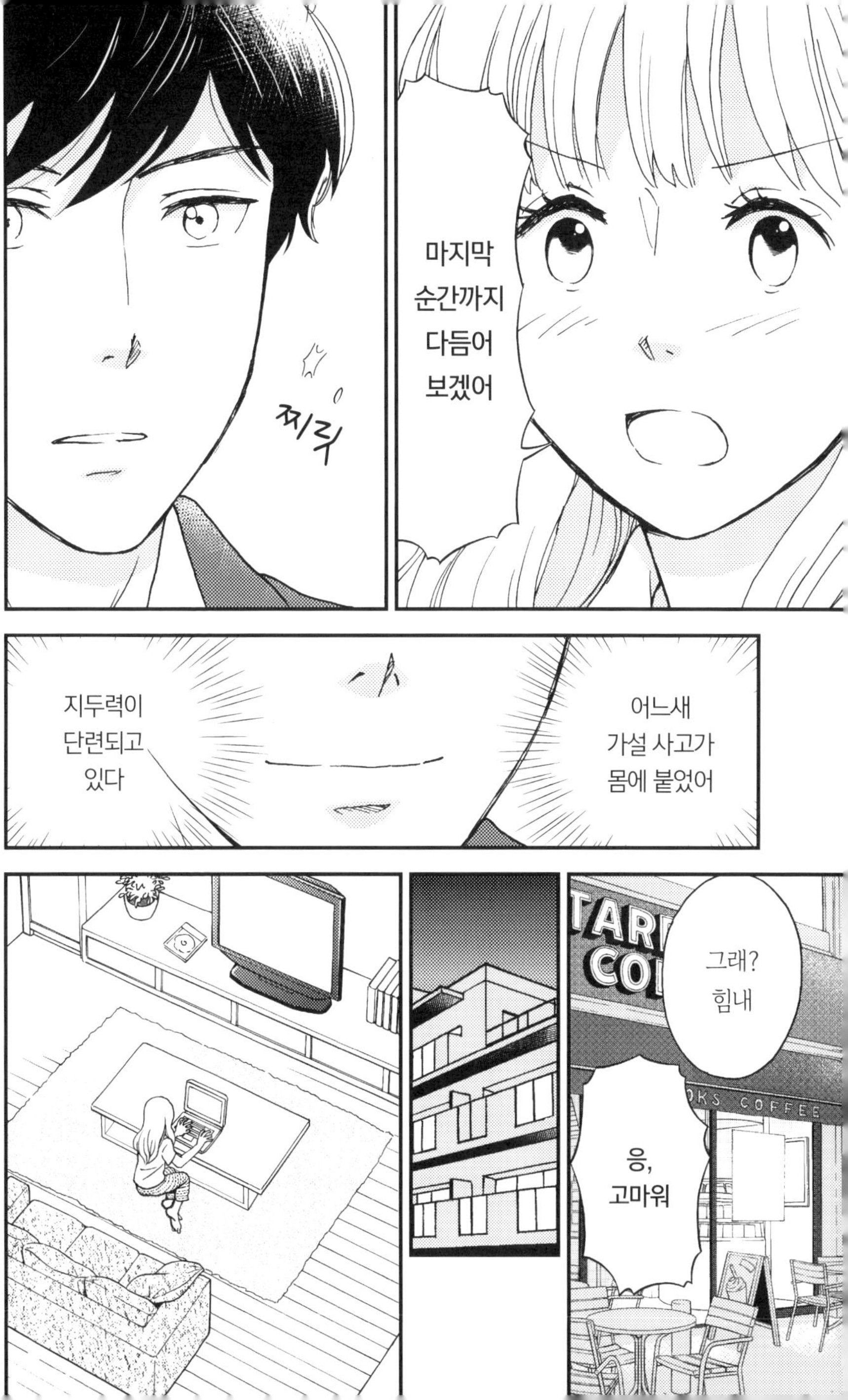

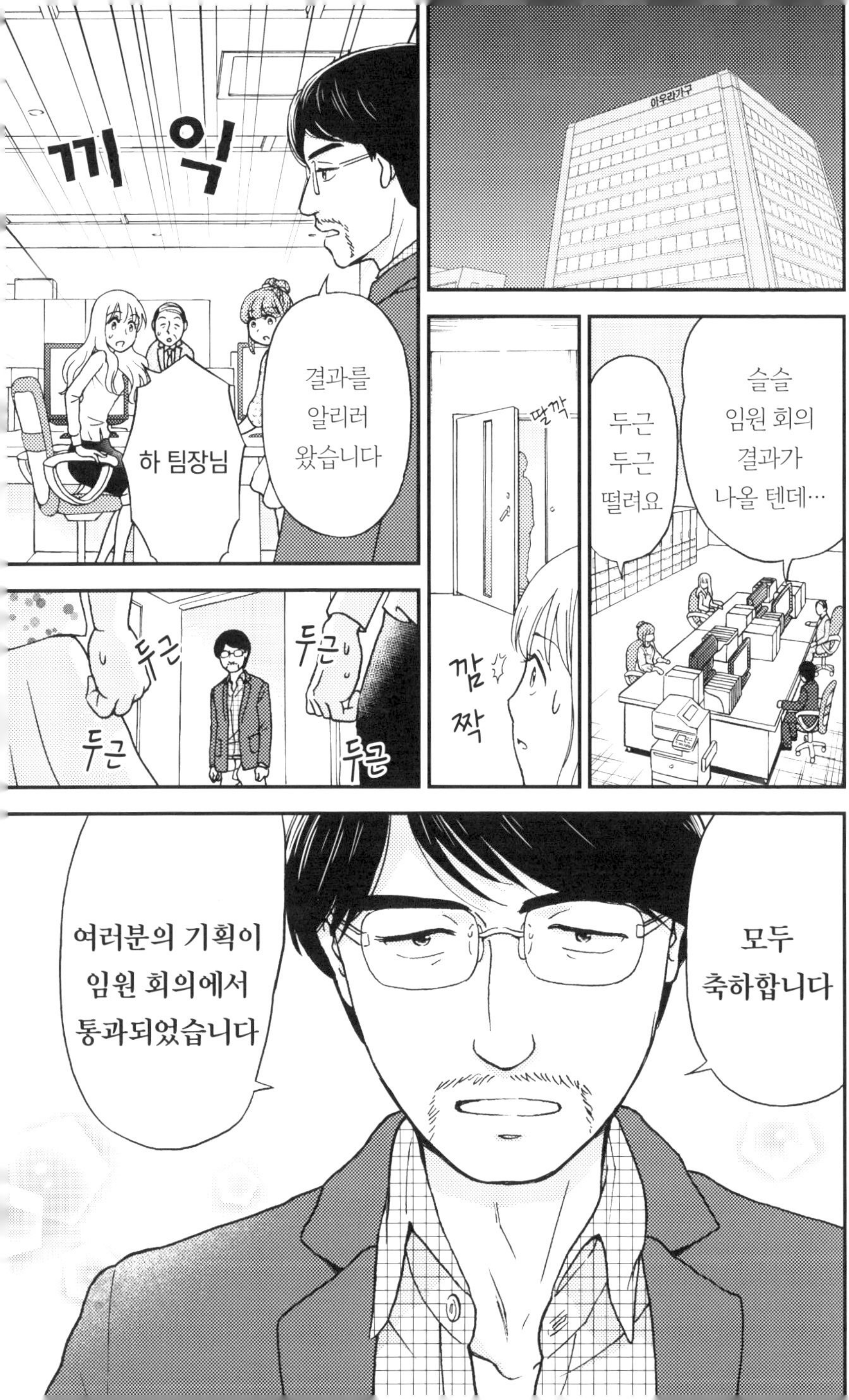

끼익

하 팀장님

결과를 알리러 왔습니다

슬슬 임원 회의 결과가 나올 텐데…

딸칵

두근 두근 떨려요

깜짝

두근 두근 두근 두근

모두 축하합니다

여러분의 기획이 임원 회의에서 통과되었습니다

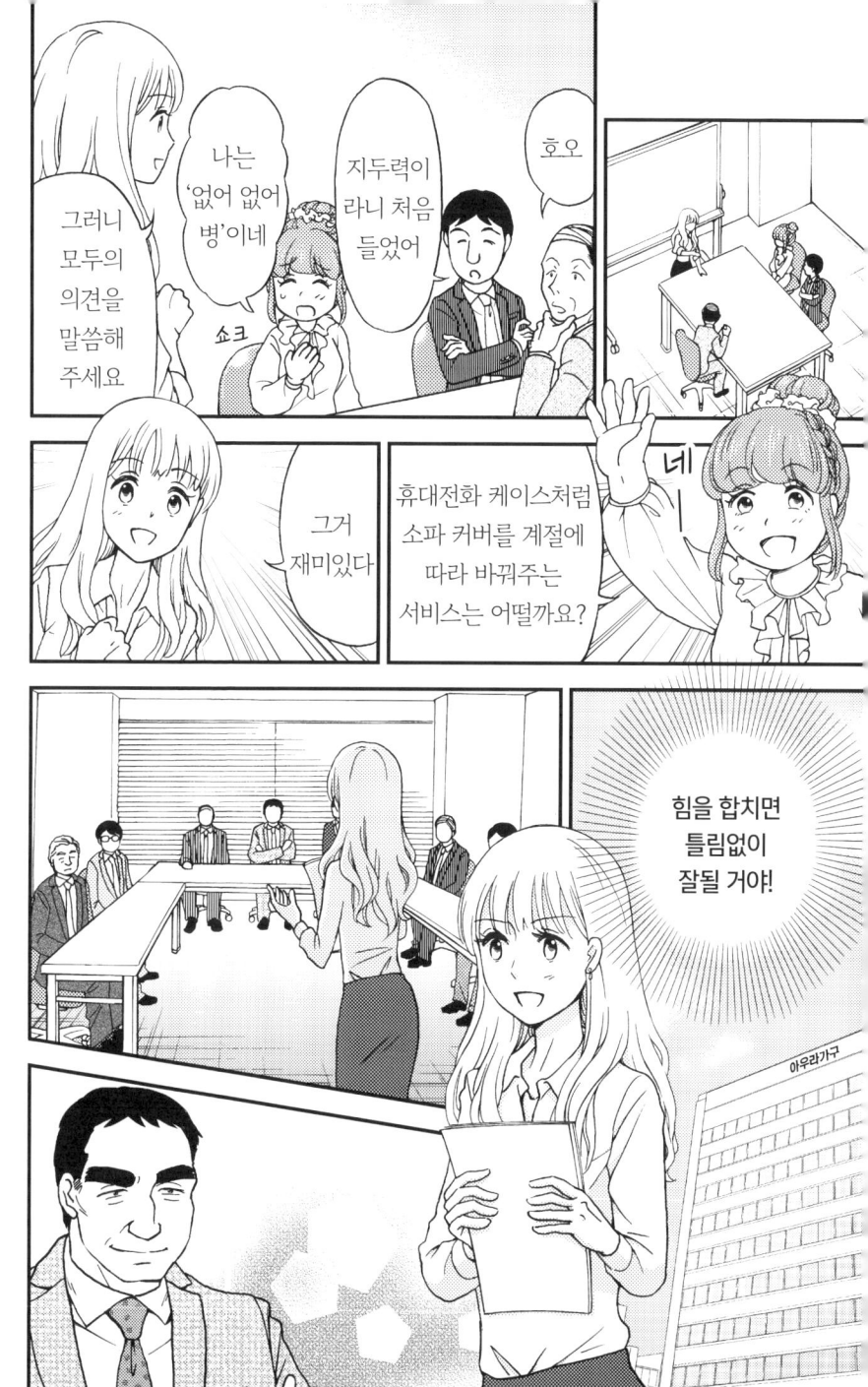

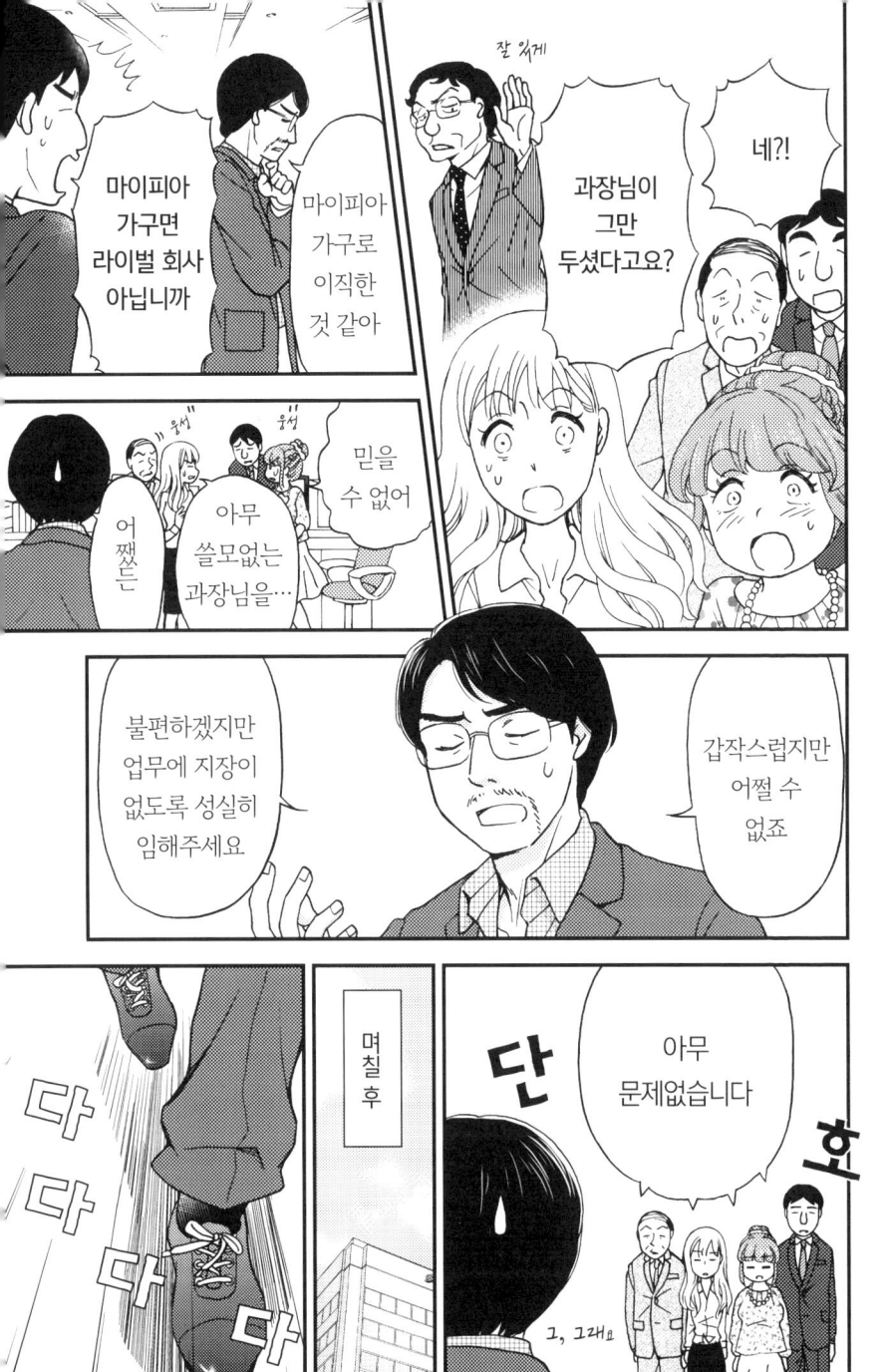

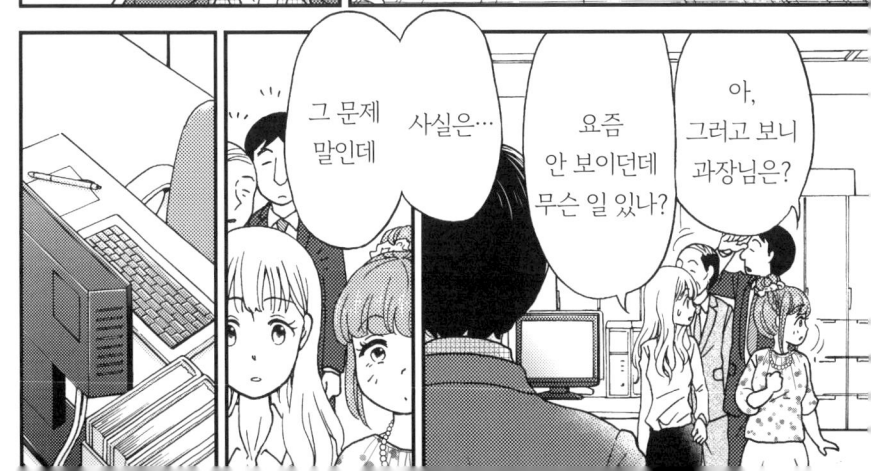

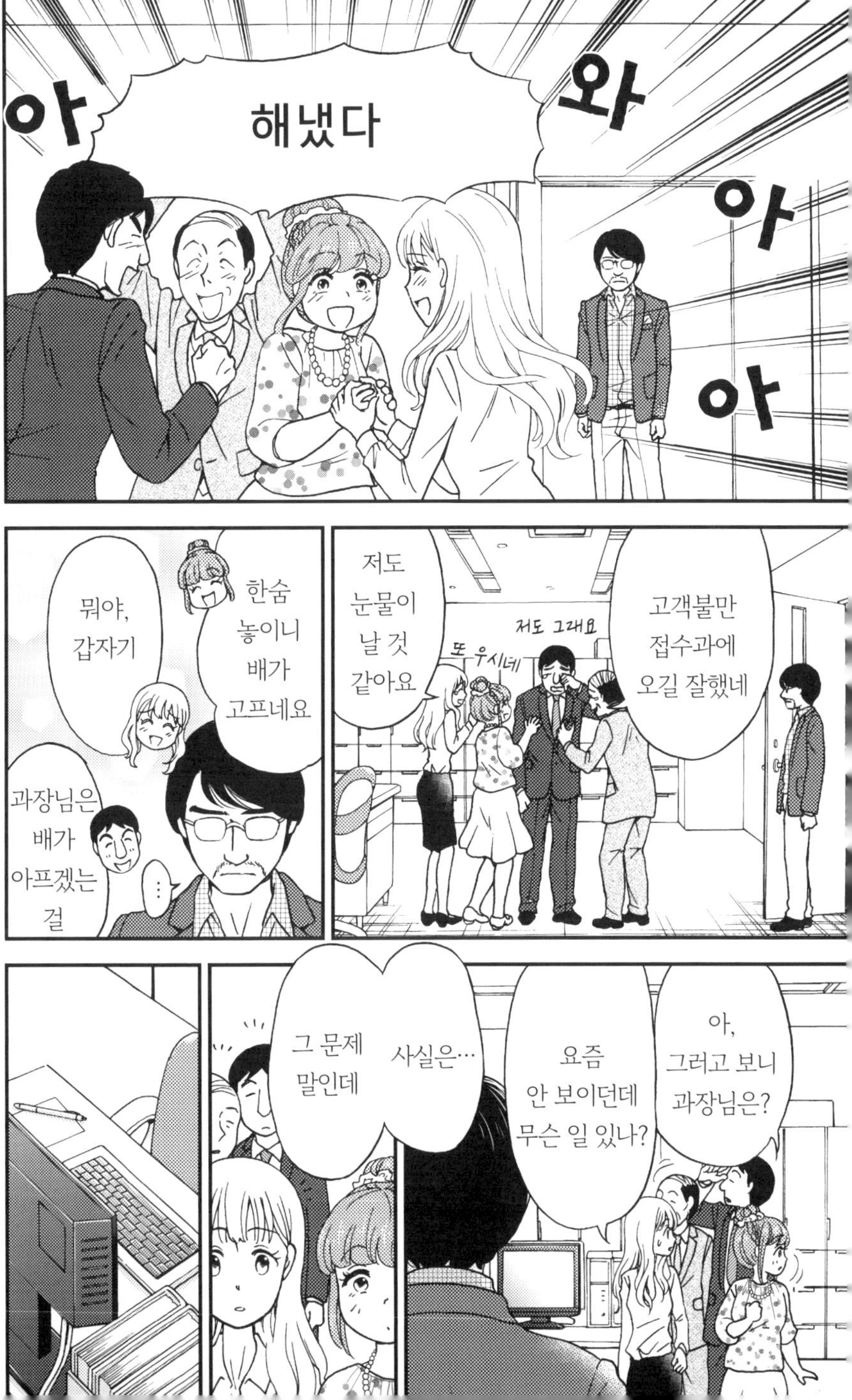

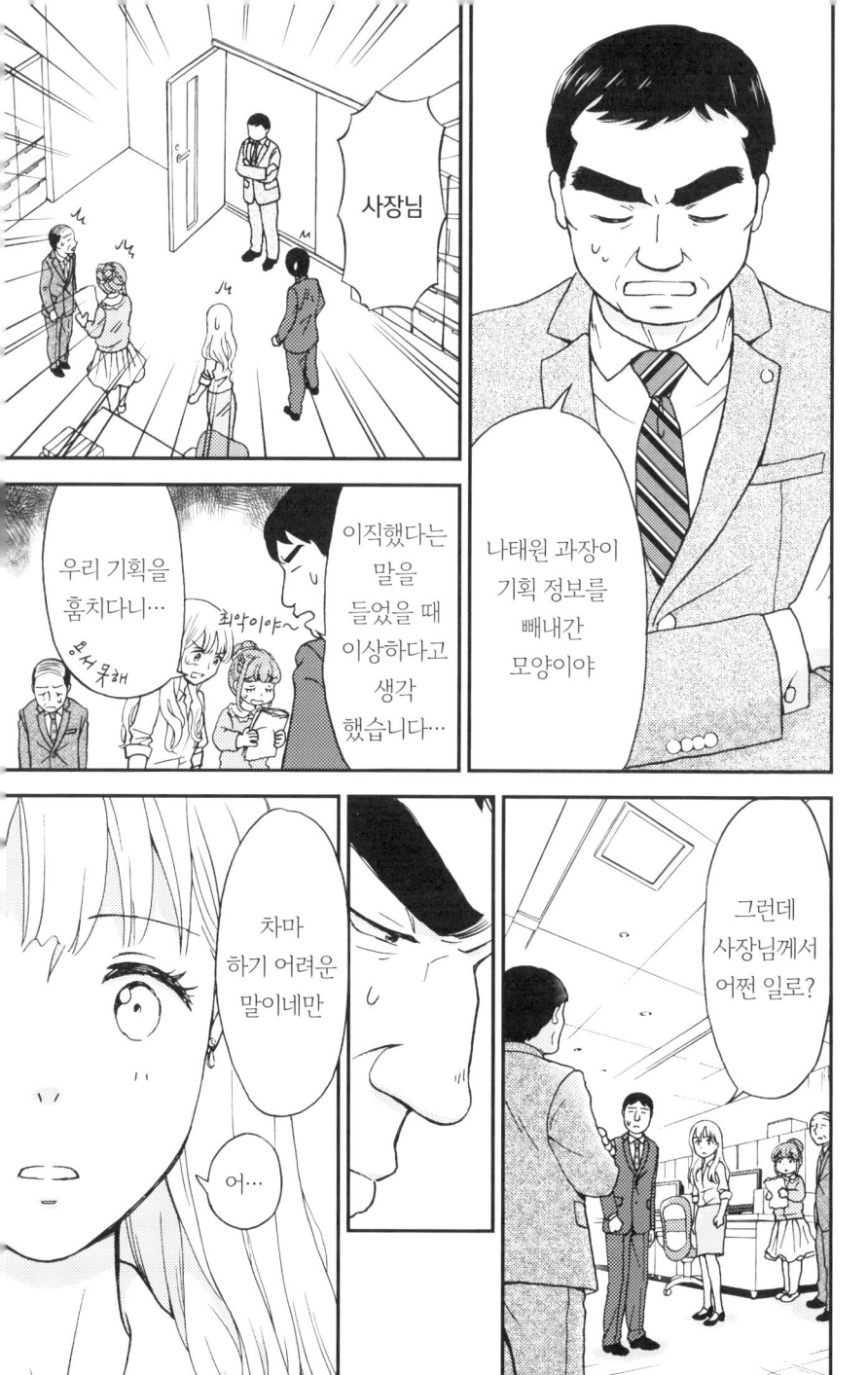

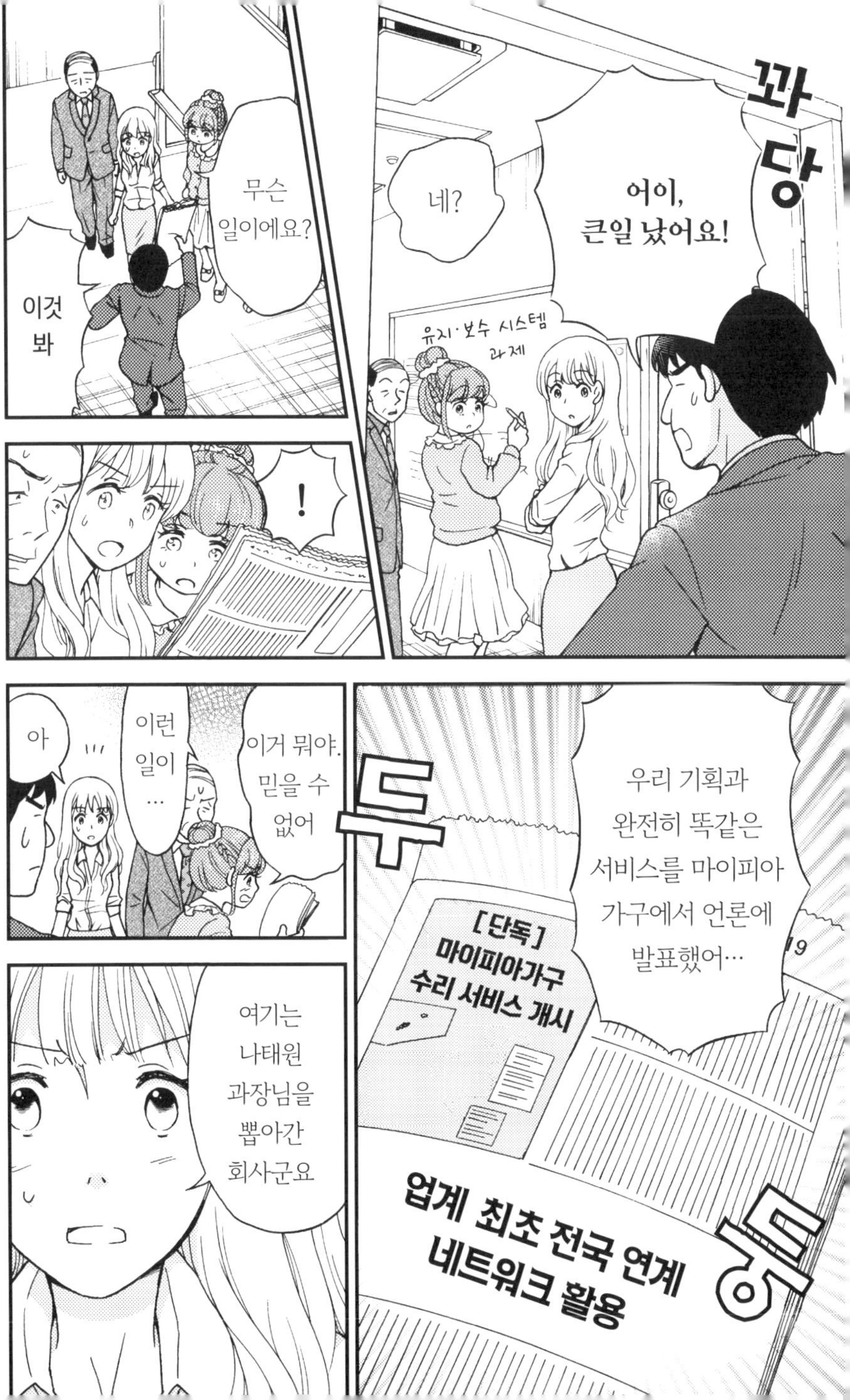

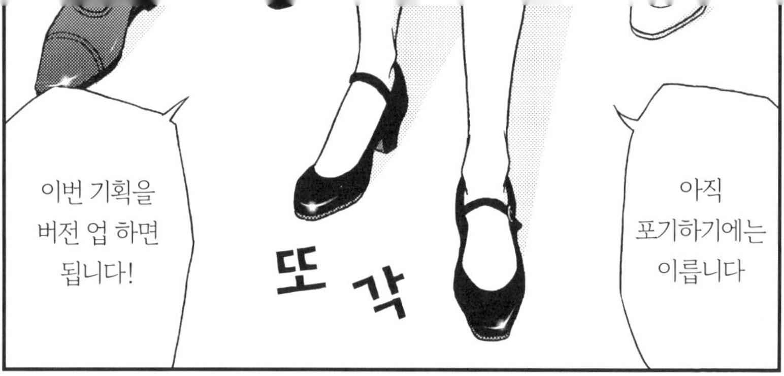

이번 기획을 버전 업 하면 됩니다!

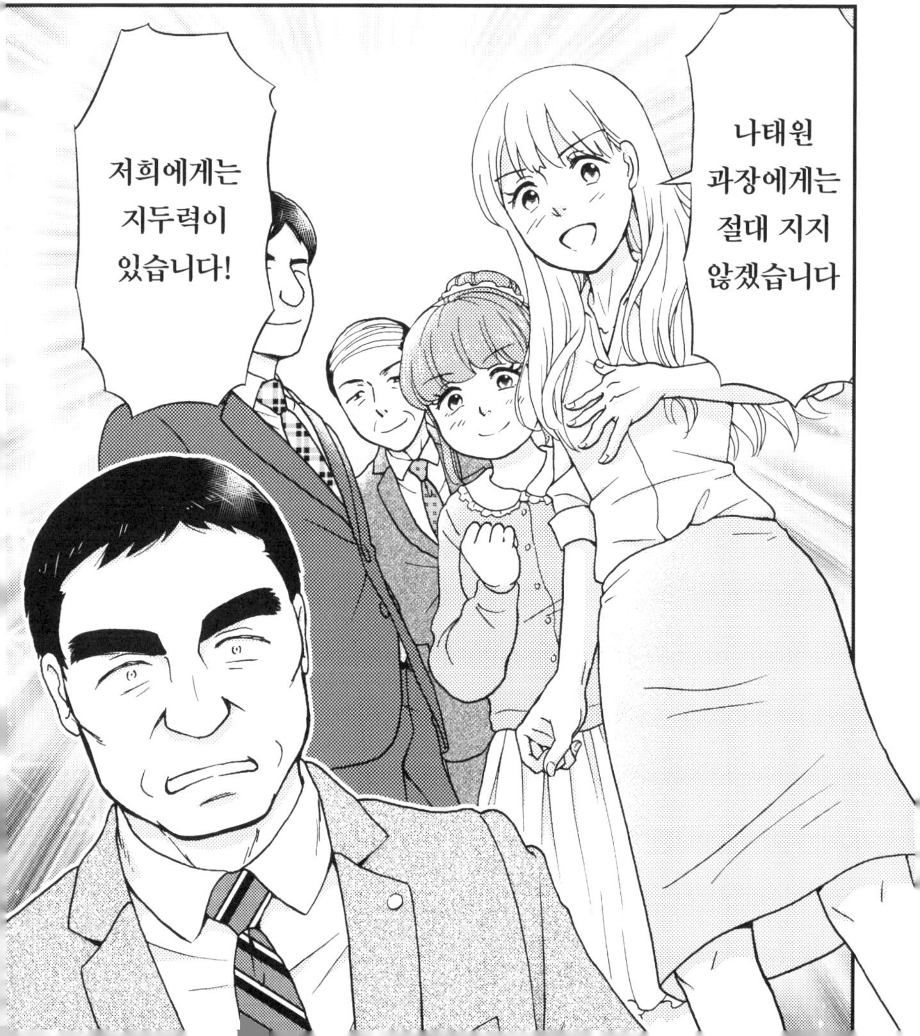

또각

아직 포기하기에는 이릅니다

저희에게는 지두력이 있습니다!

나태원 과장에게는 절대 지지 않겠습니다

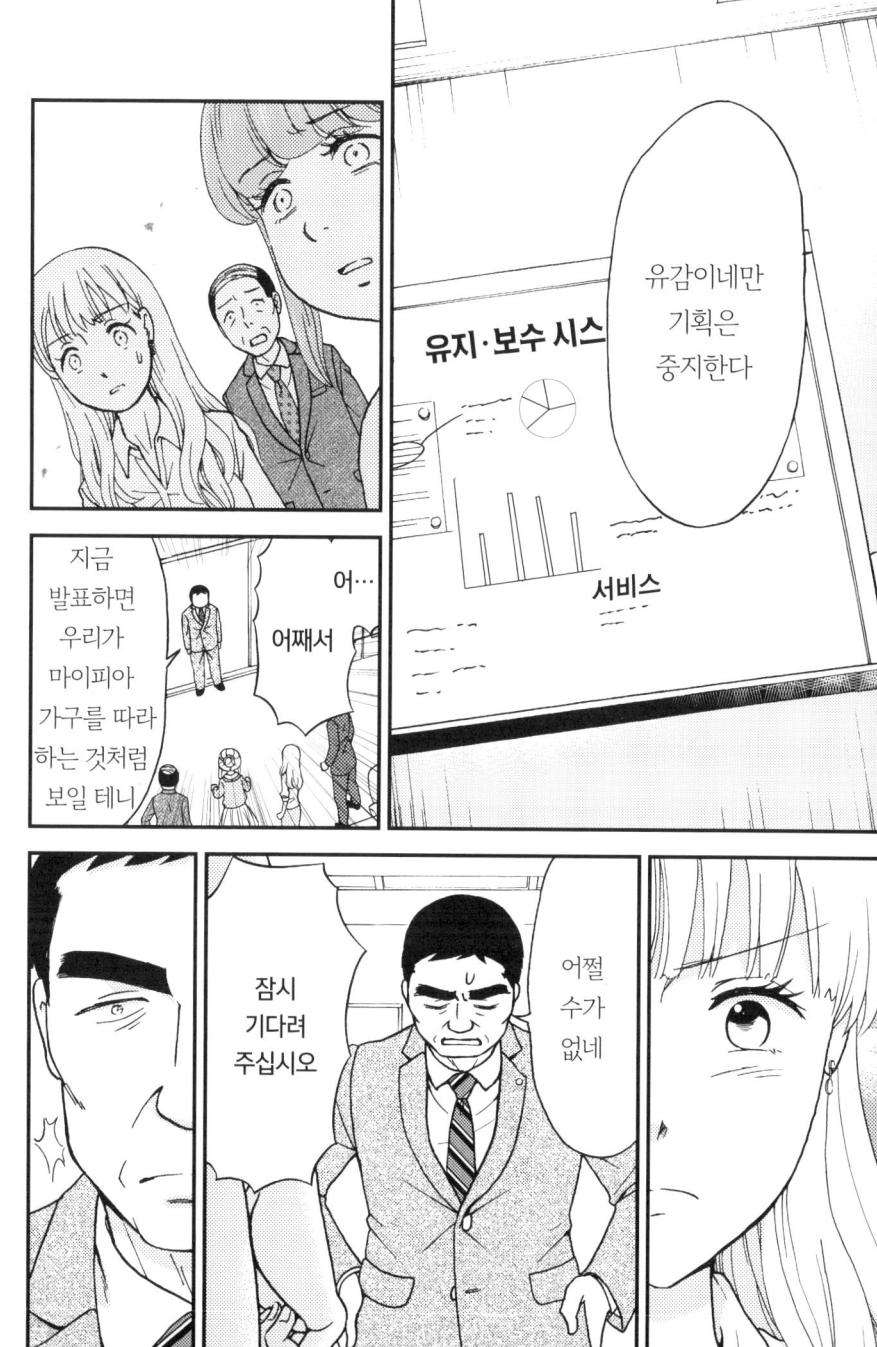

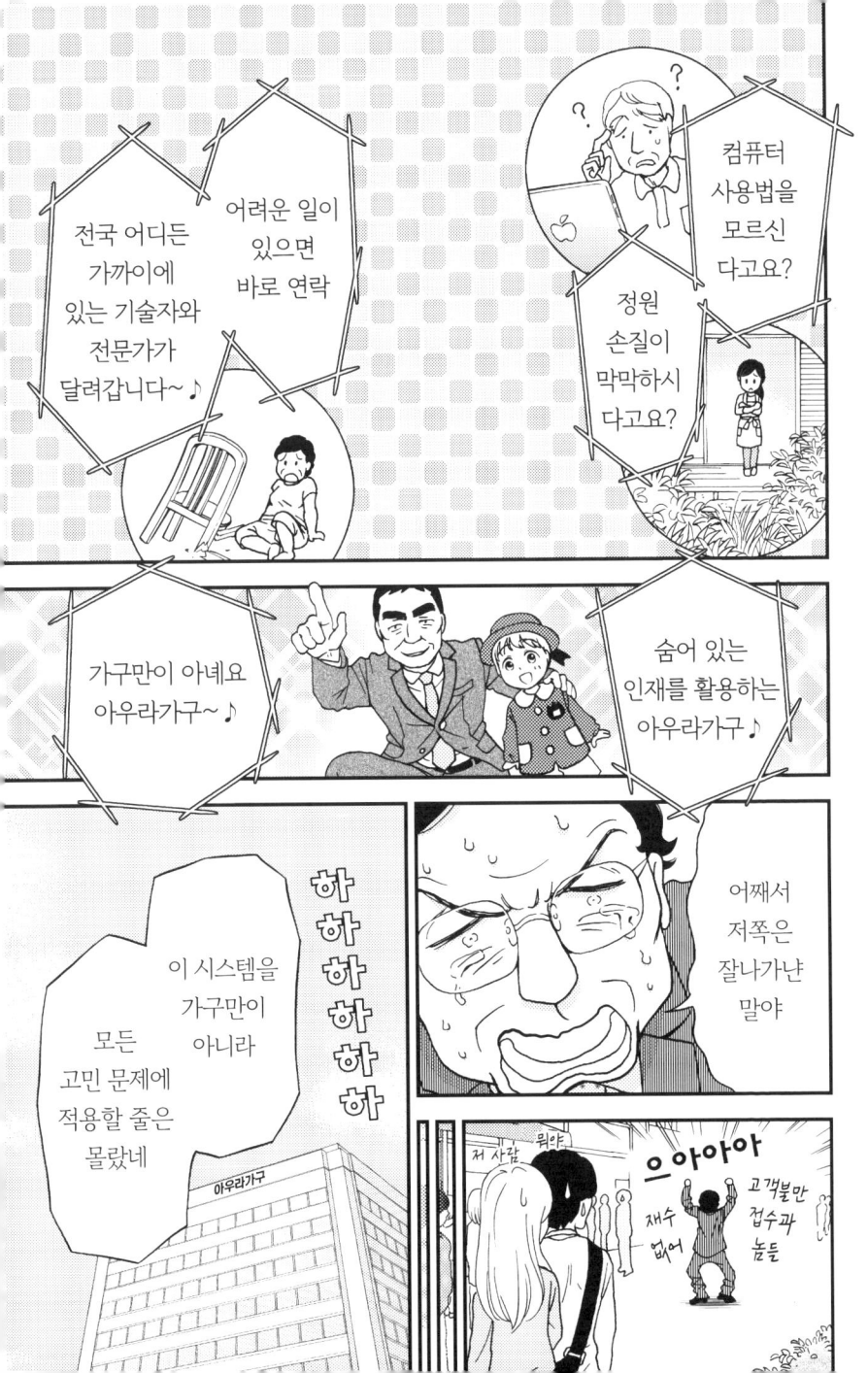

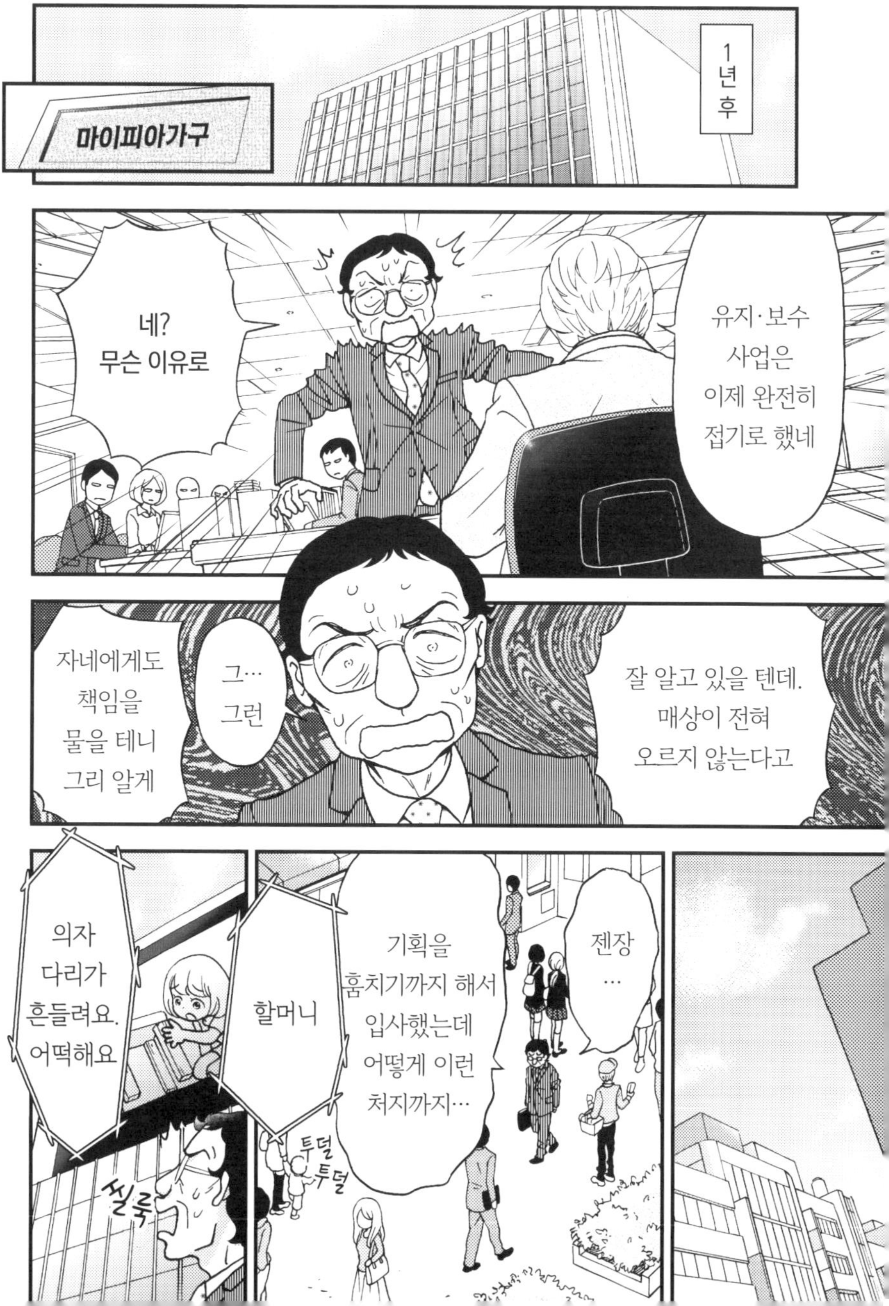

에필로그

1년 후

마이피아가구

네?
무슨 이유로

유지·보수 사업은 이제 완전히 접기로 했네

자네에게도 책임을 물을 테니 그리 알게

그… 그런

잘 알고 있을 텐데. 매상이 전혀 오르지 않는다고

의자 다리가 흔들려요. 어떡해요

할머니

기획을 훔치기까지 해서 입사했는데 어떻게 이런 처지까지…

젠장…

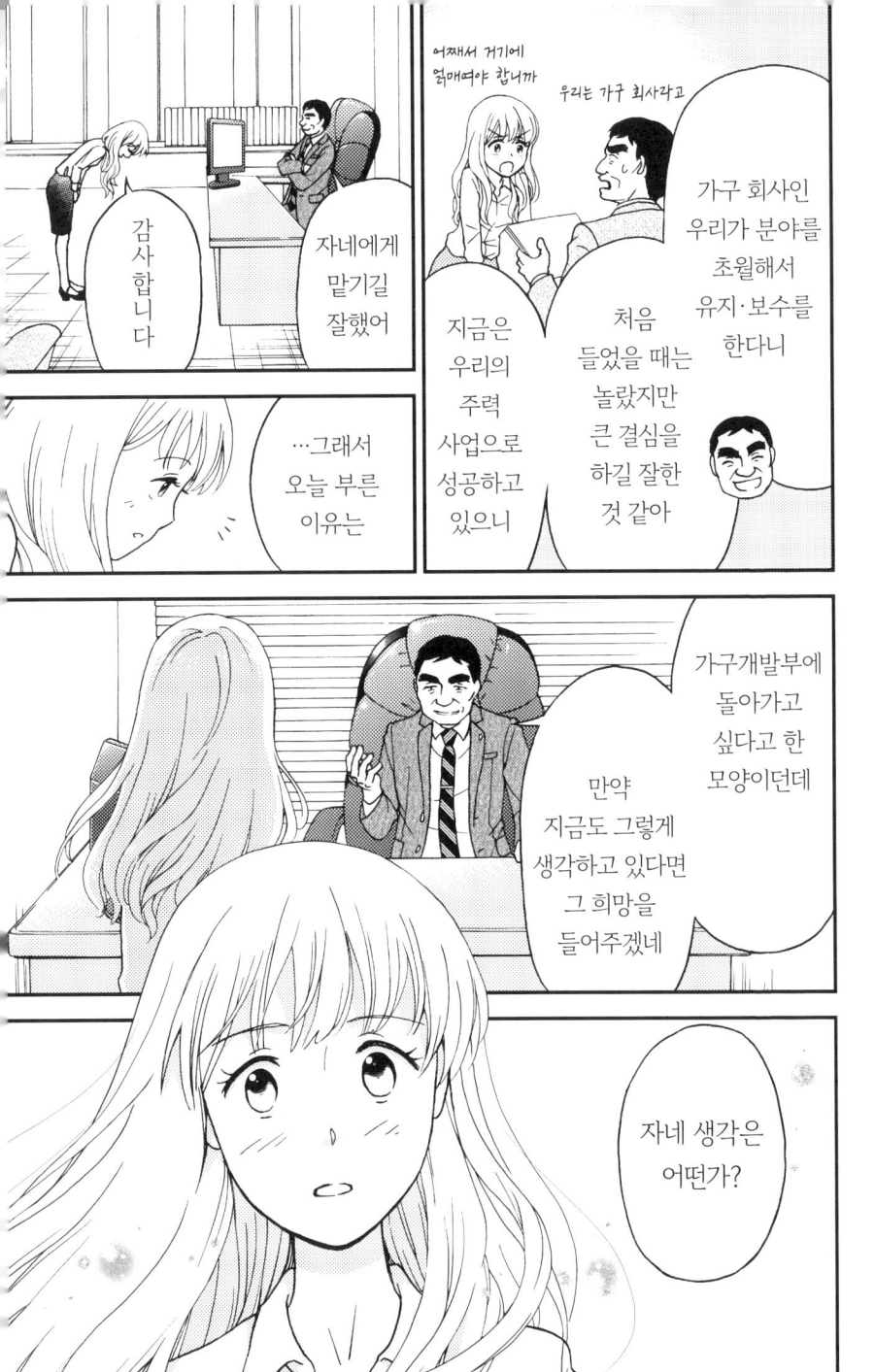

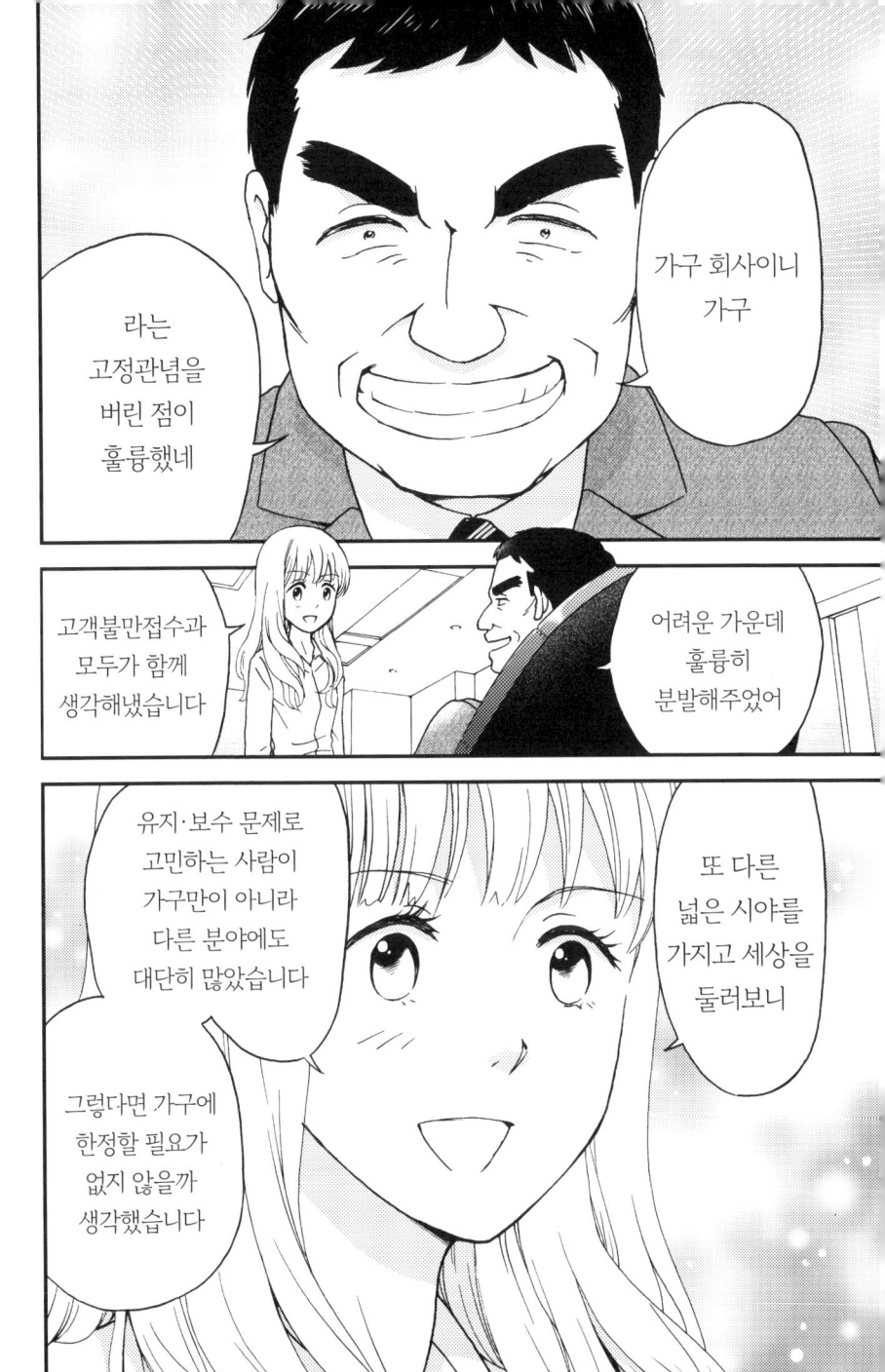

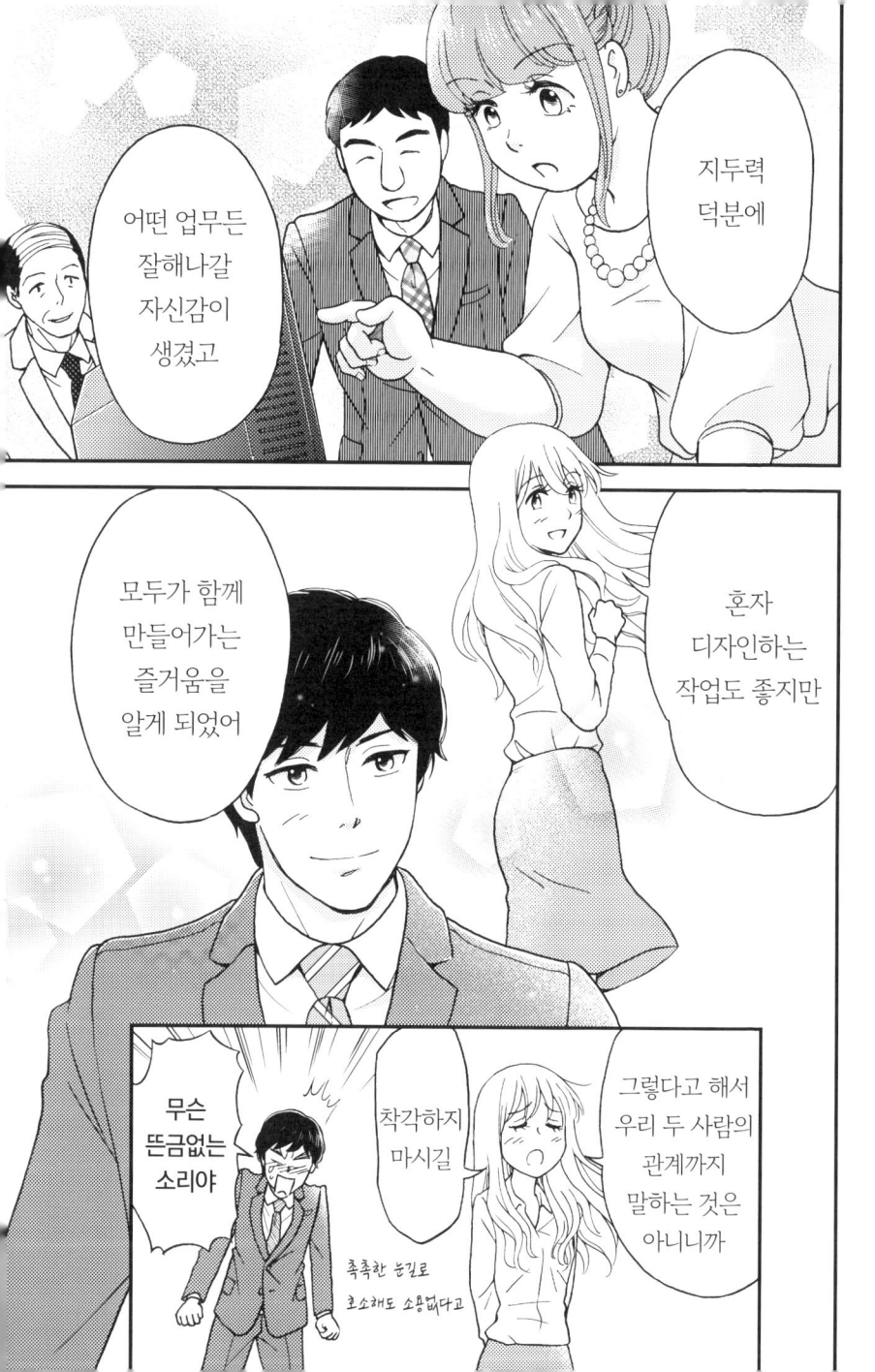

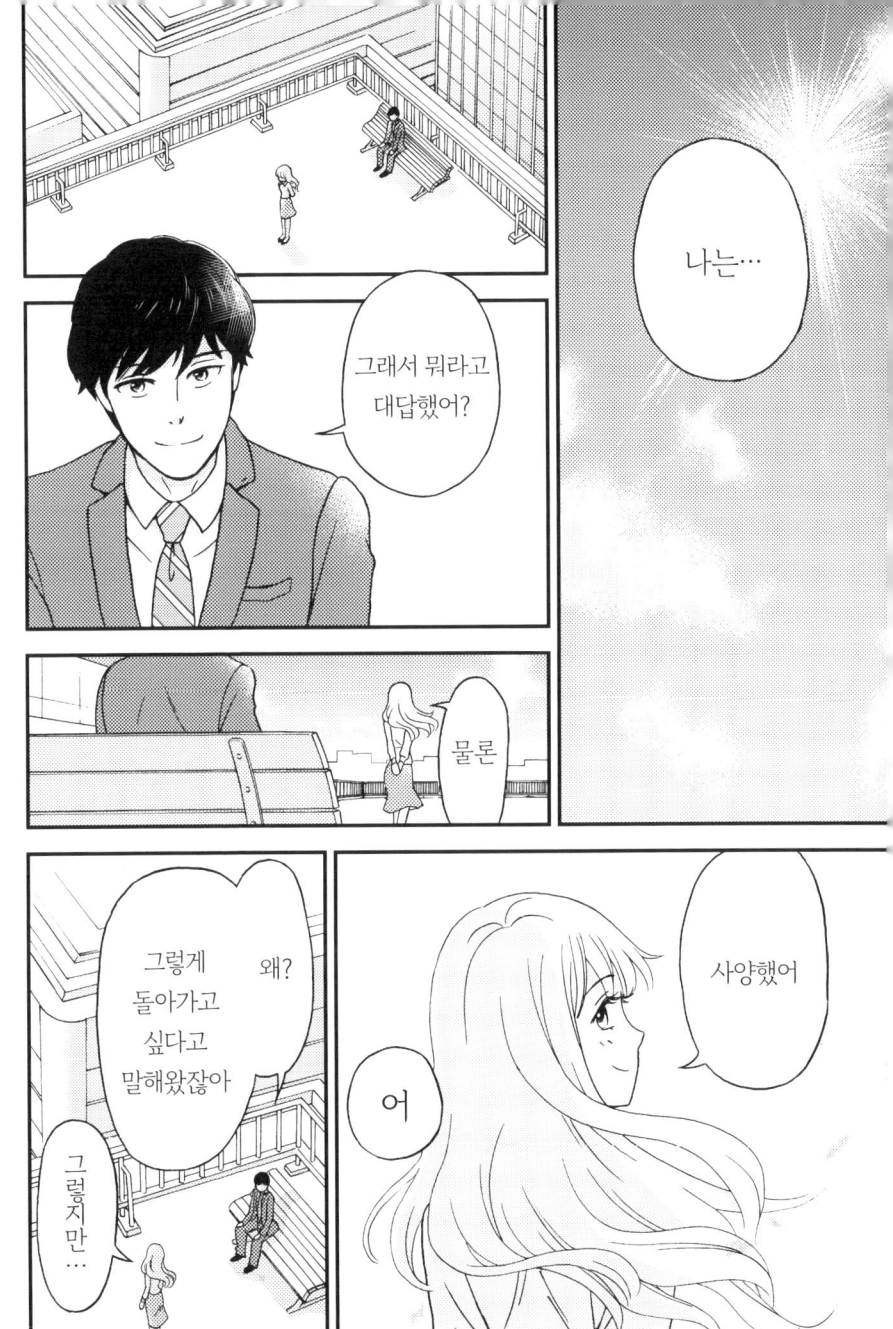

01 본질을 꿰뚫는 요약의 힘

'도대체 무슨 말을 하고 싶은 거야?'

이런 말을 자주 듣는 사람은 추상화 기술이 부족할 수 있다. 다음 페이지의 체크리스트를 살펴보자. 7개 이상 해당되는 경우 어쩌면 '추상화'의 개념이 머릿속에 잘 정리되어 있지 않을 수 있다.

추상화란 '요약하는 힘'다.

그렇다면 '좋은 요약'이란 어떤 것일까.

'도대체 무슨 말을 하고 싶은 거야?'라는 말을 듣는 사람은 바꿔 말하면 '말이 주절주절 긴 사람'이라고 할 수 있다. '좋은 요약'을 뒤집어서 생각하면 '말이 긴 사람'의 특징을 엿볼 수 있다.

- 말에 강약이 없이 장황하다.
- 말이 언제 끝날지 알 수 없다.
- 아무리 들어도 '결론'이나 '무슨 말을 하고 싶은지' 알 수 없다.

- [x] 자신의 일이나 업계는 특별하다고 생각한다
- [ ] 콘셉트를 표현하는 것이 힘들다
- [ ] 일 전체를 위임하는 상사나 고객과 잘 맞지 않는다
- [ ] 배려를 잘해주는 사람이나 조직이 좋다
- [ ] 오로지 일만 하느라 취미라 부를 만한 것이 없다
- [ ] 교과서적 일반론보다 실무에 기반한 구체론을 선호
- [ ] 항상 현장의 생생한 목소리를 중시한다
- [ ] 언제나 구체적인 설명을 원한다
- [ ] 이상론보다 현실을 중시한다
- [ ] 수학이나 물리에 약하다

그렇다면 이렇게 되는 원인은 무엇일까?

이는 '구체적인 것만', '단지 시간순'으로 '목적을 생각하지 않고' 말하기 때문이다. 이것을 고려하면 '좋은 요약'을 위한 특징은

- 짧다(가지를 쳐버린다)
- 전체 콘셉트(=추상화 단계)를 망라한다
- 정리 방식이 목적에 부합한다(다음 액션이나 상대에게 원하는 바가 명확)

고 할 수 있다.

02 '엘리베이터 테스트'는 핵심을 전하는 트레이닝

'그러니까 무슨 말을 하고 싶은 거야?'라는 문제를 극복하는 절호의 방법이 있다. 바로 엘리베이터 테스트(엘리베이터 피치, 엘리베이터 토크)라는 것이다.

당신이 사장이나 임원(여기서는 오너라 통칭한나)이 직접 관리하는 프로젝트의 담당자가 되었다고 가정해보자.

평소 오너가 대단히 바빠서 프로젝트의 진행 상황을 자주 확인하기 어려우나 성공 여부에는 관심이 지대하다. 그런 오너를 우연히 엘리베이터에서 마주치게 되어 '이번 프로젝트는 어떻게 진행되고 있나?'라는 질문을 받는다면. 이것이 엘리베이터 테스트의 상황 설정이다.

당신에게 주어진 시간은 엘리베이터에 함께 타서 누군가 먼저 내리기까지의 '30초'밖에 되지 않는다. 이 한정된 시간에 어떻게 요령 있게 내용을 정리하는가. 바로 여기에 '요약하면'으로 집약되는 추상화 사고의 축소도가 있다.

시간에 쫓기는 경영진에게 설명할 기회가 많은 컨설턴트나, 언제 만날 수 있을지 알 수 없는 투자가를 단시간에 설득해야 하는 기업가는 항상 이 같은 트레이닝을 무의식중에 하게 된다.

또 한 가지 포인트는 '언제 이 같은 상황이 올지 알 수 없다'는 것이다. '우연히 갑작스레 만났다'는 상황을 전제하는 것이 효과가 크다.

여기서 엘리베이터 테스트에 합격하기 위한 비결에 대해 짧게 설명하겠다. 이것은 평소 보고나 발표 등의 자리에서도 대단히 도움이 될 것이다.

우선 만남의 기회가 많지 않은 사람에게 말할 때 필요한 것은 '**맨 먼저 전체상을 공유하는**' 것이다. 이것은 앞서 나온 프레임워크 사고와도 통한다. '요약하면 전체는 이렇습니다' 하고 '한마디로' 표현하는 것이 중요하다.

이것에 갑자기 성공하기란 대단히 어려우므로 평소 이런 식으로 생각하는 습관이 요구된다. 지금 자신이 하고 있는 것을 객관적으로 전체에서 조망하는 '또 하나의 자신의 시점'이 필요하다.

나아가 '전체를 한마디로' 표현하기 위한 요령을 2가지 소개한다.

첫 번째는 '**전체적으로 몇 점이다'라고 표현하는** 것이다. 자신이 설명을 듣는 처지가 되면 알겠지만 '100점'이라든지 '65점'이라 한다면 어느 정도 수준인지 쉽게 파악할 수 있을 것이다.

두 번째는 **'상대에게 무엇을 원하는지?'를 반드시 명확하게 하는** 것이다. '당분간은 안심하십시오'라든지 '예산이 부족하므로 가까운 시일 내 상담을 부탁드립니다'라는 것인지, 이것이 가장 중요한 요점이다.

'무엇이 핵심인가?'는 상황이나 상대에 따라 달라지므로 이를 항상 생각해서 한마디로 표현할 수 있도록 하는 것이 추상화 사고에서 중요한 트레이닝이다.

03 '단순하게 생각하기'는 새로운 아이디어의 원천

프레젠테이션이나 설명을 잘하게 되는 것 외에도 추상화해서 생각하는 이점이 또 있다. '단순하게 생각하기'를 통해 일견 다른 범주에서도 동질의 유사성을 발견할 수 있다는 점이다. '가지치기'를 통해 몸통이 잘 드러나면서 외견상 달라 보이던 나무가 실은 같은 구조였다는 사실을 알게 되는 것과 같다.

이것은 새로운 아이디어의 창조로 이어진다. 추상화를 통해 일견 다른 세계에서 아이디어를 '빌려옴'으로써 새로운 아이디어를 창출하는 것을 '유추Analogy'라고 한다.

비근한 예로 도서 인터넷 판매에서 성공을 거둔 아마존이 모든 상품에 동일한 판매 방식(리뷰와 추천 기능 등을 포함)을 적용해 확대한 것이나, 승객에게 차량을 연결시켜주는 서비스로 시작한 우버가 '온 디맨드 매칭On Demand Matching(필요할 때 주위에 있는 등록된 개인을 매칭해 서비스를 제공한다)'이라는 동일한 수법을 UberEATS(식품 배송), UberBOAT(배 연결) 등 다양한 방향으로 응용하는 것도 마찬가지이다.

유추를 통해 '타 업계'나 '스포츠·연예계' 혹은 '역사상 사건'에서도 업무 아이디어를 얻을 수 있다. 자신의 일에 대해 '요약해서 무엇을 하는 것인가?'를 생각함으로써 타 업계에서 응용할 수 있는 시스템을 발굴하고, 새로운 아이디어를 창출할 수 있다.

유추 발상은 일상의 비유와 구조가 같다. 어려운 개념이나 새로운 문제를 설명할 때 '축구에 비유하면'이라든지 '식사에 비유하면'과 같은 방식으로 표현하기도 하는데 이것이 바로 추상화의 산물이다. 비유를 잘하는 사람은 추상화 능력이 뛰어나다고 할 수 있다.

평소 우리는 무의식중에 공통점을 찾으려 노력한다. 예를 들면 초면인 사람과 대화를 풀어가기 위해 '동향이네요'라든지 '같은 운동을 좋아하는군요'라는 식으로 공통의 화제를 찾는다.

바로 여기에 멋진 비유나 유추 발상의 '요령'이 숨어 있다.

그것은 '다른 사람은 해당되지 않는 둘만의 공통점 찾기'이다.

'두 사람 모두 아침에 이를 닦는다'는 공통점이 있다 해도 이것으로는 대화가 풍성해지지 않을 것이다.

column

별똥별에 소원을 빌면 왜 이루어질까?

"별똥별이 사라지기까지 소원을 3번 빌면 이루어진다"는 속설이 있다. 실제로 별똥별을 본 일이 있는지, 한번 떠올려보자. 아무리 마음의 준비를 단단히 하고 있어도 별똥별은 '갑자기 나타나', '순식간에 사라지는' 존재이다. 이 상황에서 3번 소원을 말한다는 것은 엄청나게 난도가 높다.

그런데 '갑자기 나타나서', '순식간에 사라지는'이라는 2가지 조건이 왠지 익숙하지 않은가. 그렇다. 앞서 설명한 엘리베이터 테스트가 사실 이것과 같은 구조이다. 엘리베이터 테스트에서는 상대가 '오너'였는데, 별똥별의 경우는 그보다도 한층 엄청난 속도로 세상 모든 사람을 상대하는 초자연적 존재이다.

이번엔 시간이 30초는커녕 1초도 채 되지 않는다. 이런 조건에서 '3번'이나 말한다는 것은 소원을 평소 응축해서 마음속에 간절히 담고 있어야만 가능하다. 이렇게까지 절실한 소원을 항상 담고 있다면 보통의 사람에 비해 소원을 이룰 가능성이 당연히 압도적으로 높을 것이다. 말하자면 별똥별은 '하느님의 엘리베이터 테스트'인 것이다.

단순하게 생각한다

핵심 정리

- 단순화함으로써

과제의 본질이 보인다

- 추상화로 응용 능력이 발현되고,

다른 분야에서도 공통점을 발견함으로써

아이디어를 넓힐 수 있다

마치며

이제부터 진짜 승부다

 이 책을 다 읽고 여러분은 어떤 감상을 느끼셨습니까.
 '좋아, 내일부터 뭔가 다른 시점으로 일을 해봐야지'라는 생각을 갖게 되었다면 첫 단계로 이 책의 소기의 목적을 달성했습니다. 그런데 사실 '진짜 승부'는 지금부터입니다.
 책에서 소개한 사고방식을 익히고 나면 필시 여러분은 회사에서 '소수파'에 속하게 됩니다. 회사는 물론 사회에도 '지식 중시'에 '즉흥적 발상'과 '감정적으로 일관성이 없는', '정보가 없으면 아무것도 못하는' 사람이 훨씬 많기 때문입니다.
 따라서 여러분은 이렇게 생각할 수 있습니다.
 '역시 책에 씌어 있는 것은 이상이고, 현실에선 전혀 적용되지 않는구나'라고.

그러나 그럴 때일수록 '승부는 지금부터'라는 생각을 머릿속에 새기도록 합니다. 책 내용을 실천하려고 할 때 현실적으로 다음과 같은 장해가 앞을 가로막을 수 있습니다.

- '이치는 알겠지만 현실은 그렇게 단순하지 않잖아?' 하고 주위 사람이 냉담한 반응을 보인다
- '지두력? 우리 일은 마음을 써야 해. 머리를 사용하지 말라고'라며 부정당한다
- 가설 사고로 '일단 20점짜리 보고서를 올렸다가' 완벽주의 상사에게 호되게 질책당한다
- 프레임워크로 전체적인 내용을 말하면 '쓸데없이 주변 이야기를 왜 하나?'라며 독재자 타입의 상사가 화를 낸다
- 유추 사고를 이용해 타 업계 사례를 말하면 '우리 업계는 특수해서 타 업계를 참고하면 안 된다'라면서 우물 안 개구리 선배가 핀잔을 한다

이런 상황일 것입니다.

그러나 이런 일은 이미 예상하는 바입니다. 현실 세계에선 책에서처럼 '이해심이 있는 사장'은 물론 '모범이 되는 동료'나 '귀여운 후

배'도 찾기 힘듭니다. 또한 '악질 과장'이 사라지기는커녕 상사들 앞에서 꼬리를 흔들며 출셋길로 나아갈 수도 있습니다.

하지만 분명히 말할 수 있는 것은 그렇다고 해서 포기하면 한 걸음도 전진할 수 없다는 것입니다. '백이냐 흑이냐'로 정답을 얻지 못할 때 아무것도 하지 않고 포기해버릴 것이 아니라, 최종적인 목표가 '흑'이라고 해도 현실에서 조금씩 회색의 농도를 짙게 만들어가는 것이 현명합니다.

물론 아무리 그렇다 해도 혼자 헤쳐나가기란 대단히 어려운 일이므로 같은 사고방식을 공유할 수 있는 동료를 주변에서 찾는 것이 좋습니다. 컨설팅 회사에서 유독 이런 발상이나 사고방식을 빨리 익히고 잘 활용하는 이유는 전적으로 주위 사람들과 환경이 조성되어 있기 때문입니다. 동료와 함께 조금씩이라도 결과와 실적을 내간다면 점차 비슷한 발상을 하는 사람이 늘어날 것입니다.

부디 한 걸음씩이라도 책에서 배운 내용을 살려서 여러분의 미래를 훌륭하게 개척해나가길 바랍니다.

AI 시대 최강의 무기, 지두력
돈이 되는 생각

초판 1쇄 발행 2023년 8월 10일

지은이 호소야 이사오
만화 원작 호시이 히로부미
작화 시오타 마쿠라
옮긴이 송수영
펴낸이 명혜정
펴낸곳 이아소
교　열 정수완
디자인 이미연

등록번호 제311-2004-00014호
등록일자 2004년 4월 22일
주소 04002 서울시 마포구 월드컵북로5나길 18 1012호
전화 (02)337-0446　**팩스** (02)337-0402

책값은 뒤표지에 있습니다.
ISBN 979-11-87113-63-8　03320

도서출판 이아소는 독자 여러분의 의견을 소중하게 생각합니다.
E-mail: iasobook@gmail.com